小児糖尿病の臨床

北里大学医学部小児科学教室
教授 松浦 信夫 編著

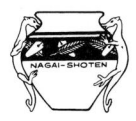

永井書店

編　集

松浦　信夫　　北里大学医学部小児科学教室　教授
　　　　　　　東京女子医科大学糖尿病センター　客員教授

執筆者 (執筆順)

松浦　信夫　　北里大学医学部小児科学教室　教授
　　　　　　　東京女子医科大学糖尿病センター　客員教授

菊池　信行　　横浜市立大学医学部小児科学教室

横田　行史　　北里大学医学部小児科学教室　講師

雨宮　　伸　　山梨医科大学小児科学教室　助教授

横山　宏樹　　自由ヶ丘内科クリニック　院長

内潟　安子　　東京女子医科大学糖尿病センター　助教授

佐中　真由実　東京女子医科大学糖尿病センター　講師

馬場園　哲也　東京女子医科大学糖尿病センター

寺岡　　慧　　東京女子医科大学第3外科学教室　教授

岩本　安彦　　東京女子医科大学糖尿病センター　教授

推薦の言葉

　わが国には，糖尿病に関する書籍や雑誌の特集はかなりたくさんあるが，小児糖尿病に限られた出版物は比較的少ない．
　1981年，医歯薬出版から小児・若年者糖尿病－病態と管理の実際－という本が出版されたが，もうすでに古い．同じ1981年，恩師平田幸正先生より教授就任を祝してTraisman著 Juvenile Diabetes Mellitus を贈られ，小児・若年糖尿病の学習には，Joslin's Diabetes と共に愛用させて頂いたものであった．しかし，いずれもわが国の現状についての記述がまったくないため淋しい感じは否めなかった．
　この度出版された本書は，まさに日本の糖尿病臨床に携わる医療従事者が，久しく待ち望んでいた気持ちにぴったりの書籍であるといえる．著者の誰もが実際に患者さんを診て，医療の現場で現に活躍している人達の執筆であるから，内容に迫力がある．
　1型糖尿病，2型糖尿病の発症原因が克明に書かれていて，コメヂカルの方々には多少難解のきらいがあるかもしれないが，却ってここまで進歩していることを知る意味で有意義であると思われる．"GAD抗体は低年齢で低く，思春期，青年期で陽性率が高い"という日常臨床から得たデータの記述，"小児の糖尿病は1型糖尿病が多いと記載されている教科書もあるが，日本の現状では小児ではなく，「小学生以下の小児糖尿病には1型糖尿病が多い」と記載を変更する必要があろう"などと，わが国の小児糖尿病の実状を的確に把握し，重要な指摘を行っているなど，本書は小児糖尿病を正しく理解するうえに大変役立つ必読の書であると言える．また，1型糖尿病にはGTTの必要がない点などを

明記してあることや，小児糖尿病といえどもわが国には2型糖尿病が多く，ライフスタイルの改善や食習慣に対する心がけまで記述が及んでいることに心から敬服する次第である．

最近，国民病としての糖尿病の社会的問題点の一つに，若年発症糖尿病に対する理解の乏しさが挙げられるが，本書に書かれた小児糖尿病の診断，検査，治療，予後，教育，社会問題，妊娠，膵移植，いずれを読んでも興味深く，本書は小児糖尿病の実態を知り，的確な治療を行ううえに大いに参考になると思われる．しかし，インスリン治療に関しては，すでに速効型・中間型インスリン混合製剤があり，ペンシステム注射が一般的になっているので，やや時代遅れの感がしないでも無いが…

妊娠の章では，私が血と汗の努力の結晶で精魂傾けて治療管理してきた糖尿病妊婦の実態に，定年後の1年間のデータを追加して述べられているが，小児糖尿病妊婦，殊に1型糖尿病の多い理由は偏に，小児・ヤング糖尿病者をこよなく愛した小児科医のチームワークがあったからで，この場を借りて深甚の謝意を捧げたい．

また最後に，わが国では小児期に糖尿病を発症し，妊娠まで見逃されている2型糖尿病が多いので，糖尿病を見逃さない臨床の樹立を本書の読者に切にお願い致したい．

平成12年4月

東京女子医科大学名誉教授
大　森　安　恵

推薦の言葉

　「小児糖尿病の臨床」は松浦信夫教授を中心とする小児糖尿病研究グループの労作である．本書は小児期発症の糖尿病について診断と治療に始まり，患者教育，思春期問題，社会生活，結婚・妊娠，医療費の補助などを包括的かつ詳細に述べたものである．すなわち，小児の糖尿病の診療に当たりしばしば経験する事象が記述されている．これは従来の解説書に見られなかった特徴である．松浦教授の過去30年余にわたる小児糖尿病の臨床経験に裏打ちされた編集方針によるものであろう．

　とくに次のような内容に注目したい．最近その増加が指摘されている２型糖尿病の疫学に触れ，中学生以降の発症では１型糖尿病よりも２型糖尿病が多く，予防対策の必要性を強調している．OGTTの判定について成人の基準を準用するのではなく，小児独自の基準が必要なことを指摘している．わが国の小児に適用できる優れた診断基準の提案が待たれる．また，糖尿病性ケトアシドーシスの治療のなかで脳浮腫への対処法，インスリン注射の１日４回法および２回法の問題点と注意事項，低血糖にグルカゴンを使用するときの注意点，２型糖尿病患者に対する食事療法と運動療法のかね合い，患者教育として保護者および患者自身に対する基本姿勢，血糖自己測定の意義とその活用などは，糖尿病の治療で苦労を経験しているものでなければ書けない内容である．インスリン注射の際に注射部位の消毒は必要ないことは，多くの医師が承知しているにもかかわらず，現場でそのように説明することに抵抗があった．このようなことをはっきり記載したことは一つの英断

である．社会生活の問題は患者の自己責任で解決しなければならないことを強調している点も注目に値する．思春期患者との対話上の具体的注意は，忙しい小児科医にとって傾聴するべき点である．長期間にわたり患者をフォローアップしていると，小児科医であっても結婚と妊娠の問題を避けるわけにはいかない．これについても詳細な記載がある．将来の治療法として膵移植，遺伝子治療にまで触れている．慢性疾患の患者の親にとって医療費は頭痛の種である．医療費助成の手段を知っておくことも医師の重要な責務の一つであろう．

　以上のように小児の糖尿病に対処する手段について，診断と治療にとどまらず臨床家として遭遇する諸問題について詳細に述べている．小児糖尿病に経験の浅い医師はもとより，多数の患者をかかえて小児内分泌を専門とする医師にとっても参考になる点が多い著書である．

平成12年4月

旭川医科大学名誉教授
奥 野 晃 正

序　文

　この度，永井書店のご好意により伝統ある「今日の治療」シリーズの中に「小児糖尿病の臨床」を加えていただくことになりました．

　本書は基本的に小児科の研修医から内分泌・代謝専門医，ならびに子どもの糖尿病を診療している内科医までを対象として作成しました．それに，小児糖尿病に興味をお持ちの看護婦，栄養士などコメディカルの方，また，糖尿病の子どもをお持ちのご両親にも十分理解が出来る内容と思います．

　本書は現在活発に診療活動している若い先生方に，その先生の最も専門としている分野を十分な枚数をかけて執筆していただきました．

　患者さんの病態は1人1人異なります．沢山の症例を経験している先生方には診療には独自の方法もあるようで，本書には随所にその様な内容が盛り込まれているように思います．経験豊かな先生にしか書けない素晴らしいものになっています．きっと読者の皆さんの感銘，同感が得られるのではないかと思っています．読者の方々からのご感想，ご意見をお待ちしております．

平成12年4月

松　浦　信　夫

目　　　次

第1章　小児糖尿病の診断
1．小児糖尿病の概念……………………………………………………松浦　信夫… 1
2．小児糖尿病の分類…1
3．I型糖尿病（インスリン依存型糖尿病，IDDM）…2
　　1）病　　因…2
　　　（1）発症感受性遺伝子…3
　　　（2）発症の引き金…7
　　　（3）自己免疫の発現…11
　　　（4）インスリン分泌の低下…15
　　　（5）顕性糖尿病の発症…15
　　2）疫　　学…15
　　3）病態生理…15
　　　（1）脱　水　症…15
　　　（2）ケトアシドーシス…16
　　4）臨床症状…16
　　5）診　　断…17
　　　（1）急性発症自己免疫性I型糖尿病…17
　　　（2）急性発症特発性I型糖尿病…17
　　　（3）Slowly progressing IDDM（SPIDDM）…17
4．小児2型糖尿病………………………………………………………菊池　信行… 18
　　1）病　　因…18
　　　（1）インスリンの分泌・作用…18
　　　（2）遺伝と環境因子…18
　　　（3）インスリン抵抗性…20
　　　（4）インスリン分泌不全…21
　　　（5）分泌不全と抵抗性の関係…22
　　2）疫　　学…24
　　　小児期2型糖尿病の疫学…24
　　3）病態生理…26
　　　（1）マルチプルリスクファクター症候群…26
　　　（2）糖毒性（glucotoxity）…28
　　4）臨床症状…30
　　　（1）多尿・夜間尿…30
　　　（2）口渇・多飲…31
　　　（3）体重減少…31
　　　（4）多　　食…31
　　　（5）黒色皮膚表皮腫…31
　　　（6）そ の 他…31
　　5）診　　断…32
　　　（1）経口負荷試験の適応と方法…32
　　　（2）経口負荷試験の判定…32
　　　（3）病型診断…34

5．その他の糖尿病……………………………………………………松浦　信夫… 35
　　1）遺伝因子として遺伝子異常が同定されたもの…35
　　　（1）膵β細胞機能に関わる遺伝子異常…35
　　　（2）インスリン作用の伝達機構にかかわる遺伝子異常…40
　　2）その他の疾患，条件に伴うもの…42
　　　（1）膵外分泌疾患…42
　　　（2）内分泌疾患…42
　　　（3）肝　疾　患…42
　　　（4）薬剤や化学物質…42
　　　（5）感　染　症…43
　　　（6）免疫機序による稀な病態…43
　　　（7）その他の遺伝的症候群で糖尿病を伴うもの…43

第Ⅱ章　小児糖尿病の検査 ……………………………………………横田　行史… 53
　　1）1型糖尿病の診断のための検査…53
　　　（1）自己免疫にかかわる検査…53
　　　（2）インスリン分泌能検査…59
　　2）2型糖尿病の診断のための検査…61
　　　（1）糖尿病の診断基準…61
　　　（2）インスリン抵抗性・感受性に関する検査…65
　　3）他の特殊な病型の糖尿病診断のための検査…67
　　　（1）インスリン受容体異常症A型…67
　　　（2）異常インスリン血症および高プロインスリン血症…70
　　　（3）抗インスリン受容体抗体による糖尿病（インスリン受容体異常症B型）…71

第Ⅲ章　小児糖尿病の治療
1．1型（インスリン依存型）糖尿病……………………………………雨宮　　伸… 75
　　1）急性期の治療…75
　　　（1）定義と病態…75
　　　（2）治　　　療…77
　　　（3）合　併　症…80
　　　（4）皮下注療法への移行…81
　　2）在　宅　療　法…81
　　　（1）インスリン療法…81
　　　（2）食事療法…92
　　　（3）運動療法（エネルギー消費量と補食量の設定）…97
　　　（4）その他の治療…101
　　　（5）治療の評価・判定…106
2．2型（インスリン非依存型）糖尿病の治療…………………………菊池　信行… 109
　　1）食　事　療　法…111
　　　（1）カロリー摂取量を指示する前に―カロリー表示は患者背景を把握してから―…112
　　　（2）栄養指導の実際…115
　　　（3）特殊な食事療法…117
　　2）運　動　療　法…117
　　　（1）運動療法の効果…118
　　　（2）望ましい運動…118
　　　（3）運動処方の実際…119
　　　（4）特殊な状況下での運動不足による2型糖尿病…120

3）薬　物　療　法…120
　　　　　2型糖尿病に対する薬物療法…121
　　　4）その他の療法（心理的アプローチ）…124
　　　5）治療の評価・判定…125
　　　　　治療中断（ドロップ・アウト）…125
　　3．その他の糖尿病……………………………………………………松浦　信夫…127
　　　1）肥満を有しない思春期・思春期前の学童…127
　　　2）肥満を有する思春期・思春期前の学童…127
　　　3）思春期完成後の学童…127
　　　4）インスリン抵抗性糖尿病…127
　　　　（1）食事・運動療法…128
　　　　（2）インスリン治療…128
　　　　（3）合成ヒトIGF-1（ソマゾン）…129
　　　　（4）経口血糖降下薬…129
　　　5）脂肪萎縮性糖尿病…129
　　　6）その他のインスリン抵抗性糖尿病…130
　　　　（1）食事・運動療法：良い食生活習慣の確立…130
　　　　（2）インスリン療法…130
　　　　（3）インスリン抵抗性改善薬…130

第Ⅳ章　小児糖尿病の予後　………………………………………横山　宏樹…135
　　　1）糖尿病の合併症の機序…135
　　　2）網　膜　症…135
　　　　（1）病　　　態…135
　　　　（2）病　　　期…136
　　　　（3）網膜症の内科的な予防と治療…137
　　　　（4）網膜症の眼科的な予防と治療…138
　　　3）腎　　　症…139
　　　　（1）糖尿病性腎症が抱える大きな問題点…139
　　　　（2）糖尿病性腎症の発症機序…140
　　　　（3）糖尿病性腎症の病期と臨床的診断…141
　　　　（4）糖尿病性腎症への進展…143
　　　　（5）腎不全進行の速度と危険因子…145
　　　　（6）各腎症病期における治療の要点と処方例…146
　　　4）神　経　障　害…150
　　　　（1）糖尿病性自律神経障害…150
　　　　（2）有痛性神経障害…151
　　　5）長　期　予　後…152
　　　6）若年発症1型糖尿病と2型糖尿病の合併症予後の比較…152

第Ⅴ章　患者・家族への教育（家族問題）　………………………内潟　安子…157
　　　1）1型糖尿病治療黎明期の1型糖尿病患児に対する両親の態度…157
　　　2）1型糖尿病と病院ではじめて言われたとき…159
　　　3）患児が思春期にさしかかったとき…160

第Ⅵ章　思春期の糖尿病治療　………………………………………内潟　安子…163
　　　1）思春期前からの糖尿病治療のポイント…163
　　　2）摂食障害について…165

3）インスリン治療のポイント…166
　　　　（1）ファースト・ステップ…167
　　　　（2）セカンド・ステップ…169
　　　4）SMBGはどうしても必要か…170

第VII章　進学・就職（社会問題） ……………………………………内潟　安子…173
　　1）高校，大学，専門学校への入学…173
　　2）就職時の面接において…175

第VIII章　結婚と妊娠
　1．糖尿病と妊娠の問題…………………………………………………佐中　真由実…179
　　1）15歳未満発症糖尿病女性における妊娠…179
　　2）高血糖時に出現する母体・児の合併症…180
　　3）計画妊娠…180
　　　　（1）奇　　　形…181
　　　　（2）糖尿病網膜症…182
　　　　（3）糖尿病性腎症…184
　　　　（4）妊娠の許可条件…184
　　　　（5）妊娠前の教育・治療…184
　　4）妊娠時の治療…185
　　　　（1）妊娠時の母体血糖コントロールと児合併症の関係…185
　　　　（2）妊娠時の血糖コントロール…186
　　　　（3）妊娠時の糖尿病性合併症…186
　　5）分娩・産褥…187
　　6）糖尿病母体から出生した児の長期予後…187
　2．糖尿病の母親から生まれた新生児……………………………………横田　行史…188
　　1）流産と死産…189
　　2）先天奇形…189
　　3）新生児仮死…190
　　4）分娩外傷…190
　　5）胎児発育の問題（巨大児と低出生体重児）…190
　　6）代謝異常…191
　　　　（1）低血糖…191
　　　　（2）低カルシウム血症および低マグネシウム血症…191
　　7）呼吸障害…191
　　8）心筋症…192
　　9）多血症と高ビリルビン血症…192

第IX章　膵移植 ………………………………馬場園　哲也/寺岡　慧/岩本　安彦…195
　　1）欧米およびわが国における膵・膵島移植の現状…195
　　　　（1）膵島移植の現状…195
　　　　（2）膵移植の現状…196
　　　　（3）膵移植の分類と予後成績…196
　　　　（4）わが国の現状…197
　　2）膵移植の効果…198
　　3）わが国における臓器移植法施行後の展開…199

第Ⅹ章　遺伝子治療を含めた将来の治療 ……………………………………内潟　安子…201
　　1）一次予防…201
　　2）膵β細胞機能の根治治療…202
　　3）Ⅰ型糖尿病に対する遺伝子治療…203

第Ⅺ章　日本糖尿病協会・サマーキャンプ・糖尿病の医療費 ……松浦　信夫…205
　　1）日本糖尿病協会の歴史，組織…205
　　2）日本糖尿病協会小児糖尿病対策委員会…205
　　3）わが国の小児糖尿病サマーキャンプ…210
　　4）ヤング糖尿病キャンプ…210
　　5）国際キャンプ…210
　　6）糖尿病の医療費…211
　　　　（1）乳幼児医療助成…211
　　　　（2）小児慢性特定疾患治療研究事業（小児慢性疾患）医療費助成…211
　　　　（3）その他の助成…211
　　　　（4）糖尿病診療の保険適応の範囲…211

索　引 ……………………………………………………………………………………213

I 小児糖尿病の診断

 1．小児糖尿病の概念

　糖尿病は未治療時，インスリン作用不足に伴う慢性的に高血糖が持続する病態であり，しばしば多尿，多飲，口渇，体重減少などの臨床症状を伴う．糖質，アミノ酸・蛋白質，脂質代謝，水電解質代謝を調節するインスリンの分泌低下，またはインスリン作用低下によってもたらされるエネルギー代謝異常である．代謝異常が長期に続くと，結果として特有な慢性合併症を引き起こし，動脈硬化症をも促進させる．

 2．小児糖尿病の分類

　糖尿病の分類・定義は幾多の変遷を経て今日に至っている．最も新しい分類は1997年アメリカ糖尿病協会（ADA）[1]，1998年世界保健機構（WHO）[2] から提出されたものである．これを受けて，日本糖尿病学会は糖尿病診断基準検討委員会を設置し，新しい分類と診断基準を報告した[3]．このなかで大きな変化は従来のインスリン依存型糖尿病（IDDM），インスリン非依存型糖尿病（NIDDM）の名称が外され，より病因的な分類である1型，2型糖尿病に変わった点である．糖尿病の新しい分類は1型糖尿病，2型糖尿病，その他の糖尿病，妊娠糖尿病からなり，その分類を表1に示した．さらに，その他の糖尿病のなかに，遺伝因子として遺伝子異常が同定されたものを新たな項目として分類に入れた（表1）．小児糖尿病としての特別な分類は行われていないが，診断のためのグルコース負荷量について述べられているに止まっている．糖尿病の定義は糖尿病の検査表19（p 63）を参照する．

表1 糖尿病とそれに関連する耐糖能低下*の成因分類

I．1型：β細胞の破壊，通常は絶対的インスリン欠乏に至る．
　A．自己免疫性
　B．特発性

II．2型：インスリン分泌低下を主体とするものと，インスリン抵抗性が主体で，それにインスリンの相対的不足を伴うものなどがある．

III．その他の特定の機序，疾患によるもの
　A．遺伝因子として遺伝子異常が同定されたもの
　　(1) 膵β細胞機能にかかわる遺伝子異常
　　　・インスリン遺伝子（異常インスリン症，異常プロインスリン症）
　　　・HNF4α遺伝子（MODY1）
　　　・グルコキナーゼ遺伝子（MODY2）
　　　・HNF1α遺伝子（MODY3）
　　　・IPF-1遺伝子（MODY4）
　　　・HNF1β遺伝子（MODY5）
　　　・ミトコンドリアDNA（MIDD）
　　　・アミリン
　　　・その他
　　(2) インスリン作用の伝達機構にかかわる遺伝子異常
　　　・インスリン受容体遺伝子
　　　　（A型インスリン抵抗性，妖精症，Robson-Mendenhall症候群ほか）
　　　・その他
　B．他の疾患，条件に伴うもの
　　(1) 膵外分泌疾患
　　(2) 内分泌疾患
　　(3) 肝疾患
　　(4) 薬剤や化学物質によるもの
　　(5) 感染症
　　(6) 免疫機序による稀な病態
　　(7) その他の遺伝的症候群で糖尿病を伴うことの多いもの

IV．妊娠糖尿病

* 一部には，糖尿病特有の合併症をきたすかどうか確認されていないものも含まれる．
(糖尿病診断基準委員会，1999[3])より引用，一部改変)

3．1型糖尿病（インスリン依存型糖尿病，IDDM）

1）病　　因

　1型糖尿病の病因について遺伝的素因，環境因子の面から研究が進められている[4)〜6)]．1型糖尿病は発症感受性のあるヒトに，何らかの環境因子が作用して，膵β細胞を障害することが発症の引き金になると考えられている．この障害に引き続く自己免疫の機序により，膵β細胞の破壊は進行し，インスリン分泌は低下し，ついには臨床症状を伴

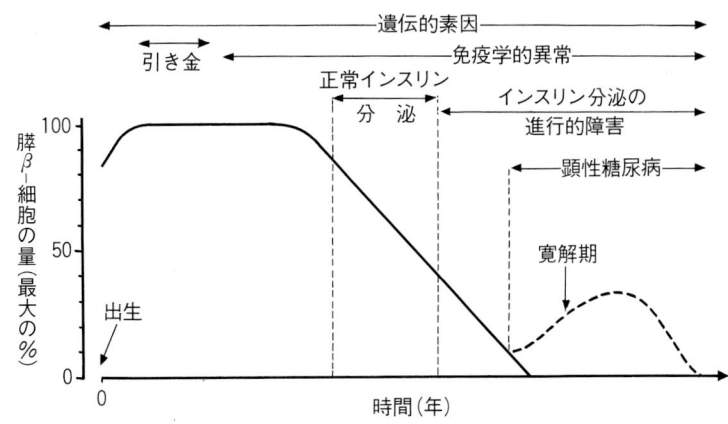

図1 発症感受性のあるヒトが1型糖尿病を発症するまでの自然経過のシェーマ
パーセントは膵β-細胞最大量に対する割合を示す．顕性糖尿病の発症は，この量が10〜20％まで減少したときに起こってくる．
(Sperling MA, 1995[7] より一部改変)

って発症する．急速に発症すると考えられていた1型糖尿病は，図1に示すような長い経過を経て発症することが明らかになった[4)〜7)]．

（1）発症感受性遺伝子

1型糖尿病のモデル動物であるNODマウスの発症感受性遺伝子はidd-1からidd-4までの遺伝子座が確認されている．このなかで最も重要な遺伝子は主要組織適合抗原（MHC）遺伝子であるidd-1である．ヒトにおいてもidd-1遺伝子であるHLA抗原遺伝子が最も重要であり，広く研究されている．最近，主のヨーロッパにおける1型糖尿病家族の遺伝子解析からインスリン遺伝子（idd-2）をはじめidd-15までの遺伝子座が発症に関与していると報告された[6)]（表2）．

a．HLA抗原遺伝子（idd-1）

HLA抗原遺伝子は主要組織適合抗原の一つで，第6染色体短腕に位置している．クラスⅠ，Ⅱ，Ⅲからなり，このうち最も重要なのはクラスⅡ抗原遺伝子である．クラスⅡ抗原にはDR, DQ, DP座抗原遺伝子があり，おのおのα，β鎖遺伝子から成り立っている．この遺伝子産物であるクラスⅡ抗原は内皮細胞，マクロファージ，B細胞，活性化T細胞表面などに発現し，免疫応答に重要な役割を担っている．

従来，血清学的に同定されたHLA抗原型と1型糖尿病の相関は日本人では，HLA-DR4-DR53-DQw4, DR9-DR53-DQw9の2つのハプロタイプと正の相関をし，DR2-DQw2と負の相関をする．一方，白人

表2 1型糖尿病の発症感受性を規定する遺伝子の名前，染色体上の座位

Loci	Chromosomal location	Marker	Reference	Overlapping autoimmune loci	Marker
IDDM1	6p21	D6S426	7	MS	D6S273
				MS	D6S273
				Asthma	D6S276
				CD	D6S276
				Ankylosing spondylitis	D6S276
				SLE	D6S426
				Coeliac disease	HLA-DQ
IDDM2	11p15.5	D11S922	31	SLE	D11S922
				Ankylosing spondylitis	D11S922
				Asthma	D11S96
				Multiple sclerosis	D11S922
IDDM3	15q26	D15S107	57	SLE	D15S127
				Ankylosing spondylitis	D15S127
				Coeliac disease	D15S642
				Coeliac disease	D15S207
IDDM4	11q13	FGF3	31	Asthma	FCER1B
		FGF3	57	EAE	(D7Mit37)
		FGF3	58		
		D11S1296	11		
IDDM5	6q25	D6S290	11	None	
IDDM6	18q21	D18S39	59	Rheumatoid arthritis	D18S57, D18S474
		D18S64	31		
IDDM7	2q31-33	D2S152	60	SLE	D2S1391
IDDM8	6q27	D6S264	31	SLE	D6S1027
		D6S281	11	Ankylosing spondylitis	D6S281
IDDM9	3q21	D3S1303	31	Rheumatoid arthritis	D3S1267
		(kdp1)	61	Multiple sclerosis	D3S1309
IDDM10	10p11-q11	D10S193	62	None	
IDDM11	14q24.3	D14S67	57	SLE	D14S74
				Graves' disease	D14S81
				Antibody response	(D12Mit27)
IDDM12	2q33	D2S152	60	SLE	D2S1391
		CTLA4	7	Thyroiditis	CTLA4
IDDM13	2q36	D2S301	7	Rheumatoid arthritis	D2S377, D2S2354
				Ankyolsing spondylitis	D2S126
IDDM14	NA	NA		NA	
IDDM15	6q21	D6S283	7	none	
1q42	1q42	AGT	7	SLE	D1S103
		D1S11644		SLE	D1S3462
				SLE	D1S235
				Alkylosing spondylitis	D1S229
Xp11.4	Xp11.4	DXS1068	69	Rheumatioid arthritis	DXS1068
				Multiple sclerosis	DXS1068
Xp11.1	Xp11.1	DXS991	31	Multiple sclerosis	DXS991

All chromosomal positions are from Location Database (5). Identical markers are in bold. NA, not available.

(Becker KG, 1999[6])

においては，HLA-DR3-DQw2, DR4-DQw8 が正の相関をし，とくに DR3-DQw2/DR4-DQw8 の heterozygotes の発症危険率が最も高く DR2-DQw1 と負の相関をすることが明らかにされていた[8)9)]．

　分子生物学の進歩により，HLA 抗原遺伝子の解析が進んできた．HLA-DQ 抗原 α，β 鎖遺伝子，DR 抗原 β 鎖遺伝子のおのおの α1 ドメイン，β1 ドメインに多型性を有し，その特有なアミノ酸構成と発症感受性が相関することが明らかになった．HLA-DQβ 鎖遺伝子 57 番目のアミノ酸がアスパラギン酸(D)であると発症抵抗性があり，DQα 鎖遺伝子 52 番目がアルギニン(R)であると発症感受性があると考えられている．HLA 抗原分子は HLA-DQα (A1)，β (B1) 鎖遺伝子の遺伝子産物である α，β 鎖分子が，trans, cis の関係で heterodimers が形成され，細胞表面に発現される．発症感受性のある HLA-DQα，β 鎖遺伝子からなる heterodimers，DQA1-R, DQB1-nD/DQA1-R, DQB1-nD を diabetogenic heterodimers と呼び，この細胞表面の発現量と発症危険率は相関するとの仮説が提唱されていた[9)~11)]（図 2）．さらに，DQ 抗原 α，β 鎖遺伝子が cis または trans の位置でハプロタイプを形成するかによっても相対危険率が変わることが明らかにされている．trans のほうが危険率は高く，日本人は cis であると報告されている[9)10)]（図 3，表 3）．また，日本人の HLA-DQβ 鎖遺伝子 57 番目アミノ酸はアスパラギン酸であり，白人のそれとは相違している．DR 抗原 β 鎖遺伝子 57 番目アミノ酸が非アスパラギン酸であることから，日本人においては DR 抗原 β 鎖遺伝子が何らかの役割を果たしているのかもしれない[8)11)~13)]．

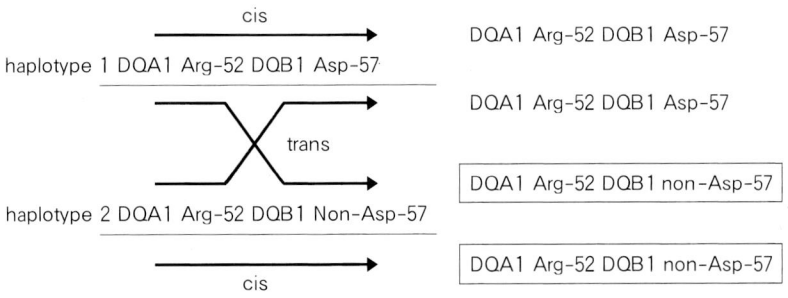

図 2　HLA-DQ 抗原遺伝子型と heterodimers の形成
□内は IDDM 発症感受性を規定する DQB1 non-Asp-57, DQA1 Arg-52 からなる発症感受性のある heterodimers［diabetogenic heterodimers (DH)］を表している．この組み合わせは DH の数が 2 に相当する遺伝子型である．
　　　　　　　　　　　　　　　　　　　　　　　　　（松浦信夫，1996[28)]）

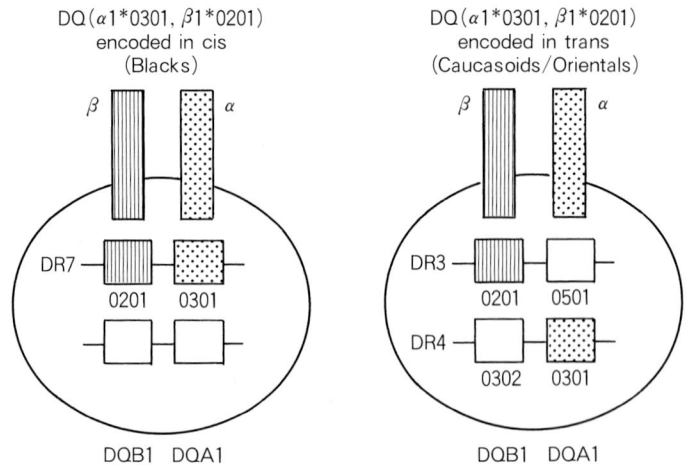

図3 cis, trans による発症危険率の違い

黒人（左），白人は同じHLA-DQ（A10301, B10201）ハプロタイプを有しているが，cis の位置にある黒人（DR7）には発症危険率は低く，transにある白人は最も高い発症危険率を有している．

表3 1型糖尿病発症感受性を最も強く規定する DQ 抗原遺伝子ハプロタイプと cis, trans の関係

DQ molecule	Encoded in	Serological DQ	Hierarchy[2]
All populations			
$\alpha 1^*0301, \beta 1^*0201$	cis/trans[1]		1
$\alpha 1^*0501, \beta 1^*0302$	cis/trans[1]		?
$\alpha 1^*0301, \beta 1^*0302$	cis	DQ8	2
$\alpha 1^*0501, \beta 1^*0201$	cis	DQ2	3
some others (see text)			4
Japanese			
$\alpha 1^*0301, \beta 1^*0401$	cis	DQ4	4
$\alpha 1^*0301, \beta 1^*0303$	cis	DQ9	4

[1]Encoded by the corresponding DQA1 and DQB1 genes in cis or trans position
[2]An apporoximate average strength of association, based on relative risk values from many different populations

(Thosby E ら, 1996[9])

　小児期発症1型糖尿病のHLA抗原遺伝子の解析が報告された．Sugihara らは88例の小児1型糖尿病のHLAクラスII抗原を解析し，DRB1 0405-DQ A1 0302-DQB1 0401（DR4-DQ4/X）と DRB1 0901-DQA1 0302-DQB1 0303/X（DR9-DQ9/X）の遺伝子型が増加し，とくに DR9-DQ9 は若年発症群に高く，より膵β細胞破壊の進行が早く，GAD抗体陽性率には差がなかったが抗体陽性持続が長かったと報告した[12]．西牧もほぼ同様な報告をしており，DR4-DQ4 で発症の季節変動を認めた[13]．

また特定の HLA 抗原がいかなる機序で発症に関係しているかについては, いろいろな可能性が考えられている[14]. 胸腺における autoreactive T 細胞の positive または negative selection, 抗原との親和性などが考えられているが詳細は不明である[14]. 糖尿病発症に関与するのか, または発症後の進展に関するのかについても議論のあるところである. 古くは DR3 がより進行に関与するとの報告があり, 一方成人 1 型糖尿病ではクラス I 抗原, とくに HLA-A24 が進展に関与するとの報告がある[15]. Sugihara らは DR9-DQ9 遺伝子型が β 細胞破壊の進行に関与するとしたがまだ結論は出されていない[12].

b. 非 HLA 抗原遺伝子

非 HLA 抗原遺伝子の解析は主に, インスリン遺伝子, インスリン受容体遺伝子, T 細胞受容体遺伝子, CTLA4 遺伝子[19] などで検討されていた[5]. 最近になってとくにヨーロッパにおける家系調査の研究より, インスリン遺伝子 5' 上流にある micrsatellite と呼ばれる VNTR (variable number of tendon repets) 多型解析から, この部に idd-2 が存在することが明らかにされた[16]. 日本人 1 型糖尿病の分析においても, 繰り返し配列の短い多型の(S)頻度が発症と関与しているとの報告がなされた[18]. この発症感受性は独立した危険因子で HLA 抗原遺伝子と相乗的効果はないとされている[17]. この他, 同様な方法で少なくともヒトにおいて, idd-15 までの非 HLA 発症感受性遺伝子の存在が想定されているが, 実際に重要なのは idd-1, 2 であろうと考えられている[6] (表 2).

(2) 発症の引き金

膵 β 細胞障害の実際の引き金について, ウイルス感染, 異種蛋白など種々の環境因子が考えられている.

a. ウイルス感染[20][21]

コクサッキーウイルス 現在最も注目されているのが, コクサッキーウイルスである. 昏睡で発症後死亡した患者から分離された報告, 発症後にウイルス抗体価の上昇, 動物実験などからその関与が報告された (表 4). 最近, 発症間もない患者血清から, コクサッキー B3, 4 ウイルスの mRNA が分離されたとの報告がある[22]. 一方, コクサッキーウイルス P2-C 蛋白と膵島抗原グルタミン酸脱炭酸酵素 (GAD) との相同性が明らかにされた. 抗 GAD 抗体, 抗 P2-C 蛋白抗体はお互いに交差反応性があることも明らかにされた(表 5). マウスにコクサッキーウイルスを感染させ糖尿病を発症させると, まず抗 P2-C 蛋白

表4 1型糖尿病の発症とエンテロウイルスとの関連についての最近の報告

Reference	Type of study	Participants	Outcome variables
Frisk et al	Case-control	35 newly diagnosed IDDM patients aged <15 years, 47 siblings aged 3-18 years	IgM to CVB1-5 by RIA
Frisk et al	Case-control	23 newly diagnosed IDDM patients (1982-1983), two groups of 23 control subjects (surgical patients and patients with other viruses)	IgM to virions of CVB1-5 and procapsids of CVB3 and 5
D'Alessio et al	Case-control	134 newly diagnosed (within 60 days) IDDM patients aged 0-29 years, 134 age-and sex-matched control subjects	Anti-CVB IgM titer in serum by neutralization test
Dahlquist et al	Case-control	57 mothers delivering at one hospital (1969-1989) whose children contracted IDDM before 15 years of age, 203 control mothers delivering at same hospital in same years	In serum at delivery: IgM to ECHO6 and CVA9 and IgG to ECHO1, 30, and CVB5 by indirect ELISA; IgG against mumps, herpers, and toxoplasmosis by indirect ELISA, avidity of IgG by urea treatment
Dahlquist et al	Case-control	55 of above mothers, 55 matched control mothers delivering in same hospital in same month	IgM to CVB2, 3 and 4 by type-specific μ-antibody capture RIA
Hyöty et al	Case-control and prospective (two studies)	1) 96 pregnant women (3 months), whose children developed IDDM by 7 years of age, 96 control subjects, matched by time of delivery and sex of child 2) 22 siblings (mean age 7.7 years) of IDDM children, followed until IDDM developed, 110 control siblings, matched by age, sex, and time of observation, who remained nondiabetic 3) 90 children aged <7 years with newly diagnosed IDDM, 90 age- and sex-matched unrelated control subjects	IgG, IgM, and IgA to purified virions of CVB4, CVB5, CVA9, and ECHO1, and procapsids of CVB3 and CVB5 by RIA; IgG to VP1 peptide (common to many EV)
Clements et al	Case-control	14 children aged 1.4-6 years at onset of IDDM, 45 control subjects matched for age, sex, and date of bleed	EV RNA in serum by PCR
Helfand et al	Case-control	127 patients <18 years of age, newly diagnosed with IDDM, 127 control subjects matched for age, sex, and date of bleed	IgM in serum to 14 EV serotypes

(Graves PM ら,1997[20])

3. I型糖尿病（インスリン依存型糖尿病，IDDM）　9

表5　GAD抗原と1型糖尿病患者から分離出されたエンテロウイルス，とくにコクサッキーウイルスのアミノ酸残基の相同性

P2-C蛋白の推論されているアミノ酸残基(28-53)と報告されたコクサッキーウイルスの比較．ウイルス名の右の年代は分離された年を表す．GADアミノ酸残基250-277を最上段に示した．

GAD$_{65}$	A M M I A R F K M F P E V K E K G M A A L P R L
Coxsackie B-like enteoviurses	
CVB4	F I E W L K V K I L P E V K E K H E F L S R L K Q L
CVB4 '74	. . . . N . . . H .
CVB4 '85	. . . . R . . . .
CVB4 '88	. . . . R . . N . . . . .
CVB4 '88	. . . . N . . . . .
CVB4 '89	. . . . N . . . . .
CVB4 '89	. . . . M .
CVB4 '89	. . . . N . . . . .
CVB4 '90	. . . . M .
CVB4 '90	. . . . N . . . . .
CVB4 '90	. . . . N . K . . .
CVB1	. . . . N . . . . .
CVB1 '81	. . . .
CVB1 '84	. . . . N . . . . .
CVB1 '94	. . . . N . . . . .
CVB2 '93	. . . . I . . . . N . . . . .
CVB2 '95	. . . . N K . . . .
CVB3	. . . . R . . N . . . . .
CVB3 '94	. . . . F . . . . R . . N . . . . .
CVB3 '94	. . . . N . . . . .
CVB5	. . D . . . . N . . . . .
CVB5 '92	. . D . . . .
CVA9	. . . . R . . N . . . . .
CVA9 '94	L . . . . R . . N . . . . .
CVA9 '94	. . . . R . . N . . . . .
CVA9 '94	L V . . . . N . . . . .
Echo 11	. . . . R . . N . . . . .
Echo 9 '97	. . D . . . V . . . . T . . . . .
polio-like enteroviruses	
CVA4	. . D . . E R . I . . A . D . V . . I T K . . . .
PV2	. . D . . . E . . I . Q A R D . L . . V T K . . .
PV1	. . D . . . E . . I . Q A R D . L . . V T . R . .
PV3	. . D . . R E . . I . Q A R D . L . . V T K . . .
CVA2	. V D . . . C . . I . . A . D . V . . . T K . . . .

(Vreugdenhil GRら，1998[24])

抗体が出現し，次いで抗 GAD 抗体が出現してくる[23]．発症感受性のあるヒトにコクサッキーが感染し，抗 P2-C 蛋白抗体ができると，これが GAD と交差反応を起こし，この分子擬態（molecular mimicry）が膵β細胞障害の引き金と推測している[23]．さらにこの相同性のペプチド PEVKEK motif を合成し HLA-DR 抗原との親和性を検討した．その結果，合成ペプチドは DR3 分子と強い親和性を有したばかりでなく，GAD65，P2-C 蛋白もペプチドと同じ，T 細胞に抗原提示をするうえで重要な DR3 分子の溝（groove）に結合することを明らかにした[24]．妊娠中に母親がコクサッキーBウイルスに感染し，IgM 抗体が上昇している場合，児の1型糖尿病発症の危険率は 2.57 倍に上昇すると報告されている．胎児期の感染はウイルスが持続感染を起こすことが知られ，これが発症危険率を高めるものと考えられる[25]．

風疹ウイルス　先天性風疹症候群に1型糖尿病が高率に発症することはよく知られている．発症は幼児期であり感染から発症までに一定の期間があり，発症は HLA 抗原型に規定されている．

その他のウイルス　1型糖尿病モデル動物である NOD マウスの膵島にレトロウイルスが証明され，またサイトメガロウイルスの関与も報告されている．最近，内因性レトロウイルススパー抗原が自己免疫性の1型糖尿病の発症関与し，発症間もない患者からその内因性レトロウイルス遺伝子 IDDMK$_{1,2}$22 が分離されたとの報告[26]が行われた．その後，これを否定する報告[27]が行われているが今後の進展を見たい．

b．人口栄養と1型糖尿病発症

疫学研究より母乳栄養の減少と1型糖尿病発症との間に約10年の期間をおいた逆相関が報告されている[28]．また牛乳の摂取量と発症率の相関も報告されている[28]．発症間もない患者血清に抗アルブミン抗体の存在が報告されていた．最近，ウシアルブミンのうち17個の活性ペプチド（ABBOS）は膵島 p69 蛋白との相同性があり，抗 ABBOS 抗体が膵島障害の引き金になっている可能性が報告されている．さらに Elliott らは単に牛乳消費量と発症率の間に相関はみられないが，β-casein A1 摂取量と正の相関があり，casein（A1+B）とではその相関はさらに強くなると報告している[29]．牛乳のカゼインはウシの種類により β-casein A1，A2，B などがあり，このうち β-casein A1，B は消化の過程で活性ペプチド β-casomophin-7 を生成する．このβ-casomophin-7 ペプチドは免疫抑制を含めた opioid 様の特徴を持ち，

これが発症に何らかの作用を有すると考えている（図4）．山羊乳，β-caseinA2 は構造的に消化されて β-casomophin-7 を生成することはなく，発症との相関はない[29]．

牛乳にはウシインスリンが含まれており，早期から牛乳を飲んだ糖尿病小児血清中にウシインスリンに対する IgG 型抗体が認められ，この活性はウシインスリンに結合する IgG2 抗体，抗インスリン抗体と相関したことが報告された．人工栄養と1型糖尿病発症の関係が何らかの関係があることが示唆された[30]（図5）．

c．ニトロサミン

ハム，ソーセージなどに含まれる化学物質で，膵島障害の可能性が報告されている．

（3）自己免疫の発現

1型糖尿病が自己免疫疾患であるとの考えは，ヒトおよびモデル動物にみられる膵島炎の所見，ならびに発症時に患者血清中にみられる種々の自己抗体の証明にある（表6）．各抗体保有率は小児糖尿病の診断の項（p54 表15；p55 図24；p56 図25）参照．

A. β-Casein A¹ and B variants

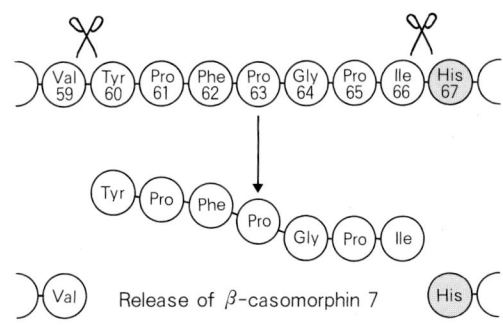

B. β-Casein A² variant

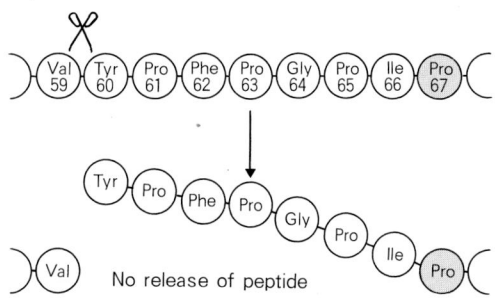

図4　βカゼインの構造と1型糖尿病との関係

βカゼイン A1, B は消化の過程で活性ペプチド β casomorphin-7 を生成する（上段 A）．一方 βカゼイン A2 は酵素で切断されることなく，β casomorphin-7 を生成しない．この違いが牛乳と1型糖尿病発症の関係を説明する仮説の一つである．

(Elliott RB ら, 1999[29])

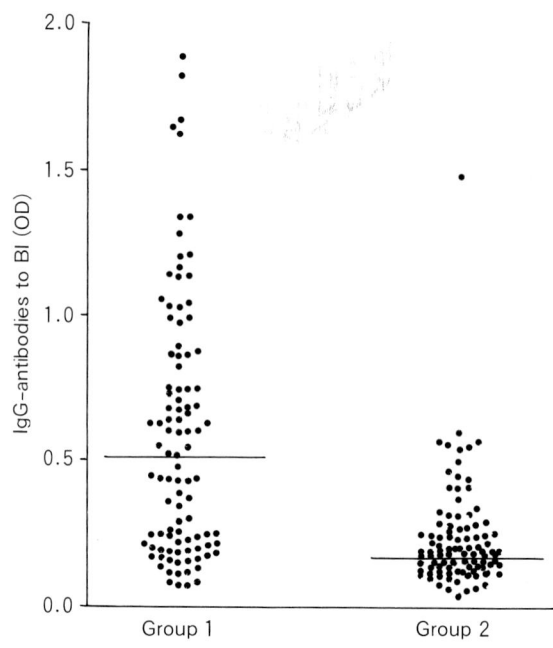

図5 母乳栄養児と人工栄養児のウシインスリンIgG型抗体の比較

生後12週までに人工栄養を行った乳児（Group 1）と完全母乳栄養の児（Group 2）における生後3ヵ月時のウシインスリンIgG型抗体値の比較.

(Vaarala O ら, 1999[30])

表6　1型糖尿病に認められる種々の自己抗体

1. Cytoplasmic Islet Cell antibodies (ICA)
2. 64-KD and GAD Antibodies (GAD)
3. Antibodies to the Tryptic Fragments of the Main 64-KD islet Antigens (ICA512, IA-2)
4. Insulin Autoantibodies (IAA)
5. Autoantibodies to Proinsulin (PIAA)
6. Autoantibodies to Carboxypeptidase H
7. Autoantibodies to Glucose Transporter (GTA)
8. Autoantibodies to Surface Islet Autoantigens (ICSA)
9. Other autoantibodies and Antibodies in IDDM (ICA69, Pituitary antibodies, etc)

(Sepe V ら, 1997[38])

a．自己抗体の発現

抗GAD抗体　Baeckkeskovらが報告していた64Kd抗体の抗原がGADであることが明らかにされた．GAD65, 67のisoformがあり，1型糖尿病の発症に関与するのはGAD65である．GAD65とP2-C蛋白との相同性についてはすでに述べた[23)24]．小児を含めたGAD抗体についての報告は数多く報告されている[31)33]．われわれの結果では低年

齢群で陽性率が低く，思春期，青年期で陽性率が最も高く，ICA の陽性率と一致している[32]．

抗インスリン抗体（IAA）　インスリン注射の既往がないにもかかわらず，発症間近の患者血清に認められる．抗体の力価は強くなく，抗体生成の機序は明らかでない．年少児の陽性率は高く，青年期以降の陽性率は低くなる[32]（p 54，表 15）．

膵島細胞質抗体（ICA）　間接蛍光抗体法で判定される．この抗体の抗原はまだ明らかにされていない．ICA 抗体は抗 GAD 抗体と同じような年齢別陽性率がみられる．定量性を持たせた JDF 単位で表示するようになってきている．GAD 抗体と同じく，年少児での陽性率はやや低く，思春期から青年期にかけて陽性率が高くなっている[32]（表 15）．

IA-2（ICA512）抗体　Rabinn らは膵島 cDNA ライブラリーを 1 型糖尿病患者血清を用いた発現クローニング法にて，ICA 対応抗原の一つである IA-2/ICA512 抗原を同定した．受容体タイプの tyrosine phosphatase-関連分子で 40kDa 抗原と同じと考えられている．患者血清中には抗原に反応する IA-2（ICA512）抗体が高率に存在することが明らかにされてきている[33)36]．ラット insuloma の分泌顆粒細胞膜蛋白と相同性を有する phosphatase（phogrin）と交差反応性を有することが明らかにされている[35]．S^{35} や H^3 などの放射性同位元素を使用して測定されていたが，最近 I^{123} を用いる測定が開発され，測定が容易になった[36]．われわれの検討では年少児の陽性率は高く，青年期以降陽性率は低下している．発症早期には陽性率は高く，5 年後から低下してくる[36]．GAD 抗体と同時に測定すると，両抗体を合わせた陽性率は ICA より高く，1 型糖尿病の診断ならびに一親等などの発症予測に有用であると報告されている[37]（図 6）．

その他の自己抗体　その他の抗体として 38Kd 抗体，HSP 抗体などの報告がある．いずれもその抗原は確認されておらず，その意義は不明である．ICA を含めた膵島関連抗体の抗原についても研究が進められ，その候補があげられている[38)39)48]．

b．免疫学的膵島の破壊

1 型糖尿病は自己免疫型と特発性に分類されている．このうち自己免疫型は NOD マウス，発症早期の膵生検所見から，発症時に膵島炎が認められる．浸潤細胞は $CD8^+T$ 細胞，マクロファージが主体である．これら浸潤細胞より分泌されるサイトカインは膵島細胞を酸化ストレス下に置き，膵島破壊を助長する[40]．一方 Fas-Fas-Ligand が β 細胞

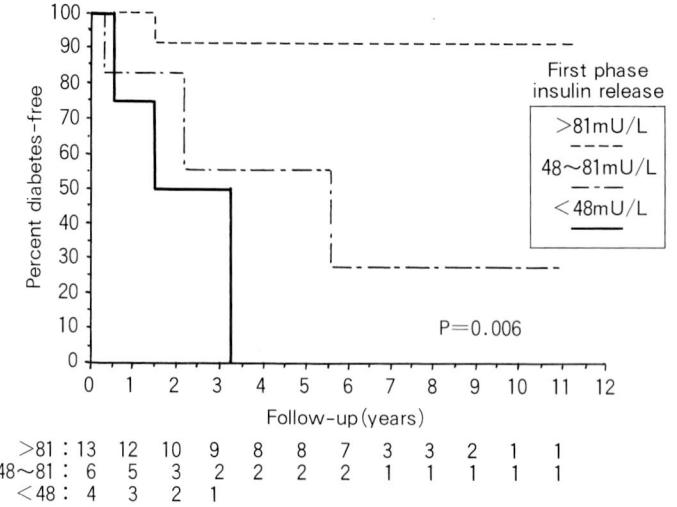

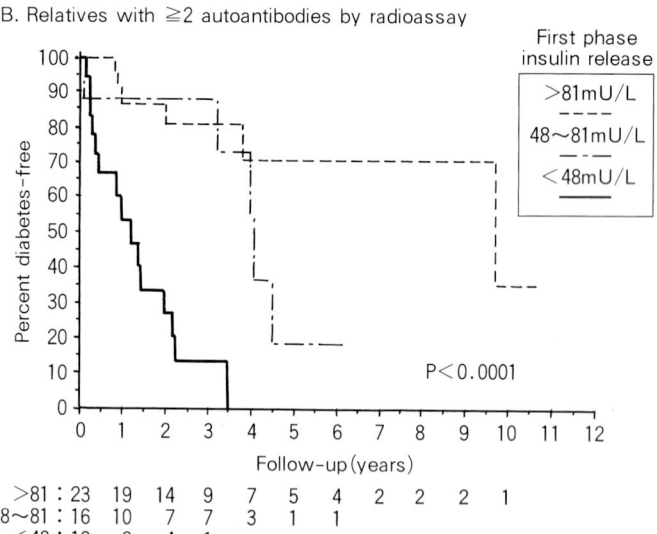

図6 一親等における抗膵島関連抗体陽性の数とIVGTTにおけるFirst phase insulin release (FPIR) と1型糖尿病の発症の関係

IAA, GAD, ICA-512/IA-2抗体が複数陽性でFPIRが低いほど1型糖尿病が発症する危険率が高く,発症の予測が可能になる. (Verge CFら, 1996[37])

内に誘導，発現され，アポトーシスの機序を介して細胞破壊につながると考えられている[40)42)]．特発性の病因については十分に明らかではない．

（4）インスリン分泌の低下

膵島の障害，自己免疫の成立でインスリン分泌能は徐々に低下してくる．分泌能の評価はブドウ糖負荷試験(OGTT)，静脈内糖負荷試験(IVGTT)などで評価される．とくに後者の場合，短時間で検査可能であり，結果を数値化できることから，しばしば用いられる．

（5）顕性糖尿病の発症

膵島の破壊が進み，インスリン分泌能が80％以下に達したとき，感染症などのストレスを契機に顕性糖尿病を発症する．発症感受性のある患者の出生時から発症までの膵β細胞障害のシェーマを図1(p 3)に示した．

2）疫　学

1型糖尿病の疫学はいくつかの国際共同研究を含めて現在も続けられている．日本人を含めた東洋系人種の発症率は低く，白人の発症率は全体に高いが民族差も存在する[28)43)44)]．最も発症率の高いのはフィンランドで現在も毎年10％近くの増加傾向があり，かつ若年化しており深刻な問題になってきている．わが国の疫学研究では15歳未満の発症率は2～2.5人/10万人/年であり，急速な増加の傾向はない[28)43)]．民族差を明らかにすべく発症感受性遺伝子の遺伝子頻度を指標とした分子疫学研究も試みられている[8)44)]．

3）病態生理

病因で述べたように，一定の素因のある子どもに，何らかの環境因子が作用し，膵島を障害し，それに引き続く自己免疫の機序により膵島は破壊され，インスリン分泌が低下して発症する．インスリン不足は糖質だけでなく，アミノ酸，タンパク質，脂肪，水・電解質代謝に重大な影響を及ぼす．発症時に認められる病態生理は著明な脱水，ケトアシドーシスであり，その背景は以下のように考えられる．

（1）脱水症

インスリン不足は筋肉，脂肪細胞などインスリン感受性組織へのグルコース取り込みを著しく低下させる．その結果，血液中のグルコース濃度（以下血糖値）は上昇する．高濃度のグルコースは糸球体を濾

過し再吸収極値を凌駕すると，尿糖となって排泄される．このとき高浸透圧利尿により大量の水を尿として体外へ排泄するため，脱水状態になる．

（2）ケトアシドーシス

インスリン不足は脂肪組織のホルモン感受性リパーゼ活性を高め，脂肪分解が起こる．生成された脂肪酸は肝臓に取り込まれ脂肪酸 acyl-CoA となり，グリセロ燐酸とエステル化して中性脂肪，燐脂質などの合成に利用される．さらに過剰な脂肪酸が合成されると脂肪酸 acyl-CoA は Carnitine-palmitoyl-transferase 1（CAT 1）の作用を受けカルニチンと結合してアシルカルニチンとなりミトコンドリア膜を通過する．ミトコンドリア内で CAT 2 の作用でカルニチンを離し，脂肪酸 acyl-CoA はミトコンドリアにおいて β 酸化を受ける．1 型糖尿病でインスリン不足の状態では細胞内クエン酸濃度が低下し，脂肪酸 acyl-CoA 濃度が上昇している．脂肪酸 acyl-CoA は脂肪酸合成の律速酵素である Acetyl-CoA carboxylase 活性を抑制するため，脂肪酸合成は著しく低下する．その結果，脂肪酸合成の中間代謝産物である Malonyl-CoA の細胞内濃度は低下している．Malonyl-CoA は CAT1 をアロステアリックに調節しており，その低下は CAT1 活性を亢進させ，β 酸化は促進される．生成された Acety-CoA はクエン酸合成に回るが，この活性を調整する Citrate synthetase 活性が抑制されているため，HMG-CoA を経てケトン体（β-酪酸，アセト酢酸）生成に回る．ケトン体の腎排泄閾値は低く，Na，K などの陽イオンを結合して尿中に排泄されるため結果として水素イオンが体内に残り，これは重炭酸イオンを中和し代謝性アシドーシスが進行する[7)45)]．

4）臨床症状

病態生理で述べたように，臨床症状はインスリン作用不足による高血糖，ケトアシドーシスに伴う臨床症状である[7)45)]．今まで夜間に起きることのなかった子どもが排尿に起きたり，または夜尿を始めたりすることが契機として発見されることがある．排尿だけでなく必ずその後に水を飲むようになる．疲れやすくなり，異様な口渇を訴え，体重減少がみられる．学校から帰るとぐったりして，外で遊ぶことなく寝ころんでしまうこともある．このようなときに風邪や胃腸炎を起こし，嘔吐のため経口摂取ができなくなると一気に症状は悪化する．傾眠傾向になり，さらに進行すると糖尿病昏睡に陥る危険がある．

5）診　　断
（1）急性発症自己免疫性1型糖尿病（rapidly progressive form）[2]

　尿糖を認め，高血糖，ケトアシドーシスが確認されれば診断は容易である．とくに肥満がなく，体重減少，多飲，多尿など糖尿病に特有な臨床症状が認められる症例は急性発症（abrupt onset）1型糖尿病と呼ばれ，ただちに治療を開始しなければならない．1型糖尿病のうち，自己免疫性の診断，臨床症状に合わせ抗GAD抗体，抗インスリン抗体，細胞性免疫異常などの自己抗体が確認されれば確実になる[7)31)~37)45)]．

（2）急性発症特発性1型糖尿病（rapidly progressive form）[2]

　1型糖尿病は自己免疫性と特発性に分類される[1)~3)]．臨床的には自己抗体を含めた免疫学的な異常が証明されず，発症時HbA1c値が自己免疫性と同じように高い群とHbA1c値がほぼ正常ないしやや高い劇症型の臨床経過をとるものがある．ウイルスの直接感染によるのか，アポトーシスを含めた何らかの他の機序で短期間のうちにβ細胞が破壊されると考えられるが詳細は不明である．アミラーゼを含めた膵外分泌障害を示唆する所見が認められることが多い．

（3）Slowly progressing IDDM（SPIDDM）（slowly progressive form）[2]

　近年，学校における集団検尿が義務化され，臨床症状を有しないうちに尿糖を契機に発見される症例が増加してきている．肥満，ケトアシドーシスを伴わない高血糖，糖尿病の家族歴などがあれば2型糖尿病の診断は容易である．しかし，肥満を有さない症例，または肥満が解消しても糖尿病状態が改善しない症例の診断はしばしば困難なことがあり，最終診断までに時間を要することがある．北川，浦上らはslowly progressing IDDM（SPIDDM）の概念を提唱している[46]．これは小林らが提唱する成人にみられるslowly progresive IDDMとの異

表7　SPIDDMの臨床的特徴

1．女子に多く，思春期年齢に診断される．
2．肥満を認めない．
3．第1度親近者に糖尿病を有する割合が高い．
4．発見時血糖は200 mg/dl以下，HbA1cは9%未満が多い．
5．インスリン分泌は軽度障害されている．
6．ICA，GAD抗体保有率は急性発症と変わりないが，抗体価は低い．
7．HLA抗原型は疾患感受性の頻度は変わらないが，抵抗性の頻度は低い．

（浦上達彦ら，1999[46]より引用改変）

動も論議のあるところである[47]．最近浦上らがまとめた小児期発症SPIDDMの特徴を表7に示した[46]．成人を含めたこの病態の呼称はさまざまで1.5型糖尿病，LADA，Latent1型糖尿病などとも呼ばれている[48]．

［松浦　信夫］

4．小児2型糖尿病

1）病　　因
（1）インスリンの分泌・作用

膵β細胞はその細胞外グルコース濃度に応じてインスリンを分泌する．このグルコースに応じたインスリン分泌過程には，①グルコース濃度の認識，②認識した情報の細胞内伝達，③インスリン分泌顆粒の開口放出（exocytosis）が必要である[1)2)]．さらに，生体のインスリン分泌能はこの細胞レベルの情報伝達能の他に，④β細胞数と⑤インスリン合成能の影響を受けている．

一方，グルコースはインスリンの作用により標的臓器（主に筋肉，脂肪組織，肝臓）に取り込まれ，血糖値は一定レベル以上には上昇せず，恒常性が維持される．インスリンの作用は多岐に及ぶが，細胞内へのグルコース取り込みには，①インスリン受容体との結合，②受容体の自己リン酸化，③複雑な細胞の情報伝達処理，④GLUT4のトランスロケーション，⑤グルコースの取り込みが必要である（図7）．

上記の血糖調節機構が障害されると糖尿病が発症する．

（2）遺伝と環境因子

2型糖尿病には，種々の程度のインスリン抵抗性とインスリン分泌不全が関与している．遺伝因子と環境因子がこの両者にかかわっていると考えられている（図8）．

2型糖尿病は同一家系に多発することや，一卵性双生児では2型糖尿病の一致率が1型糖尿病に比しきわめて高い[5)6)]ことが知られている．さらに，家族内の糖尿病未発症者などでの検討でインスリン分泌不全[7)]やインスリン抵抗性が認められることが報告[8)～10)]されており，何らかの遺伝素因が発症に関与していると考えられている．しかし，近年次々と糖尿病を引き起こす遺伝子異常が明らかになったが[11)～18)]，いわゆるcommonな2型糖尿病の原因遺伝子はいまだ同定されておらず，複数の遺伝子が関与する多因子遺伝病か，環境因子が

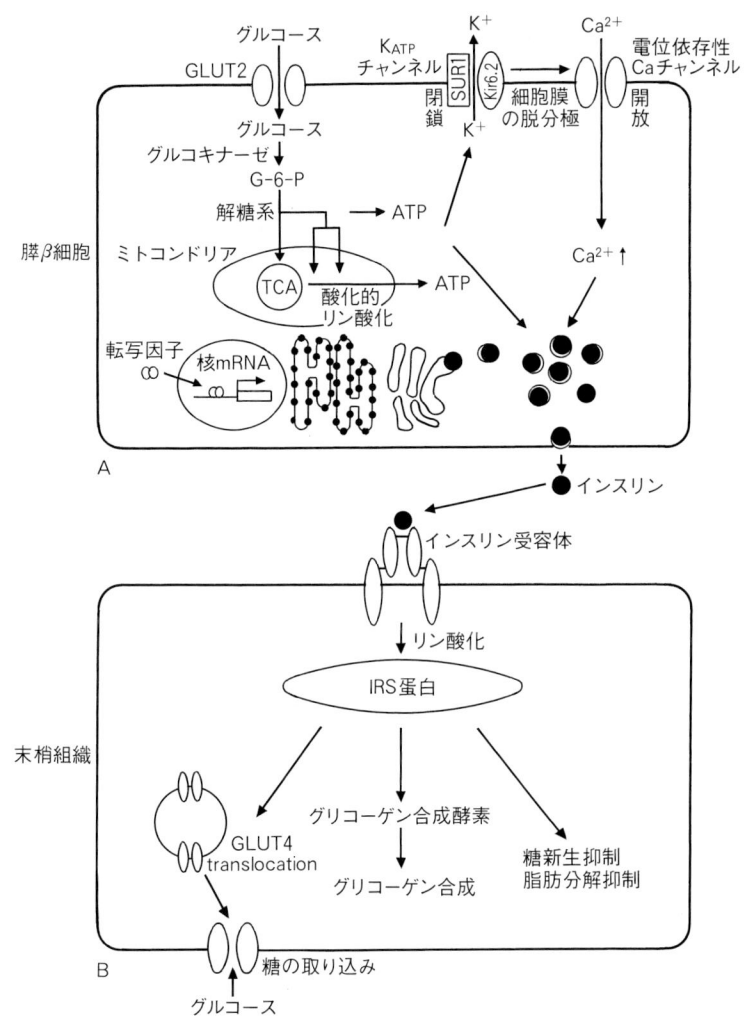

図7 インスリンの分泌および作用機構

A．インスリン分泌機構
　インスリン分泌は，細胞内で代謝されたグルコースの代謝産物によりインスリン分泌が刺激されると考えられている．グルコースはまず，膵β細胞膜上に存在するGLUT2を介して細胞内に取り込まれる．この取り込まれたグルコースはグルコキナーゼにより代謝されグルコース6リン酸へ代謝される．この後も解糖系およびTGAサイクルによりATPが産生され，ATP感受性Kチャンネル（SUR1およびKir 6.20）に作用し，閉鎖されるとβ細胞膜は脱分極を引き起こし，電位依存性Caチャネルがその脱分極を感知し，細胞内にCaが流入し，細胞なCa濃度が上昇する．この上昇したCaがインスリン分泌顆粒のexocytosisを促すと考えられている．

B．インスリン作用機構
　インスリンは非常に多岐にわたる生理作用を有している．インスリンと細胞膜上に存在するインスリン受容体が統合すると受容体のチロシンキナーゼが自己リン酸化し活性化する．活性化したインスリン受容体は，細胞内基質である insulin reseptor substrate（IRS）のチロシン残基をリン酸化し，さらにさまざまな蛋白質を介して情報を下流に伝える．糖の取り込みはPI3-キナーゼを介し，糖輸送担体4（GLUT4）の細胞膜上へのtranslocationを促し，糖の取り込みが行われると考えられている．

(古田浩人ら，1999[3])

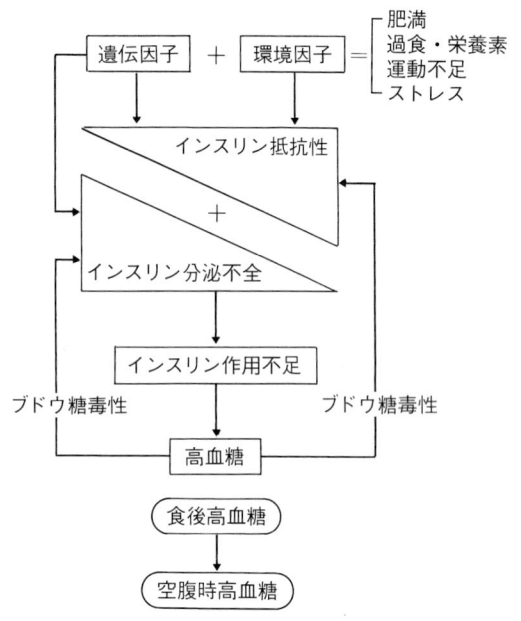

図8　2型糖尿病の病因（岩本安彦，1998[4]）

発症に大きな影響を及ぼす浸透率の低い遺伝性疾患と考えられる．わが国の小児期発症2型糖尿病でも，一親等（すなわち両親のいずれか）に30〜50％程度2型糖尿病が認められ[19)〜21)]，遺伝的因子が発症に影響していると考えられている．

一方，2型糖尿病発症に環境因子も大きく影響していることは，いくつの疫学報告が明らかにしている．例えば，アメリカに移住した日本人の2型糖尿病発症率は日本在住の日本人の約2〜3倍と高率であること[22)]や日本人成人の2型糖尿病発症率が増加していることが報告されている．同じ遺伝背景を持っていても時代や居住地によって発症率が異なるのは，遺伝因子だけでは説明するのは不可能で，環境因子の作用と推定されている．環境因子として，過食，高脂肪食，運動不足，それらの表現形としての肥満が重要と考えられている．

（3）インスリン抵抗性

一般的に2型糖尿病では，標的臓器におけるインスリン作用不足（インスリン抵抗性）が認められる．このため，骨格筋や脂肪細胞では糖の取り込み障害が生じ，肝では糖の取り込みの低下とともに糖の放出が増大する．図9に空腹時血糖値が正常化した（後述するブドウ糖毒性が解消されている）小児2型糖尿病とhoney-moon期の1型糖尿病に実施したグルコース・クランプの結果を示す．ほとんどの小児期発

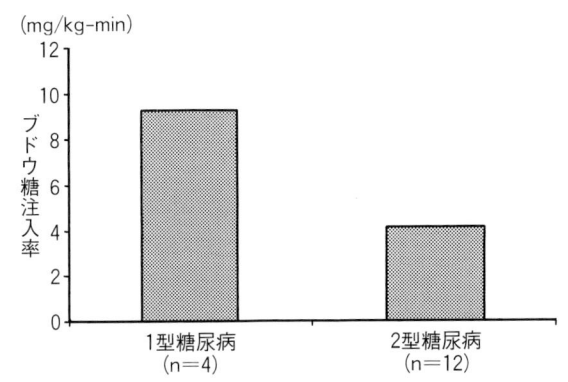

図9 小児期発症糖尿病患者のインスリン感受性

症2型糖尿病患者では，糖毒性が解消されていると考えられている状況でもグルコースクランプで検討したインスリン感受性は1型糖尿病に比し，高度に障害されていた．インスリン抵抗性は小児期の2型糖尿病発症に関与していると考えられる．

(4) インスリン分泌不全

2型糖尿病におけるインスリン分泌の特徴は，
① グルコースに対するインスリンの初期分泌低下（グルコース以外の刺激に対する反応性は比較的保たれている）
② 空腹時のインスリン値および24時間のインスリン総分泌量は比較的保たれる
③ プロインスリン/インスリン比が高い[23)24)]

である．

日本人成人の追跡調査の結果より，初期インスリン分泌反応（ΔIRI/ΔSG(30分)）が低値群からの糖尿病発症者が高率であること[25)26)]や日本人成人2型糖尿病は欧米人に比べ肥満者が少なく，認めても肥満の程度が軽いなどより，インスリン分泌不全が発症に大きな役割を演じていると考えられている．

はたして，小児の2型糖尿病ではどうであろうか？ 図10に当科で診断した2型糖尿病の初診時の空腹時血糖値と空腹時インスリン値（IRI）の関係を耐糖能の異常が認められたメキシコ系米人[28)]，日本人成人と比較してみたものである．日本人成人2型糖尿病のインスリン分泌能はメキシコ系米人と比較すると著しく低値であるが，小児の2型糖尿病では同等の分泌能を示していた．成人と小児のインスリン分泌能の差が年齢によるものなのか，より西欧化の影響を受けている世

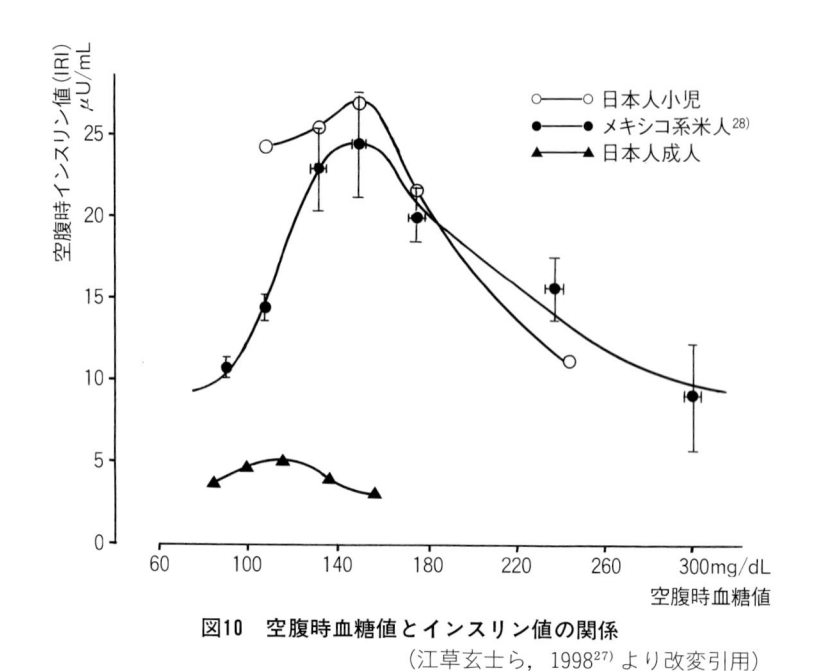

図10 空腹時血糖値とインスリン値の関係
(江草玄士ら，1998[27]より改変引用)

代であるためなのかなど，今後の解析が必要である．

(5) 分泌不全と抵抗性の関係

インスリン分泌不全とインスリン抵抗性のどちらが，一次的な病因として重要なのであろうか？　成人領域では，この疑問に答えるべく，長期の経過観察中に2型糖尿病発症に至った多数例での空腹時血糖値とインスリン値の解析結果が報告されている[29]．(図11)．これによると糖尿病に移行した群では，発症の数年前より空腹時血糖値とインスリン値が上昇している．つまり，糖尿病発症はインスリン分泌が低下するためではなく，まずインスリン抵抗性が出現する．そして，インスリン分泌がこれに呼応するように増加するが，ついには代償できなくなり糖尿病が発症すると説明されている．ただし，すべての2型糖尿病患者がこのコースをたどり発症しているわけではない．例えば，SPIDDMのようにインスリン分泌不全が先行するものも存在する．

図12は，耐糖能が正常化（空腹時血糖110 mg/dl未満）した2型糖尿病患児に頻回採血ブドウ糖静注負荷試験（FSIGT）とBergman's Minimal Modelの解析法[30]を用い，初期インスリン分泌反応性（FPIR）とインスリン感受性（SI）を同時に求めた結果である．健常人ではFPIRとSIの積は一定と考えられている[31]ため，発症の背景にインスリン抵抗性に対するインスリン分泌の代償能力の低下が存在

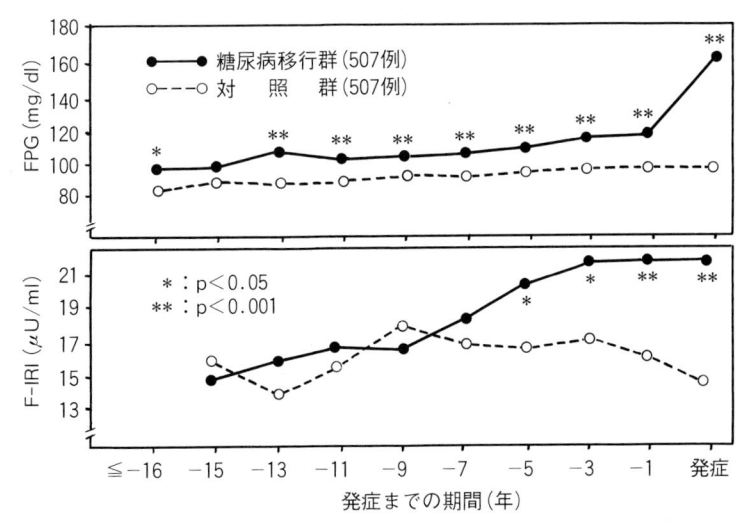

図11 糖尿病移行群と対照群の空腹時血糖値と空腹時インスリン値の推移
(伊藤千賀子，1991[29])

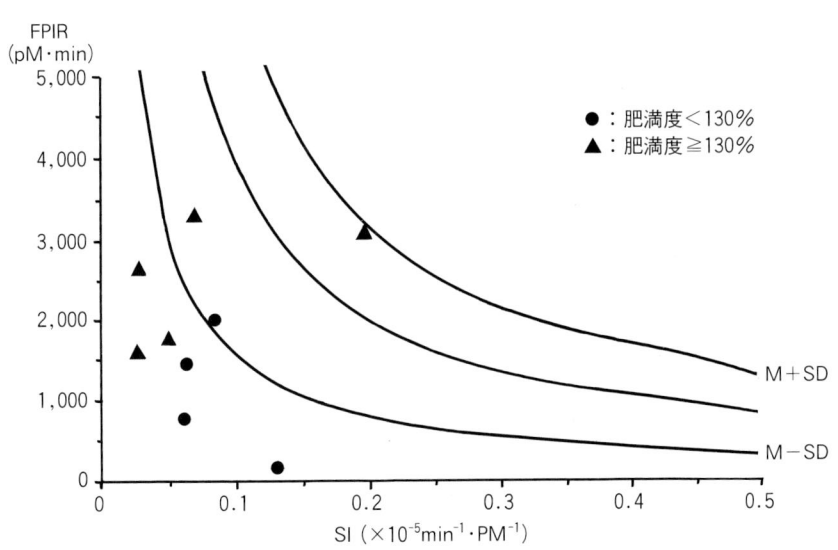

図12 小児期発症2型糖尿病のFSIGT解析によるFPIRとSIの関係
双曲線は若年成人より算出した正常値． (菊池信行ら，1998[31])

すると捉えることができる．また，高度肥満を認める症例がよりFPIRが高値であることより，インスリン分泌代償能力の差は糖尿病の表現形（肥満か非肥満か）にも影響している．

2）疫　　学

はじめに

　小児の1型糖尿病はそのほとんどが急性発症しインスリン治療が不可欠なことから，その患者数の把握が比較的容易である．そのため，わが国を含め多くの発症率（incidence）の報告がある．一方，糖尿病の大多数を占める2型糖尿病は発症初期には自覚症状に乏しく，検診などで発見されない限り放置されていることも少なくないことや，正確な疫学調査のためには，経口糖負荷試験（GTT）が必要であるために疫学調査は困難である．最近，厚生省糖尿病調査研究班は40歳以上の住民を対象にいくつかの地域でGTTを実施した結果，40歳以上では約10％が糖尿病と診断されること（罹病率，prevalence）を明らかにした[32]．小児科領域では，学校検尿による糖尿病検診の普及に伴い1980年代前半から小児期発症2型糖尿病についての疫学報告がなされている[33]~[35]．

小児期2型糖尿病の疫学

　最近の小児期発症2型糖尿病の疫学の報告[36]~[41]は，いずれも小児期発症の2型糖尿病が増えていると報告している．図13に横浜市の学校検尿で発見された小中学生の2型糖尿病発見率の5年ごとの推移を示した[11]．最近の15年間で約2倍に有意に増加している．また，年齢性別の発症率の検討（表8）では高学年ほど発症率が高値で，中学生3年生では10万人あたり約10人と1型糖尿病の発症率をはるかに凌駕している．発症年齢では，女児で男児に比べ若年で発症するものが

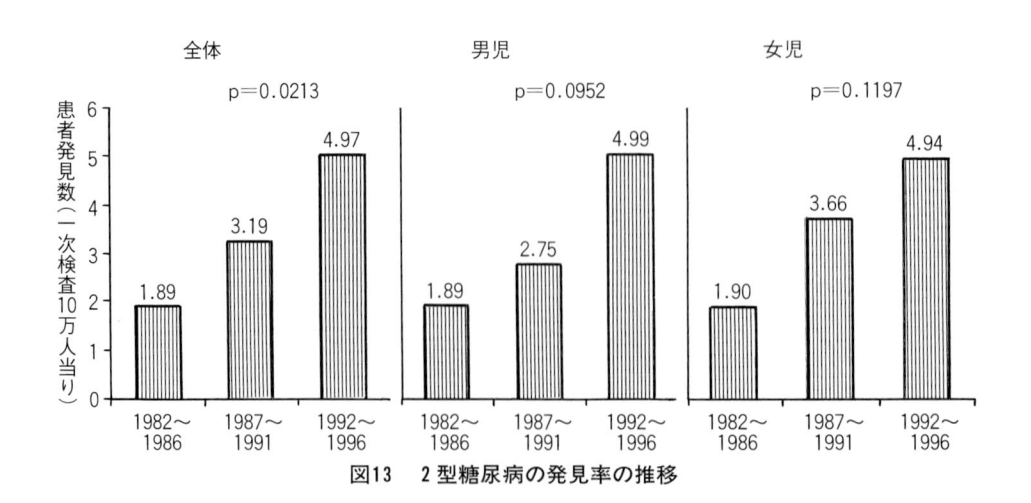

図13　2型糖尿病の発見率の推移

表8　学年毎の2型糖尿病発見数と発見頻度（10万人あたり）

学年	男子 1次検診受診者数	男子 2型糖尿病発見数	男子 発見頻度	女子 1次検診受診者数	女子 2型糖尿病発見数	女子 発見頻度
小学1年生	273,903	0	0	256,786	0	0
小学2年生	280,743	0	0	263,896	3	1.14
小学3年生	288,449	0	0	271,654	3	1.10
小学4年生	296,543	3	1.01	279,789	3	1.07
小学5年生	304,465	6	1.97	287,772	16	5.56
小学6年生	309,472	8	2.59	295,382	9	3.05
中学1年生	287,476	17	5.91	263,175	6	2.28
中学2年生	290,224	12	4.13	267,365	18	6.73
中学3年生	291,418	34	11.67	270,322	24	8.88

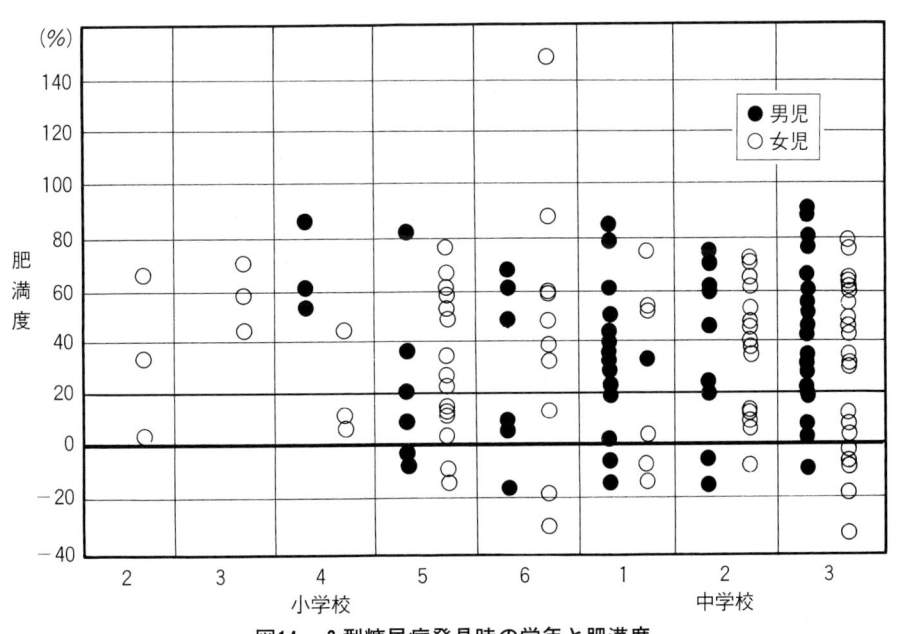

図14　2型糖尿病発見時の学年と肥満度
体重減少を認めたものは過去最大体重で補正した．

多く，最少年齢は女児の小学2年生であった．全体の74％に肥満を認めるが，男児では83％，女児では66％と女児では肥満者が少ない（p＜0.001）（図14）などの男女差が存在する．小児の糖尿病は1型糖尿病が多いと記載されている教科書もあるが，日本の現状では小児ではなく，「小学生以下の小児糖尿病には1型糖尿病が多い」と記載を変更する必要があろう．かつて小児糖尿病は1型糖尿病と同義的に使用されて

いたが，少なくとも中学生以降に発症した糖尿病は1型糖尿病よりも2型糖尿病が多い．小児期発症2型糖尿病増加を引き起こしている環境因子の一つに動物性脂肪の摂取率の増加との関連が指摘されている[43]．ところで，WHOの1994年の報告[44]が指摘するように，2型糖尿病の最も効果的な対策はその予防にある．小児期発症2型糖尿病の増加は2型糖尿病対策が成人だけでは不十分であることを示唆している．小児期からの年代ごとの縦断的な方策の確立が急務と考えられる．

3）病態生理

2型糖尿病の病態の特徴は，①ブドウ糖に対する選択的なインスリン初期分泌反応の低下，②筋におけるブドウ糖の取り込み障害（インスリン抵抗性の一因）である．また，小児期発症2型糖尿病は②に相まって高インスリン血症を認める割合が高いことはすでに述べた．そして，糖尿病患者で認められる高血糖は，それ自身により膵β細胞の機能低下とインスリン感受性のさらなる悪化を引き起こし，高血糖をより悪化・遷延化させる（ブドウ糖毒性）．

一方，糖尿病における代謝異常は糖代謝異常だけではなく，2型糖尿病発症への脂質代謝異常の関与が解明されつつある．

（1）マルチプルリスクファクター症候群

肥満を認める2型糖尿病患者では，高脂血症，高血圧などが同一の患者で認められることが多く，動脈硬化性疾患の罹患率が高い．現在では，これらの動脈硬化のリスクファクターの集積はインスリン抵抗性/高インスリン血症が背景に存在するためと考えられている．このリスクファクター集積の概念は報告者[45]〜[48]により表9のように呼ばれているが，本質的には同一で，最も病因上流には内臓肥満が存在すると考えられている（図15）．

表9 リスクファクター集積の概念

内臓脂肪症候群 （松澤，1987）	syndrome X (Reaven, 1988)	Deadly Quartet (Kaplan, 1989)	インスリン抵抗性症候群 (De Fronzo, 1991)
内臓脂肪蓄積 耐糖能異常 高血圧 高TG血症 低HDL-C血症	インスリン抵抗性 高インスリン血症 高VLDL血症 低HDL-C血症 高血圧 耐糖能異常	上半身肥満 耐糖能異常 高TG血症 高血圧	肥満 2型糖尿病 高血圧 動脈硬化性脳血管障害 脂質代謝異常 高インスリン血症

（浜口友也ら，1999[49]より改変引用）

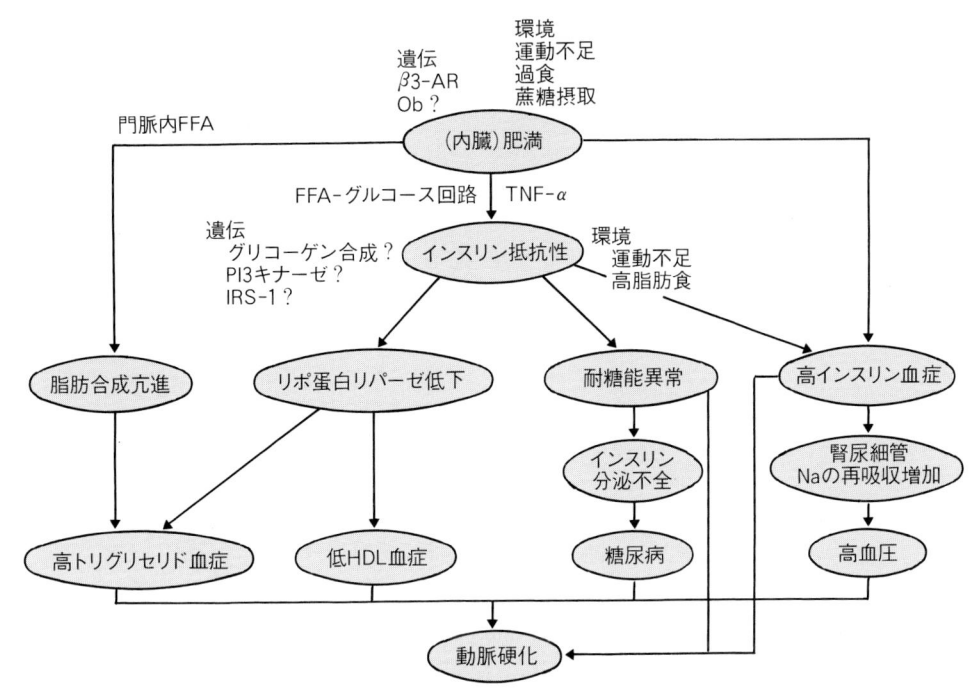

図15 リスクファクター集積の病態 (小竹英俊ら, 1999[50])

肥満によるインスリン抵抗性出現のメカニズム

　従来,脂肪組織はエネルギー貯蔵をする静的な器官として認識されていたが,生理活性物質[遊離脂肪酸,レプチン,tumor necrosis factor-α(TNF-α)など]を分泌する活動的な重要な臓器と再認識されつつある.これらの生理物質とインスリン抵抗性とのかかわりが解明されつつある.

　遊離脂肪酸(FFA)によるインスリン抵抗性　肥満者では,脂肪細胞が大きくなり種々の生理活性物質が分泌される.内臓脂肪(腸間膜脂肪)で分解されたトリグリセライドは遊離脂肪酸(free fatty acid:FFA)として分泌される.このFFAは門脈を通じて直接に肝臓に達する.肝臓へのFFA供給増加は,脂肪酸酸化亢進によりアセチルCoAを上昇させ,上昇したアセチルCoAはpyruvate carboxylase活性増加・ATP産生増加を引き起こし,最終的には肝糖新生率上昇によるインスリン抵抗性を悪化させる.筋においてもFFAの増加により脂肪酸酸化が亢進するために,糖の利用が障害されインスリン抵抗性が出現する.glucose-fatty acid cycleと呼ばれている[51](図16).

　また,FFAは肝臓のインスリン受容体のリサイクリングを抑制する

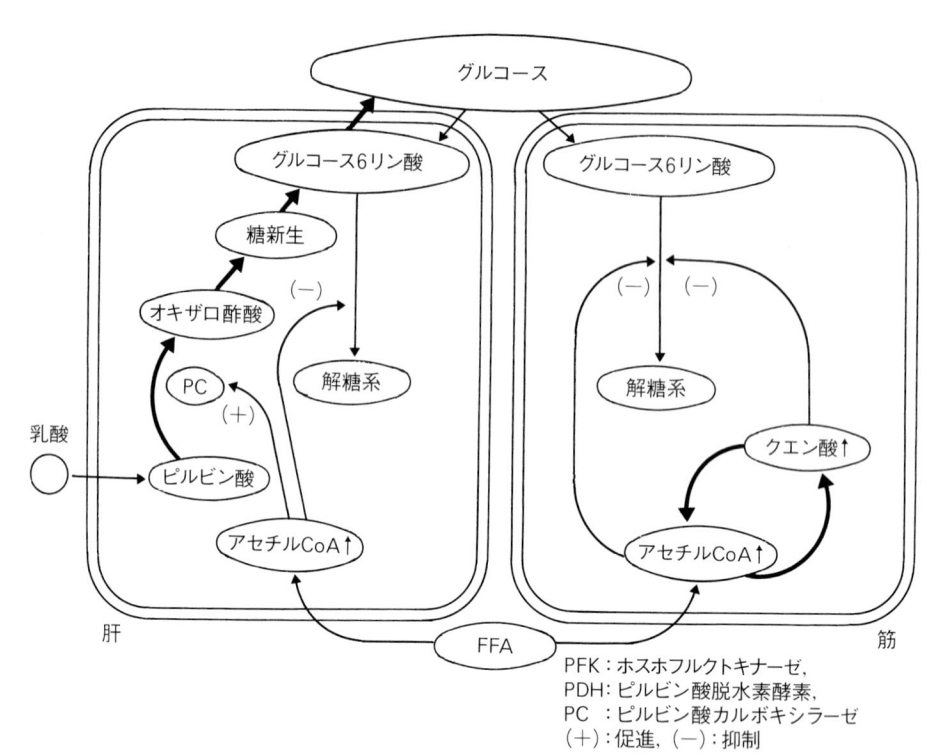

図16 glucose-fatty acid cycle （浜口友也ら，1999[49]）

ことにより細胞表面上のインスリン受容体数を減少させ，インスリンクリアランスの低下を引き起こし，インスリン抵抗性を悪化させる作用もある．

TNF-αによるインスリン抵抗性 Zucker fattyラットの血中TNF-αを可溶化TNF受容体の静注による中和実験でインスリン抵抗性が改善すること[52]や，ノックアウトマウスで，インスリン抵抗性が改善することが報告[53]されている．TNF-αはインスリン受容体のキナーゼ活性を阻害し，グルコース取り込みを阻害すること[54,55]などが知られており，ヒトにおけるTNF-αと2型糖尿病との解明が待たれている．その他にもPTPase説[56]などがある．

（2）糖毒性 (glucotoxity)

2型糖尿病発症の背景にインスリン分泌不全・抵抗性が存在することはすでに述べた．さらに，高血糖が慢性的に続くとインスリン分泌・作用がさらに低下[57]するため，高血糖の遷延化と悪化をもたらすことが知られている．この高血糖そのものが，インスリン分泌不全や抵抗性を悪化させることは，糖毒性 (glucose toxicity) と呼ばれている．

糖尿病患者でのインスリンの分泌/感受性を検討する際には，この糖毒性の影響を念頭におく必要がある．

a．糖毒性によるインスリン抵抗性

高血糖によりインスリン抵抗性が悪化するメカニズムの一つとしてグルコースの代謝産物であるグルコサミンによる系が解明されている．グルコサミンは，ブドウ糖が細胞内に入った後，グルタミン：フルクトース-6-リン酸アミドトランスフェラーゼ（GFAT）が作用し産生される．このグルコサミンが糖輸送体GLUT4のtranslocationを障害するためにブドウ糖の細胞内への取り込みが抑制される（図17）[59]．その他，protein kinase C（PKC）の活性化の関与なども想定されている．

b．糖毒性によるインスリン分泌不全

健常人ではインスリンはブドウ糖濃度に応じて分泌されるが，慢性の高血糖出現時には，逆に分泌が低下する．慢性の高血糖状態が膵β細胞のブドウ糖に対する反応性を低下させる機構は，短時間の高血糖で引き起こされる「ブドウ糖不応性（glucose desensitization）」と，長期間の高血糖で出現する「狭義のブドウ糖毒性（glucose toxicity）」に分類される[60]．「ブドウ糖不応性」はブドウ糖応答性のみが障害され，グルコース認識からインスリン分泌に至る情報伝達経路の障害が推定

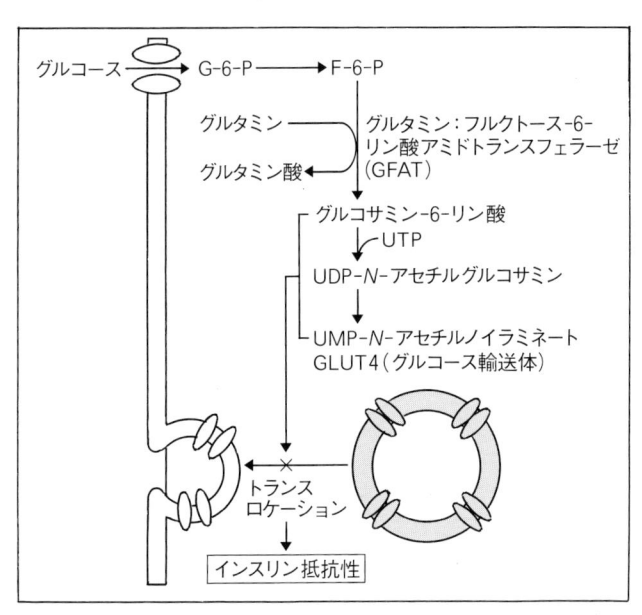

図17 インスリン抵抗性の成因としての糖毒性のメカニズム
（小林 正，1999[58]）

表10 膵β細胞ブドウ糖毒性の分類

	ブドウ糖不応性	狭義のブドウ糖毒性
高血糖の持続時間・程度	比較的短期間・軽度～中等度	長期間・中等度～高度
障害の特徴	グルコース応答性インスリン分泌障害	インスリン生合成障害 転写因子活性低下 （PDX-1, RIPE3b1, Pal factor）
臨床病期	IGT～初期2型糖尿病	2型糖尿病（とくにSU剤二次無効例など）
可逆性	可逆的（短時間で）	可逆的（長時間で） 一部不可逆的
β細胞数	変化なし	しばしば減少する
想定されるメカニズム	Cキナーゼ活性化の不応性？ ヘキソサミン系路？	グリケーション・酸化ストレス？ β細胞数の恒常性にかかわる成長因子の作用低下？ アポトーシス亢進？

（山崎義光ら, 1999[61]）

されている．一方の「狭義のブドウ糖毒性」ではβ細胞数の減少やβ細胞内のインスリン分泌顆粒の減少を伴っており，β細胞数の維持やインスリン合成への高血糖の関与が推定されている（表10）[61]．

4）臨床症状

2型糖尿病では高血糖が存在しても無症状のことが多く，2型糖尿病を自覚しないまま，重症合併症が進行していることも少なくないとされる．表11に1992年から1998年の間には横浜市立大学小児科で2型糖尿病と診断した103名（93名が学校検尿を契機に発見）の2型糖尿病の受診の契機および初診時の症状を示した．黒色皮膚表皮症まで含めると何らかの有症状者が約半数に認められた．慢性合併症の症状出現が受診の契機になることはなかった．

（1）多尿・夜間尿

通常は，糸球体を通過したグルコースはすべて近位尿細管で再吸収され尿中にはグルコースはほとんど排泄されない．しかし，血糖値が

表11 2型糖尿病発見の経緯と初診時の症状の出現率

	学区検尿 （n=93）	学校検尿以外 （n=10）
多飲	25.8%	50.0%
夜間尿（一晩に2回以上）	19.4%	50.0%
体重減少	28.0%	50.0%
下肢のしびれ	1.1%	10.0%
黒色皮膚表皮症	35.5%	30.0%

およそ 160 mg/dl を超えると近位尿細管の再吸収能を超え，再吸収されなかったグルコースは遠位尿細管まで到達する．そして，グルコースにより遠位尿細管を通過する尿の浸透圧が上昇することにより，遠位尿細管での水の再吸収が抑制され，多尿（浸透圧利尿）が出現する．通常，多尿は夜間尿あるいは頻尿の出現によってはじめて気づかれることが多い．

（2）口渇・多飲

血漿浸透圧は，

$$血糖/18+2\times[Na+K]+BUN/2.8$$

で示され，血糖値が上昇すると血漿浸透圧も上昇する．血漿浸透圧が上昇すると視床下部の渇中枢に作用し，口渇・多飲が出現する．また，前述のように高血糖では強制的に浸透圧利尿により水分が失われることも症状を修飾する．

高血糖による多飲が出現している患者の水分摂取を制限すると急激に状態が悪化することがあるため，注意が必要である．また，この口渇を清涼飲料水で補うとソフトドリンク症候群に至ることがある[62]．

（3）体 重 減 少

インスリンの作用不足によりブドウ糖をエネルギー源として利用できなくなると，遊離脂肪酸を代替エネルギーとして利用するために中性脂肪が分解され，体重減少が出現する．

（4）多　　食

ブドウ糖を有効に利用できないため，生体は栄養素不足を関知し，エネルギー源を求めて多食が出現すると考えられている．検診などで発見された場合に「最近，ちょっと食べ過ぎていたせいですか？」と聞かれることが多い．実際には，最近の食べ過ぎで高血糖が出現したのではなく，高血糖が出現（糖尿病が発症）したために多食が出現したと理解すべきと思われる．多食は，病気の徴候と思われていないために訴えられることは少ない．しかし，初診時には自覚していなくても，治療が奏効すると「おなかが減らなくなった」などと異常な食行動を自覚できることもある．

（5）黒色皮膚表皮腫

頸部や腋下部に角層増殖，色素沈着を認めるため，診察の際に注意が必要である．

（6）そ の 他

全身倦怠感やおできや皮膚のかゆみなどの訴えを認めることもあ

る．
　また，初診時には認めないが，治療開始後に激烈な下肢の痛みが出現することがある．post treatment neuropathy あるいは Acute painful neuropathy of rapid glycemic control と呼ばれている[63]．繰り返す腓返り（こむらがえり）を伴うこともある．急激に血糖が改善した2型糖尿病に多い．小児期の2型糖尿病でも認められ，約2％の症例で初期治療開始直後に出現する．通常の鎮痛剤では無効のことが多いが，Na channel blocker である mexiletine[64] や抗痙攣剤[65] が有効なことがある．約半数は薬物が無効であるが時間とともに消失するため，信頼関係を損なわぬように十分に説明することが必要である．

5）診　　　断

　古典的な症状（多飲・多尿・体重減少）があり，随時血糖値が 200 mg/dl 以上あれば，糖尿病の診断は容易である．欧米社会では小児期に発症する糖尿病のほとんどが1型糖尿病であるために，National Diabetes Data Group（USA）は「小児は典型的な糖尿病症状があればそれだけで診断は容易である」と報告[66]している．ところが，本邦では学童・生徒を対象に尿糖検査（学校検尿）が実施されているため（欧米では小児に対して，このようなスクリーニングは実施されていない），尿糖陽性を契機に発見される無症状の耐糖能異常者が多く発見されている．検診で発見された耐糖能異常者の多くは，糖尿病の診断のために経口糖負荷試験(OGTT)が必要となる．小児に対する OGTT は患者への負担だけではなく，医療スタッフへの負担も少なくないために，HbA1c などによる負荷試験を必要としない診断法も検討されている．

（1）経口負荷試験の適応と方法

　OGTT は，尿糖陽性などで糖尿病が疑われた患者で，空腹時血糖値や随時血糖値では，糖尿病か判定できないときに実施される検査である．すなわち，OGTT は糖尿病の診断に必須の検査ではない．この OGTT は小児では，体重 1 kg あたり 1.75 g（最大 75 g）を通常はトレーラン G を用いて実施する．

（2）経口負荷試験の判定

　経口糖負荷試験の判定基準は多数存在する．小児の判定基準としては厚生省心身障害研究小児慢性疾患研究班基準[68] や USPHS 基準[69] がすでに 1970 年代に発表されていた．しかし，OGTT が糖尿病の診断

表12　糖尿病の診断手順

臨床診断：
1. 空腹時血糖値≧126 mg/dl，75 gOGTT 2時間値≧200 mg/dl，随時血糖値≧200 mg/dl，のいずれか（静脈血漿値）が，別の日に行った検査で2回以上確認できれば糖尿病と診断してよい*．これらの基準値を超えても，1回の検査だけの場合には糖尿病型と呼ぶ．
2. 糖尿病型を示し，かつ次のいずれかの条件がみたされた場合は，1回だけの検査でも糖尿病と診断できる．
   ① 糖尿病の典型的症状（口渇，多飲，多尿，体重減少）の存在
   ② HbA_{1c}≧6.5%**
   ③ 確実な糖尿病網膜症の存在
3. 過去において上記の1.ないし2.がみたされたことがあり，それが病歴などで確認できれば，糖尿病と診断できる．
4. 以上の条件によって，糖尿病の判定が困難な場合には，患者を追跡し，時期をおいて再検査する．
5. 糖尿病の診断に当たっては，糖尿病の有無のみならず，分類（成因，代謝異常の程度），合併症などについても把握するように努める．

疫学調査：糖尿病の頻度推定を目的とする場合は，1回の検査だけによる「糖尿病型」の判定を「糖尿病」と読み替えてもよい．なるべく75 gOGTT 2時間値≧200 mg/dl の基準を用いる．

検診：糖尿病を見逃さないことが重要である．スクリーニングには血糖値の指標のみならず，家族歴，肥満などの臨床情報も参考にする．

*ストレスのない状態での高血糖の確認が必要である．
　1回目と2回目の検査法は同じである必要はない．1回目の判定が随時血糖値≧200 mg/dl で行われた場合は，2回目は他の方法によることが望ましい．1回目の検査で空腹時血糖値が126～139 mg/dl の場合には，2回目にはOGTTを行うことを推奨する．
**日本糖尿病学会グリコヘモグロビン標準化委員会の標準検体で補正した値

(JDS, 1999)[73]

に必要であることや採血回数が多いなどの難点があった．その後に報告されたWHO基準(1985)[70]や日本糖尿病学会基準(1982)[67]は，採血回数が少なく，国際比較が容易であるために，この診断基準が普及した．両者とも，糖尿病の診断に空腹時血糖値140 mg/dl 以上，または75 gOGTT にて2時間値200 mg/dl 以上を採用し，細かい点を除いて一致しているために基準の差が問題となることは少なかった．

　しかし，OGTT の検査成績や合併症との関連データが蓄積されてくると，細小血管合併症が空腹時血糖値140 mg/dl 以下でも発症することや，2時間値200 mg/dl に対応する空腹時血糖値が140 mg/dl よりかなり低いことなどが明らかになった．そして，1997年のADA[71]，1998年のWHO[72]についで日本糖尿病学会(JDS)も1999年に新しい診断基準を発表した[73]．日本糖尿病学会による診断手順を表13に，各診断基準の比較を表14に示した．小児についても，負荷量を1.75 g/kg（最大75 g）とし，この基準値で判定する．しかし，これら成人の

表13 ADA (1997)[71], WHO (1998)[72] と WHO (1985)[70], JDS (1982)[67] と JDS (1999)[73] の糖尿病診断基準の比較

		血糖値 (mg/dl)			
		ADA (1997) WHO (1998)	WHO (1985)	JDS (1999)	JDS (1982)
糖尿病（型*1）	空腹時 または（および）	≧126	≧140	≧126	≧140
	2時間値	≧200	≧200	≧200	≧200
Impaired glucose tolerance (IGT)	空腹時 および	110〜125	<140	境界型 （正常型にも糖尿病型にも属さないもの）	
	2時間値	140〜200	140〜200		
Impaired fasting glucose*2	空腹時	110〜125			
Normal fasting glucose*3	空腹時	<110		正常型 <110（空腹時） および	正常型 ≦110（空腹時） および
Normal glucose tolerance*3	2時間値	<140		<140（2時間）	≦160（1時間） および ≦120（2時間）

*1 JDS 案による，*2 ADA (1997), WHO (1998) 案で新設，*3 ADA (1997) 案で新設

(別所寛人ら，2000[74])

疫学データをもとに作成された規準値の小児への適応については科学的な検討がなされていない．現在，厚生科学研究（子ども家庭総合研究）「小児糖尿病・生活習慣病の発症要因，治療，予防に関する研究」（主任研究者：松浦信夫）で検討されている．

(3) 病型診断

糖尿病と診断された患者に，適切な治療を実施するためにはその病因に基づいた病態を適切に判定することが必要である．現在，糖尿病はさまざまな成因で発症することが判明しているが，すべての糖尿病患者を成因ごとに分類する手段は存在しない．さらに，1型糖尿病も2型糖尿病も病期（ステージ）によってはインスリン分泌が認められる時期や欠乏する時期が存在するために発病初期には必ずしも明確に病型診断できないこともある．そのため，病態に応じた治療を優先させ，いたずらに不要の検査を繰り返すべきではない．表14に2型糖尿病診断の参考所見を掲載した．

［菊池 信行］

表14　2型糖尿病診断のための参考所見

1．家族歴
　濃厚な家族歴を認めることが少なくない
2．身体所見
　肥満を求めることが多いが非肥満のこともある
　黒色皮膚表皮症を認める
3．発症年齢
　思春期発来以前の発症は少ない
4．ケトーシス傾向
　通常はケトーシス傾向は認めない
　ただし，清涼飲料水の多量摂取時など，特殊な状況下ではケトーシスを認めることがある．
5．他の検査所見
　脂肪肝による肝機能障害を認めることが多い
6．血糖値
　血糖値の高低では1型と2型は鑑別できない
　ただし，高度の高血糖（たとえば，500 mg/dl 以上）にかかわらず尿ケトン体が陰性のときは
　2型糖尿病の可能性が高い．
7．インスリン分泌能
　1）食後2時間あるいはグルカゴン負荷試験での血中Cペプチドが2 ng/ml 以上
　2）空腹時インスリン値が15 μU/ml 以上
　3）尿中Cペプチドが40 μg/日以上
8．自己抗体
　自己抗体（ICA，GAD抗体，IA-2抗体，IAA）は検出されない
9．経過
　診断から2年以内に継続的なインスリン治療が不可欠になることは少ない

5．その他の糖尿病

　その他の糖尿病の分類は表1（p 2）に示した[1]．遺伝子異常が同定されたものとその他の疾患に大きく分類される．

1）遺伝因子として遺伝子異常が同定されたもの
（1）膵β細胞機能にかかわる遺伝子異常
a．インスリン遺伝子異常（Insulinopathies）

　インスリン構造異常に伴う異常インスリン血症と家族性高プロインスリン血症とがある．異常インスリン分子はインスリン受容体への結合能，生物活性の低下などがあるため種々の程度の耐糖能障害をきたす．インスリン Shicago（LeuB25），LosAngels（SerB24），Wakayama（LeuA3）プロインスリン Tokyo，Boston，Providence などの報告がある．いずれも点突然変異によるもので，臨床的には高血糖を伴う糖尿病や逆に低血糖を示すこともある[2]．
　高インスリン血症を伴った糖尿病のときには本症も疑う必要があ

る．主な特徴は，
　①高インスリン血症，
　②血中 IRI/CPR モル比の異常高値，
　③ OGTT では基礎値の IRI 値は高く，その後過剰遷延反応する，
　④インスリン感受性に異常がない，
　⑤抗インスリン抗体，抗インスリン抗体受容体抗体など他の高インスリン血症をきたす原因がない

などであり，最終的には血清をゲル濾過または高速液体クロマトグラフィー(HPLC)にて分析し，正常インスリンとは違う位置に溶出されることを確認する．最終的には DNA 解析により診断を確定する．

b．HNF4α 遺伝子異常（MODY1）

　MODY（Maturity-onset diabetes of the young）は常染色体性優性遺伝を示す若年発症（通常 25 歳以下）の糖尿病である．インスリン分泌不全を主徴とする若年発症 2 型糖尿病と考えられていたが，臨床的には 1 型糖尿病に類似した症状を示すものもある．日本を含めた欧米の大家系の連鎖解析の結果，現在まで MODY1 から MODY5 まで遺伝子異常が同定されている[34]．MODY2 は Glucokinase（GK）遺伝子異常であり，MODY1 は Hepatocyte nuclear factor(HNF)-4α，MODY3 は HNF-1α，MODY4 は insulin prmotor factor(IPF)-1，MODY5 は HNF-1β 遺伝子異常による単一遺伝子異常によって発症する[3,4]．

　HNF-1α は遺伝子の転写調節因子であり，インスリン遺伝子，肝および膵 β 細胞型糖輸送担体遺伝子（Glucose transporter2（GLUT2）），GK 遺伝子などの遺伝子発現を調節したり，また発生における形態形成，器官形成に重要な役割を担うホメオドメインを有することから，この遺伝子異常はインスリン合成・分泌，肝臓における糖代謝に関与する遺伝子の発現異常，膵 β 細胞の形成不全などを介してインスリン分泌が低下し，糖尿病を発症させると考えられている[3,4]．図 18 に示す HNF 転写調節カスケードを介するインスリン分泌不全型，単一遺伝子異常による糖尿病を"転写因子異常"の概念で捉えられ研究が進められている．

　HNF-4α はステロイド/甲状腺ホルモン受容体スーパーファミリーに属し，HNF-1α 遺伝子上流のプロモーター領域に HNF-4α 認識配列が確認され，HNF-1α 遺伝子発現を調節していると考えられている．最初に遺伝子が同定されたことから，MODY 1 と命名されたが

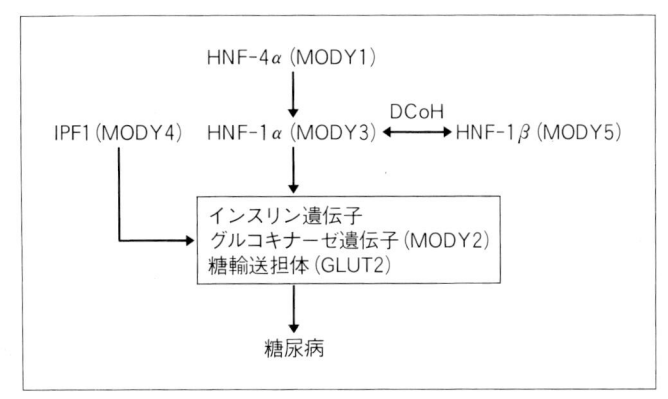

図18 MODY1-5 と HNF 転写調節カスケード
MODY1 は発現調節機構においては MODY3 の上位に位置する．MODY5 は HNF-1α とヘテロダイマーを形成して機能する．グルコキナーゼ(MODY2)と GLUT2 は HNF-1α(MODY3)と IPF1(MODY4)で転写制御をされていると推定されていると推定されている．

(武田　純, 1998[3])

MODY のなかの発症頻度は低く，臨床的には HNF-1α 遺伝子異常と類似している．最近の研究でその遺伝子異常が DNA 結合ドメイン，転写活性，HNF-4α 蛋白の安定性などに重要なリガンド結合ドメインの loss-of-function 変異が明らかにされた[5)6)]．

c．MODY2（Glucokinase 遺伝子異常）

フランス人 MODY の約半数を占めると報告されているが，日本人にはきわめて稀な疾患である．Glucokinase は肝細胞，膵 β 細胞に発現され解糖系の最初の律速酵素である．この機能異常は膵島におけるグルコースの取り込み，代謝を低下させ，グルコース依存性のインスリン分泌を低下させる．この遺伝子異常は Glucokinase に対する親和性の低下，V_{max} の低下などが報告されているが，酵素活性の低下とインスリン分泌低下は必ずしも相関しない．アルギニンなどのアミノ酸の刺激に対するインスリン分泌能は正常である[4)7)]．インスリン分泌低下の他，食後の糖新生による高血糖が特徴的で，これらが糖尿病発症の病因と考えられる．臨床症状は比較的に軽度であるが，半数は思春期前に発症診断される．しかし，他の 2 型糖尿病にみられる肥満，高血圧，高脂血症はなく，網膜症，腎症などの長期合併症も他の MODY に比較すると頻度は少ない[4)7)]．

d．MODY3（HNF-1α 遺伝子異常）

すでに述べたように，HNF-1α 遺伝子はインスリン分泌に重要な役割が明らかにされてきている．いろいろな人種におけるスクリーニン

グの結果，フランス人以外の人種においてMODYの主要な原因であることが明らかにされた[3)5)8)~11)]．その遺伝子変異については数多く報告されている[8)~11)]．日本人HNF-1α遺伝子変異の報告では，Iwasakiらは若年発症2型糖尿病の8％，中年以降発症2型糖尿病の1％がMODY3によると報告している[8)]．HNF-1αはHNF-1βとヘテロダイマーを形成して転写活性を発現するが，最近YamagataらはHNF-1αのフレームシフトによるP291fsinsC変異が，dominant negativeの機序で転写活性を低下させ，これがインスリン分泌を低下させ発症すると報告した[9)]．プロモーター領域の変異によりloss-of-function変異による転写活性の低下の機序と合わせて，本症発症の機序を明らかにした．さらに，yamadaらは，1型糖尿病患者のスクリーニングも行い，このなかにMODY3が含まれていることを明らかにし，1型糖尿病のうち，自己抗体を認めない，特発性のなかに本症が含まれている可能性を示唆している[10)]．また，HNF-1αノックアウトマウスを作成し，臨床症状の比較を行っている．腎障害を含めヒトとマウスでは異なる病態を示しており，種の違いによるのか，マウスはホモ接合体の異常であるのに対し，ヒトはヘテロ接合体の異常であるのでこの違いなのか今後の検討が必要である[10)]．さらに，若年発症2型糖尿病患者ならびに一親等の国際的な比較を行ったところ，ドイツ人の一親等には35％に2型糖尿病と同じ遺伝子変異がみられたのに対し，日本人にはみられなかった．このことは，ドイツ人では単一遺伝子により，日本人では多因子遺伝子によって発症が支配されていると結論している[11)]．

e．MODY4（IPF-1遺伝子異常）

HNFとは異なったファミリーに属するが，やはり膵島の形成，分化に重要な働きを行っていると考えられるホメオドメイン転写因子insulin prmotor factor-1遺伝子変異によって糖尿病が発症することが報告されMODY 4と命名された[3)4)12)]．その機序は変異遺伝子による遺伝子発現の低下だけでなく，dominat negativeな機序によるインスリンならびにβ細胞特異的転写活性の抑制によると報告された．臨床的には他のMODYタイプより発症年齢が高く，わが国の若年発症2型糖尿病の症例のなかにはまだその変異は発見されていない[13)]．

f．MODY5（HNF-1β遺伝子異常）

先に述べたようにHNF-1βも重要な転写因子でありHNF-1α，HNF-4αと同じ組織に発現している．HNF-1αとヘテロダイマーを形成して機能する．日本人の2型糖尿病のスクリーニングにより1例の

ナンセンス変異の症例が発見された[14]．その後のスクリーニングによりさらに新しい変異が同定されたが，いずれも糖尿病の他に腎症，多発性の腎嚢胞，高血圧を合併していた．HNF-1α遺伝子異常と異なる臨床像でありHNF-1βが腎の発生にかかわっている可能性が示唆されている[15]．

g．ミトコンドリア遺伝子異常

1992年，難聴とミトコンドリア遺伝子欠失を伴う母系遺伝糖尿病の家系が報告されてから，多くのミトコンドリア遺伝子異常の糖尿病が報告されている．ミトコンドリアは膵β細胞にも豊富に存在し，電子伝達系を介してグルコースによるインスリン分泌に関与している．ミトコンドリア遺伝子異常のうち最も重要なものはtRNA 3243 C→T点変異 tRNA$^{Leu(UUR)}$（3243変異）で日本人2型糖尿病の約1％を占めていると報告されている[16]．3243変異は糖尿病だけでなく，MELAS，MEREF，Kerns-Sayre症候群などのミトコンドリア脳筋症の責任遺伝子でもあるが，なぜその病態が異なるか明らかではない[17]．3243変異による糖尿病の特徴は母系遺伝をする遺伝形式をとり，感音性難聴などの中枢神経症状を有することが多いことである．糖尿病の病態は痩せ形の2型糖尿病をとるが，なかにはケトアシドーシスを伴って1型糖尿病との鑑別が重要なものもある[16)17]．2型糖尿病の病態をとっても薬物療法に不応性になり，インスリン療法に移行する症例が多いとされている．小児期発症1型糖尿病のスクリーニングでは3243変異は発見されず，きわめて少ないと考えられる[18]．

3243変異だけではなく，3316 G→A変異，3394 T→C変異などいろいろなミトコンドリア遺伝子異常が，一部の1型糖尿病，とくに2型糖尿病のなかで報告されている．これが，単一な遺伝子変異によって起こってくるのか明らかではない[17)18]．

h．アミリン遺伝子異常

Sakagashiraらは日本人2型糖尿病のアミリン遺伝子異常をスクリーニングし，12/294（4.1％）にミスセンス変異（S20G）を同定した[19]．8例は35歳未満の若年発症重症2型糖尿病で，中年以降発症2型糖尿病の強い家族歴を認めた．他の4例は51歳以降発症の2型糖尿病であった．ともに遺伝子異常による異常アミリン分子を血中に証明した[19]．このことから，日本人2型糖尿病のなかで重要な位置を占めることを示唆した．ただし，欧米からの検索では2型糖尿病との相関を否定する報告もあり，今後の検討が必要である．

i．その他の遺伝子異常による糖尿病

Insulin receptor substrate 2 (IRS-2)[20], human prohormone convertase 3 gene[21], などの報告がある．今後遺伝子解析法の進歩により，さらに遺伝子異常が同定される2型糖尿病が発見されることが期待される．

（2）インスリン作用の伝達機構にかかわる遺伝子異常

先天性にインスリン作用が伝達される機構，すなわち，インスリン受容体，受容体以降の異常により，著しいインスリン抵抗性を伴う糖尿病が明らかにされてきた[22)23]．

インスリン受容体は α, β サブユニットから成り，おのおの719個，620個のアミノ酸，分子量82,400, 69,700から成り立っている．染色体19番の短腕にコードされ22個のエクソンから成っている[22]．

a．インスリン受容体異常症タイプA

インスリン受容体の遺伝子異常によるもので，現在まで数多くの遺伝子異常が同定されている[22)23]．大きく分けてインスリンの結合に関与する α サブユニット，細胞膜貫通ドメイン，受容体キナーゼ活性に関与する β サブユニットの異常に大別される．とくに β サブユニットのチロシンキナーゼ活性の低下が重要で，このドメインの Gly-X-Gly-X-X-Gly (1003-1005) Lys (1030) のうち，3番目の Gly (1005), Lys (1030) がATP結合に重要な構造と考えられている[23]．

臨床的には若年者に多く，耐糖能異常の他多毛，黒色表皮腫 (Acanthosis nigricans)，多嚢胞性卵巣 (polycystic ovary) などを認める．上記症状は思春期を境に急速に増強すると考えられる（図

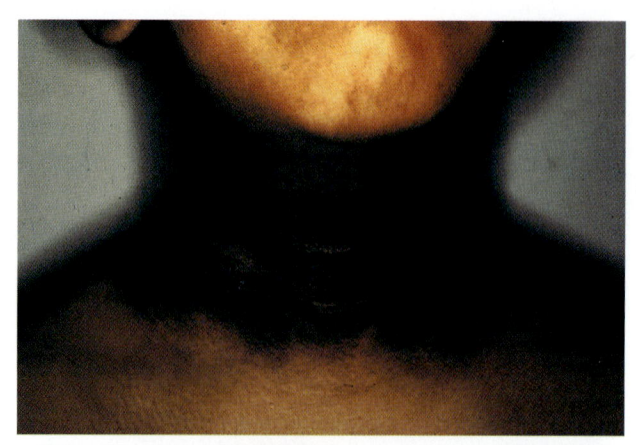

図19　インスリン受容体異常症タイプA男児の黒色表皮腫
思春期年齢に達して黒色表皮腫が顕著になり学校検尿で尿糖陽性が発見された．

19)．診断はインスリン受容体数の減少，インスリン抵抗性，チロシンキナーゼ活性の低下を証明する[22)23)]．

b．インスリン受容体異常症タイプB

中年以降の女性に多い病態であり，インスリン受容体に対する自己抗体の生成がインスリン抵抗性を引き起こすと考えられている．臨床的には耐糖能異常，ときに低血糖の他，黒色表皮腫，多嚢胞性卵巣を伴い，さらに基礎疾患として SLE, Sjörgen 症候群, Ataxia telean-giectasia などの自己免疫疾患や免疫異常を伴っている．高γグロブリン血症，インスリン抗体陽性などを伴うこともある[22)]．

c．インスリン受容体異常症タイプC

基本的にはタイプAと同じ症状を示す．インスリン受容体の数が正常でチロシンキナーゼ活性が低下している病態をタイプCとしている．タイプAと明確に分類できない例もある[22)]．

d．Leprechaunism（妖精症）

タイプA，Cの遺伝子異常はヘテロ接合体であるのに対し，本症はホモ接合体ないし複合ヘテロ接合体（compound heterozygous）遺伝子異常である．最も重症なタイプで臨床的には特異な顔貌，子宮内発育不全，出生後の発育不全，陰核肥大，黒色表皮腫，多毛，皮下脂肪の萎縮，乳腺の過形成などを伴う(図20，21)．著しい高インスリン血症，インスリン抵抗性を認め，食後には高血糖を示すが，早朝空腹時には逆に低血糖をきたすことがある[24)]．現在までに多くの遺伝子異常が同定されている[22)〜24)]．

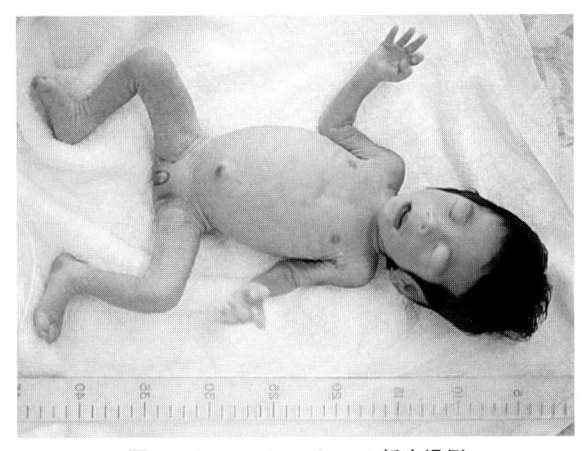

図20　Leprechaunism の新生児例
子宮内発育不全，特有な顔貌，陰核肥大，黒色表皮腫などを認め診断された．

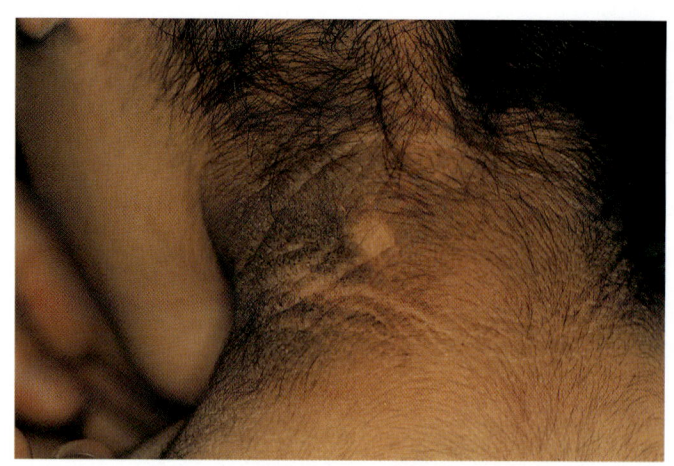

図21 Leprechaunism の頸部皮膚所見
多毛，黒色表皮腫，皮膚の肥厚等を認める．

e．Rabson-Mendenhall 症候群

　常染色体性劣性遺伝形式をとり，早期歯芽萌出，歯芽・爪の形成不全などの外胚葉系の異常，早熟，易感染性，先天性の黒色表皮腫，多毛，発育不全，下顎・口腔の発育異常，舌の異常を認める稀な疾患である[25]．インスリン抵抗性の病因はタイプA，Cと同じである[22,25]．

2）その他の疾患，条件に伴うもの
（1）膵外分泌疾患

　小児ではきわめて稀である．新生児・乳児期の器質的高インスリンを伴う低血糖で，膵全摘をしなければ低血糖がコントロールされない症例がある．きわめて血糖コントロールは不安定で，さらに低血糖による後遺症で痙攣，精神神経学的発達が遅れている症例があり，さらに治療を難しくする．

（2）内分泌疾患

　クッシング症候群，下垂体性巨人症，甲状腺機能亢進症で一過性に耐糖能が障害されることがある．原疾患の治療で症状は改善する．

（3）肝　疾　患

　慢性肝炎，肝硬変に糖尿病が合併することがあるが，小児期はきわめて稀である．

（4）薬剤や化学物質

　最も困難な症例は医原性のステロイド糖尿病である．原疾患を改善し，ステロイドの投与を減量するか中止しない限り改善しない．原疾

患によってはシクロスポリンなどの他の免疫抑制剤を使用したり，成長期間だけ原疾患のコントロールは不良のままで妥協し，成長が完成した時点で治療を強化する．

（5）感　染　症

先天性風疹症候群でしばしば1型糖尿病を合併する．乳幼児期に発症し，発症感受性のあるHLA抗原型を持つ児が発症しやすい．

（6）免疫機序による稀な病態

インスリン受容体異常症タイプB，Stiffmann症候群，インスリン自己免疫症候群などでみられることがある．

（7）その他の遺伝的症候群で糖尿病を伴うもの

a．Prader-Willi 症候群

新生時期には筋緊張低下，哺乳困難，呼吸障害，体重増加不良，発達遅滞などを認める．乳児期を過ぎると多食傾向が出現し，これに伴って肥満が進行する．学童期頃より高率に糖尿病を発症する．性格は明るく穏和であるが，知的発達が遅れているため，病識が乏しい．食事を制限すると，食料店などで盗み食いをすることがある．インスリン受容体異常などは明らかではないが，インスリン抵抗性は強く，肥満がこれをさらに助長する[26]．本症の病因としては15番染色体15q11-q13の父親由来の部分欠失，または母親性片親性ダイソミーによる．

b．Down 症候群

本症ではしばしば肥満傾向をきたし，2型糖尿病を発症する．このほかに，急性の臨床症状を示し，自己抗体も認める1型糖尿病を発症することもある．

c．Angelmann 症候群

Prader-Willi症候群と同じ15番染色体15q11-q13の部分欠失を認めるが，父親性片親性ダイソミーないし母親由来の遺伝子が欠失すると本症を発症する．精神運動発達遅滞はPrader-Willi症候群に比較して強く治療は難しい[27]．

d．Turner 症候群

本症も肥満になりやすく，これに伴って耐糖能異常をきたしやすい．稀ではあるが肥満がなく，1型糖尿病の病態を示す症例もある．

e．Wolfram 症候群

尿崩症（DI），糖尿病（DM），視神経萎縮（OA），感音性難聴（D）の頭文字を取りDIDMAD症候群とも呼ばれている．ミトコンドリア

44   I．小児糖尿病の診断

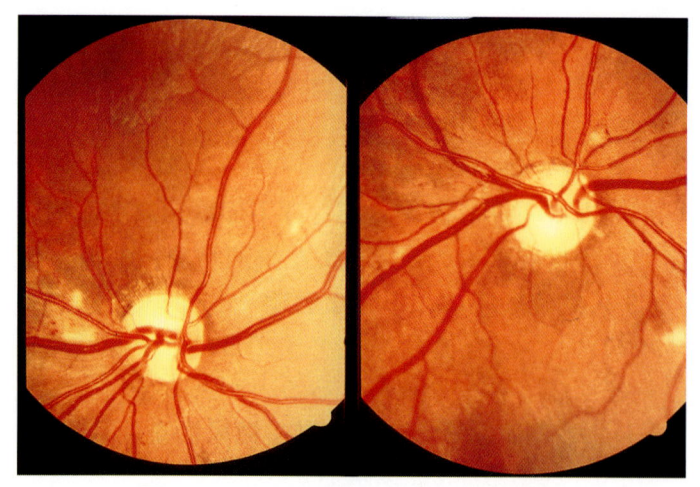

図22　Wolfram 症候群における視神経萎縮
　8歳児学校検尿で尿糖を発見され，10歳からインスリン治療を開始されていた．20歳頃から視力低下が認められ，写真のような視神経萎縮が認められた．

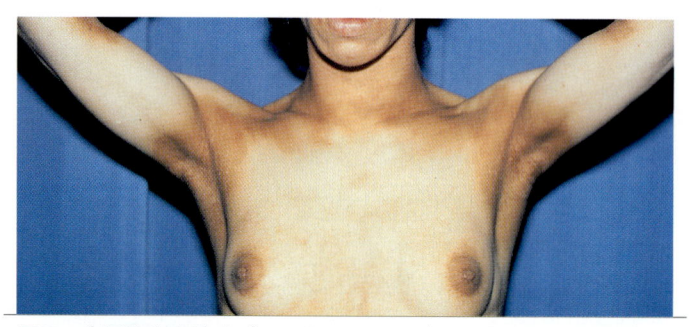

図23　先天性全身性リポジストロフィー（Congenital generalized lipoatrophy）
　出生時から皮下脂肪の萎縮，高脂血症，肝機能障害などを認め，食事療法で改善していた．思春期になって黒色表皮腫を伴ったインスリン抵抗性糖尿病（脂肪萎縮性糖尿病）を発症した．頸部，腋下に黒色表皮腫を認める．

遺伝子異常が疑われているが，明らかな責任遺伝子は同定されていない[28]．最近，多数の家系の連鎖解析の結果，この遺伝子が 4p16 に局在することが明らかにされた[34]．学童期に1型糖尿病として発症することが多く，思春期以降に尿崩症，視力障害，聴力障害などの症状が出現してくる（図22）．長期的には神経障害を合併し，他の1型糖尿病に比べて予後は悪い[28)29]．

f．Congenital Generalized lipodystrophy

先天的に全身的な皮下脂肪の萎縮，陰核肥大，特有な顔貌，発育異常などを認める．乳幼児期より高脂血症，肝機能障害，耐糖能異常を認め，これらは食事療法などで改善させることができる[30)31)]．しかし，思春期年齢に達するとインスリン抵抗性糖尿病を発症し，黒色表皮腫などが顕著になる（図23）．非常に治療が困難であり，またその容姿，体型などと重なり心理的な問題も顕著になってくる[31)]．明らかな病因はまだ解明されていない[32)33)]．

g．Myotonic dystrophy（筋緊張性ジストロフィー）

筋収縮後に，直ちに筋弛緩ができない（ミオトニー）疾患群である．成長とともに種々の内分泌疾患，糖尿病，早期禿頭などを認める．病因についての詳細はまだ不明である．

［松 浦 信 夫］

文　献
[1．小児糖尿病の概念～3．1型糖尿病]
1) The expert Committee on the Diagnosis and Classification of Diabetes Mellitus : Report of the Expert Committee on the Diagnosis and Classification of Diabetes Mellitus. Diabetes Care 20 : 1183-1197, 1997.
2) Alberti KGMM, Zimmet PZ for the WHO Consultation : Definition, diagnosis and classification of diabetes mellitus and its complications. Part 1 : Diagnosis and classification of diabetes mellitus. Provisional repaort of a WHO consultation. Diabetic Med 15 : 539-553, 1998.
3) 糖尿病診断基準委員会（葛谷　健，中川昌一，佐藤　譲ほか：糖尿病の分類と診断基準に関する委員会報告．糖尿病　42：385-404，1999．
4) Eisenbarth GS : Type 1 diabetes mellitus. A chronic autoimmune disease. N Engl J Med 314 : 1360-1368, 1986.
5) Bach J-F : Insulin-dependent diabetes mellitus as an autoimmune disease. Endocrine Reviews 15 : 516-542, 1994.
6) Becker KG : Comparative genetics of type 1 diabetes and autoimmmune disease. Common loco, common pat hways？Diabetes 48 : 1353-1358, 1999.
7) Sperling MA : Diabetes Mellitus. in Textbook of Pediatrics, RE Behrman, RM Kliegman, AM Arvin, edited, 15th edit, WA Saunders Comp. Philadelphia, pp 1646-1666, 1995.
8) Aparicio JMR, Wakisaka A, Matsuura N, et al : HLA-DQ system and insulin-dependent diabetes mellitus in Japanese : does it contribute to the development of IDDM as it does in Caucasians？Immunogenetics 28 : 240-246, 1988.
9) Thosby E, Unidien D : The HLA associated predisposition to type 1 daibetes and other autoimmune disease. J Pediatr Endocrinol Metab 9 : 75-88, 1996.
10) She J-X : Susceptibility to type 1 diabetes : HLA-DQ and DR revisited. Immunology Today 17 : 323-329, 1996.
11) Matsuura N, Ko KW, Park YS, et al, and the WHO DiaMond Molecular Epidemiology Sub-Project Group : Molecular Epidemiology of IDDM in the Western Pacific region. Diab Res Clin Pract 29 : s117-s123, 1996.
12) Sugihara S, Sakamaki T, Konda S, et al : Association of HLA-DR, DQ genotype with different β-cell functions at IDDM diagnosis in Japanese children. Diabetes 46 : 1893-1897, 1997.
13) 西牧謙吾：日本人小児期発症インスリン依存性糖尿病患者におけるHLAクラスII遺

伝子と臨床的多様性の関係．日児誌 103：644-652，1999．
14) Nepom GT, Kwok WW : Molecular basis for HLA-DQ associations with IDDM. Diabetes 47 : 1177-1184, 1998.
15) Nakanishi K, Kobayashi T, Murase T, et al : Association of HLA-A24 with complate B-cell destruction in IDDM. Diabetes 42 : 1086-1093, 1993.
16) Bennett ST, Lucassen AM, Gough SCL, et al : Susceptibility to human type 1 diabetes at IDDM2 is determined by tandem repeat variation at the insulin gene minisatellite locus. Nature Genet 9 : 284-292, 1995.
17) Awata T, Kurihara S, Kikuchi C, et al : Evidence for association between the Class 1 subset of the insulin gene minisatellite (IDDM2 locus) and IDDM in the Japanese population. Diabetes 46 : 1637-1642, 1997.
18) Auera BVD, Schutt F, Lyaruu I, et al : Genetic susceptivibility for insulin-dependent diabetes mellitus in Caucasians revisited : The importance of diabetes registries in disclosing interactions between HLA-DQ-and insulin gene-linked risk. J Clin Endocrinol Metab 80 : 2567-2573, 1995.
19) Donner H, Seidl C, Braun J, et al : CTLA4 gene haplotypes cannot protect from IDDM in the presenc of high-risk HLA-DQ8 or DQ2 alleles in German families. Diabetes 47 : 1158-1160, 1998.
20) Graves PM, Norris JM, Pallansch MA, et al : The role of enteroviral infections in the development of IDDM. Limitations of current approaches. Diabetes 46 : 161-168, 1997.
21) Foulis AK, McGill M, Farquharson MA, et al : A search for evidence of viral infection in pancreases of newly diagnosed patients with IDDM. Diabetologia 40 : 53-60, 1997.
22) Clements GB, Galbraith DN, Taylor KW : Coxsackie B virus infection and onset of childhood diabetes. Lancet 346 : 221-223, 1995.
23) Hou J, Said C, Franchi D, et al : Antibodies to glutamic acid decarboxylase and P2-C peptides in sera from Coxsackie virus B4-infected mice and IDDM patients. Diabetes 43 : 1260-1266, 1994.
24) Vreugdenhil GR, Geluk A, Ottenhoff THM, et al : Molecular mimicry in diabetes mellitus : the homologous domain in coxsackie B virus protein 2C and islet autoantigen GAD65 is highly conserved in the coxsackie B-like enteroviruses and binds to the diabetes associated HLA-DR3 molecular. Diabetologia 41 : 40-46, 1998.
25) Dahlquist G, Frisk G, Ivarsson SA, et al : Indications that maternal coxsackie Bvirus infection during pregnancy is a risk factor for childhood-onset IDDM. Diabetologia 38 : 1371-1373, 1995.
26) Conrad B, Weissmahr RN, Boni J, et al : A human endogenous retroviral super-antigen as candidate autoimmune gene in type 1 diabetes. Cell 90 : 303-313, 1997.
27) Jaeckel E, Heringlake S, Berger D, et al : No evidence for association between IDDMK1, 222, a novel isolated retrovirus, and IDDM. Diabetes 48 : 209-214, 1999.
28) 松浦信夫：IDDM 発症率の民族差とその背景．1996 糖尿病学．小坂樹徳，赤沼安夫編，pp 1-20，診断と治療社．1996．
29) Elliott RB, Harris DP, Hill JP, et al : Type 1 (insulin-dependent) diabetes mellitus and cow milk : casein variant consumption. Diabetologia 42 : 292-296, 1999.
30) Vaarala O, Knip M, Paronen J, et al : Cow's milk formula feeding induces primary immunization to insulin in infants at genetic risk for type 1 diabetes. Diabetes 48 : 1398-1394, 1999.
31) Verge CF, Howard NJ, Rowley, MJ, et al : Anti-glutamate decarboxylase and other antibodies at the onset of childhood IDDM : a population-based study. Diabetologia 37 : 1113-1120, 1994.
32) Yamada H, Uchigata Y, Kawasaki E, et al : Onset age-dependent variations of islet specific autoantibodies in Japanese IDDM patients. Diab Res Clini Prac 39 (4) : 211-217, 1998.
33) Savola K, Sabbah E, Kulmala P, et al : Autoantibodies associated with type 1diabetes mellitus persist after diagnosis in children. Diabetologia 41 : 1293-1297, 1998.

34) Rabin DU, Pleasic SM, Shapiro JA, et al : Islet cell antigen 512 is a diabetes-specific islet autoantigen related to protein tyrosine phosphatase. J Immunol 152 : 3183-3188, 1994.
35) Kawasaki K, Eisenbarth GS, Wasmeier C, et al : Autoantibodies to protein phosphatase-loke proteins in type 1 diabetes. overlapping specificities to phogrin and ICA512/IA-2. Diabetes 45 : 1344-1349, 1996.
36) 松浦信夫, 内潟安子, 浦上達彦ほか：IDDMにおけるIA-2抗体の測定及びGAD抗体との組み合わせ解析-多施設における検討-. プラクティス, 1999（印刷中）.
37) Verge CF, Gianani R, Kawasaki K, et al : Prediction of type 1 diabetes in first-degree relatives using a combination of insulin, GAD, and ICA512bdc/IA-2 autoantibodies. Diabetes 926-933, 1996.
38) Sepe V, Lai M, Shattock M, et al : Islet-related autoantigens and the pathogenesis of insulin-dependent diabetes mellitus. Front Hormone Res 22 : 68-89, 1997.
39) Leslie RDG, Atkinson MA, Notkins AL : Autoantigens IA-2 and GAD in type 1 (insukin-dependent) diabetes. Diabetologia 42 : 3-14, 1999.
40) Iwahashi H, Itoh N, Yamagata K, et al : Molecular mechanisms of pancreatic beta-cell destruction in autoimmune diabetes : potential targets for preventive therapy. Cytok Cell Mol Therapy 4 : 45-51, 1998.
41) Loweth AC, Williams GT, James RFL, et al : Human islets of Langerhans express Fas ligand and undergo apoptosis in response to interleukin-1 β and Fas ligation. Diabetes 47 : 727-732, 1998.
42) Suarez-Pinzon W, Sorensen. Binzon W, et al : β-cell destruction in NOD mice correlates with Fas (CD95) expression on β-cells and proinflammatory cytokine expression in islets. Diabetes 48 : 21-28, 1999.
43) Matsuura N, Fukuda K, Okuno A, et al : The descriptive epidemiology of type 1 (insukin-dependent) diabetes mellitus in Hokkaido, Japan : Childhood IDDM Hokkaido Registry. Diabetes Care 21 : 1632-1636, 1998.
44) Matsuura N, Ko KW, Park YS, et al. Molecular Epidemiology of IDDM in the Western Pacific Region. Diab Res Clin Pract 29 : s117-s123, 1996.
45) 松浦信夫：糖尿病（小児科学, 白木和夫, 前川喜平編）, pp 342-352, 医学書院, 東京 1997.
46) 浦上達彦, 松永裕子, 宮本幸信ほか：小児slowly progressing IDDMの診断時における臨床的特徴. 糖尿病 42 : 281-288, 1999.
47) Kobayashi T, Tanemoto K, Kosako K, et al : Immunogenetic and clinical characterization of slowly progressive IDDM. Diabetes care 16 : 780-788, 1993.
48) Juneia R, Palmer JP : Type 1 1/2 diabetes mellitus : Myth or reality? Autoimmunity 29 : 65-83, 1999.

[4. 小児2型糖尿病]
1) Miki T, Tashiro F, Iwanaga T, et al : Abnormalities of pancreatic islets by targeted expression of dominant-negative KATP channel. Proc Natl Acad Sci USA 94 : 11969-11973, 1997.
2) 山田祐一郎, 清野 裕：NIDDMにおけるインスリン分泌不全発現のメカニズムとその病因論的役割. 日本臨牀 57 : 534-538, 1999.
3) 古田 浩人, 三家登喜夫, 南條輝志男：NIDDMにおける遺伝子異常とその病因論的役割. 日本臨牀 57 : 545-550, 1999.
4) 岩本安彦：インスリン非依存型糖尿病の治療戦略. Medical Practice 15 : 16-23, 1998.
5) Bernett AH, Eff C, Leslie RD, et al : Diabetes in Identical twins. A study of 200 pairs. Diabetologia 20 : 87-93, 1981.
6) Matsuda A, Kuzuya T : Relationship between obesity and concordance rate for type 2 (non-Insulin-dependent) diabetes mellitus among twins. Diabetes Res Clin Pract 26 : 137-143, 1994.
7) Cerasi E, Luft R : Insulin response to glucose infusion in diabetic and non-diabetic monozygotic twin pairs. Genetic control of insulin response? Acta Endocrinol 55 : 330-345, 1967.
8) Eriksson J, Franssila-Kallunki A, et al : Early metabolic defects In persons at Increased risk for non-Insulin dependent diabetes mellitus. N Engl J Med 321 : 337-343, 1989.

9) Warram JH, Martin BC, Krowlewski AS, et al: Slow glucose removal rate and hyperinsulinemia precede the development of type II diabetes in the offspring of diabetic parents. Ann Intern Med 113: 909-915, 1990.
10) Martin BC, Warram JH, Krolewski AS, et al: Role of glucose and insulin resistance in development of type 2 diabetes mellitus: results of 25-year follow up study. Lancet 340: 925-929, 1992.
11) Vionnet N, Stoffel M, Takeda J, et al: Nonsense mutation In the glucokinase gene caused early-onset non-Insulin-dependent diabetes mellitus. Nature 356: 721-722, 1992.
12) Stoffers DA, Zinkin NT, Stanojevic V, et al: Pancreatic agenesis attributable to a single nucleotide deletion In the human IPF1 gene coding sequence. Nat Genet 15: 106-110, 1997.
13) Froguel P, Zouali H, Vionnet N, et al: Familial hyperglycemia due to mutations in glucokinase. Definition of a subtype of diabetes mellitus. N Engl J Med 328: 697-702, 1993.
14) Yamagata K, Furuta H, Oda N, et al: Mutation In the hepatocyte nuclear factor-4α gene In maturity-onset diabetes of the young (MODY1). Nature 384: 458-460, 1996.
15) Yamagata K, Oda N, Kaisaki PJ, et al: Mutations In the hepatocyte nuclear factor-1α gene In maturity-onset diabetes of the young (MODY3). Nature 348: 455-458, 1996.
16) Horikawa Y, Iwasaki N, Hara M, et al: Mutation In hepatocyte nuclear factor-1β gene (TCF2) associated with MODY. Nature Genet 17: 384-385, 1997.
17) van den Ouweland JM, Lemkes HH, Ruitenbeek W, et al: Mutation in mitochondrial tRNA-Leu (UUR) gene in a large pedigree with maternally transmitted type2 diabetes mellitus and deafness. Nature Genet 1: 368-371, 1992.
18) Inoue H, Tanizawa Y, Wasson J, et al: A gene encoding a transmembrane protein is mutated in patients with diabetes mellitus and optic atrophy. Nat Genet 20: 143-148, 1998.
19) 河野泰子，橋口　純，仲村　吉弘ほか：若年糖尿病の発症年齢・インスリン依存性および家族歴の相互作用に関する臨床的観察．糖尿病 21：1053-1058，1978．
20) 永井直子，高山澄子，亀山和子ほか：若年発症糖尿病者における病型分類および家族歴に関する研究．糖尿病 26：477-483，1983．
21) 大和田操，似鳥嘉一，北川照男：我が国における小児期発症 NIDDM の実態．小児内科 28：823-828，1996．
22) 原　均：日本人の糖尿病，欧米人との対比．最新医学 50 臨時増刊号．糖尿病の臨床 1995：206-218，1995．
23) Yoshida N, Kuzuya T, Matsuda A, et al: Serum proinsulin levels at fasting and after oral glucose load In patients with Type 2 (non-Insulin-dependent) diabetes mellitus. Diabetologia 31: 355-360, 1988.
24) Porte D Jr, Kahn SE: Hyperproinsulinemia and amyloid in NIDDM. Clues to etiology of islet beta-cell dysfunction? Diabetes 38: 1333-1336, 1989.
25) Kosaka K, Hagura R, Kuzuya T: Insulin response in equivocal and definite diabetes, with special reference to subjects who had mild glucose Intolerance but later developed fefinite diabetes. Diabetes 26: 44-49, 1977.
26) Kadowaki T, Miyake Y, Hagura R, et al: Risk factors for worsening to diabetes in subjects with impaired glucose tolerance. Diabetologia 26: 44-49, 1984.
27) 江草玄士，藤川るみ，渡辺　浩ほか：NIDDM の病態－日米の比較－．Mebio 15：78-82，1998．
28) DeFronzo AR, Ferrannini E, Simonson SD: Fasting hyperglycemia in non-Insulin-dependent diabetes mellitus: contributions of excesssive hapatic glucose production and impaired tissue glucose uptake. Metabolism 38: 387-395, 1989.
29) 伊藤千賀子：医学のあゆみ 156：968-971，1991．
30) Bergman RN, Ider YZ, Bowden CR, et al: Am J Physiol 236: E667-677, 1979
31) 菊池信行，志賀健太郎，徳弘悦郎：学校検尿で発見されたインスリン非依存型糖尿病のインスリン分泌，感受性に関する検討，厚生省心身障害研究「小児慢性特定疾患治療研究事業の評価に関する研究，平成 9 年度報告書，pp 106-108，1998．

32) 赤澤好温：糖尿病の疫学に関する研究．平成6年度糖尿病調査研究報告書，厚生省，pp 3-9，1995．
33) 大久保慎一，榊田 桂，稲葉 実：横浜市における学校検尿（尿糖陽性者）検診の現状と問題点．小児科 27：603-610，1986．
34) 小国龍也，若宮英司，田中春樹ほか：食後尿糖スクリーニングの試み（第1報）高槻市に於ける肥満度30％以上の肥満児923名についての成績．日児誌 91：1421-1426，1987．
35) 新見仁男，佐々木望，宮本茂樹ほか：千葉市における10年間の学校検尿による小児糖尿病のスクリーニング．小児科臨床 37：3169-3174，1984．
36) 赤澤温好，増田英成，神谷 斎：三重県における小児期発症NIDDMの疫学調査．平成6年度糖尿病調査研究報告書，pp 91-92，1995．
37) 櫻美武彦，河野泰子，中原俊隆ほか：埼玉県における小児糖尿病患者の疫学調査．平成6年度糖尿病調査研究報告書，pp 87-90，1995．
38) 小西和孝，徳田正邦，小国龍也ほか：小児糖尿病のスクリーニングと診断．小児科診療 56：1522-1527，1993．
39) Owada M, Hanaoka Y, Tanimoto Y, et al: Descriptive Epidemiology of Non-insulin Dependent Diabetes Mellitus Detected by Urine Glucose Screening in School Children in Japan. Acta Paediatr Jpn 32：715-724, 1990.
40) Otani T, Yokoyama H, Higami Y, et al: Age of onset and type of Japanese younger diabetics in Tokyo. Diabetes Res Clin Pract 110：241-244, 1990.
41) Kitagawa T, Owada M, Urakami T, et al: Epidemiology of type 1 (insulin-dependent) and type 2 (non-insulin-dependent) diabetes mellitus in Japanese children. Diab Res Clin Prac 24 (Suppl)：7-13,1994.
42) 菊池信行，志賀健太郎，徳弘悦郎：小児期発症NIDDMの疫学．ホルモンと臨床 45：823-827，1997．
43) Kitagawa T, Owada M, Urakami T, et al: Increased incidence of non-Insulin dependent diabetes mellitus among Japanese schoolchildren correlates with an increased intake of animal protein and fat. Clin Pediatr 37：111-115, 1998.
44) WHO Study Group on Diabetes Mellitus :Prevention of Diabetes Mellitus. World Health Organization, Geneva, 1994.
45) Reaven GM : Role of Insulin resistance In human disease. Diabetes 37：1595-1607, 1988.
46) Kaplan NM : The deadly quartet ; Upperbody obesity, glucose intolerance, hyper-triglyceridemia, and hypertension. Arch Int Med 149：1514-1520, 1989.
47) DeFronzo RA, Ferrannini E : A hypertension, dislipidemia, and atherosclerotic cardiovascular disease. Diabetes Care 14：173-194, 1991.
48) Matsuzawa Y : Pathophysiology and molecular mechanism of visceral fat syndrome : The Japanese experience. Diabetes Metab Rev13：3-13, 1997.
49) 浜口友也，松澤佑治：インスリン抵抗性の発症機序．肥満Mebio別冊 Multiple Risk Factor Syndrome：42-48，1999．
50) 小竹英俊，及川眞一：症候群X．日本臨牀 57：622-626，1999．
51) Boden G : Role of fatty acids in the pathogenesis of insulin resistance and NIDDM. Diabetes 45：3-10, 1996.
52) Hotamisligil GS, Shargill NS, Spiegelman BM : Adipose expresssion of tumor necrosis factor-alpha ; direct role in obesity-linked insulin resistance. Science 259：87-91, 1993.
53) Uysal KT, Wiesbrock SM, Marino MW, et al : Protection from obesity-induced Insulin resistance and mice lacking TNF-α function. Nature 389：610-613, 1997.
54) Hotamisligil GS, Peraldi P, Budavari A, et al : IRS-mediated inhibition of insulin reseptor tyrosine kinase activity in TNF-α and obesity-induced insulin resistance. Science 271：665-668, 1996.
55) Summers SA, Garza LA, Zhou H, et al : Regulation of insulin stimulated glucose tranporter Glut 4 translocation and Aktkinase activity by ceramide. Mol Cell Biol 18：5457-5464, 1998.
56) McGuire MC, Fields RM, Nyomba BL, et al : Abnormal regulation of protein tyrosine phosphatase activities in skeltal muscle of insulin-resistant humans. Diabets 40：939-942,1991.

57) Rossetti L, Smith D, Shulman GI, et al : Correction of hyperglycemia with phlorizin normalized tissue sensitivity to insulin in diabetic rats. J Clin Invest 79 : 1510-1515, 1987.
58) 小林　正：Type 2 糖尿病の成因におけるインスリン抵抗性. 医学のあゆみ 188：395-399, 1999.
59) Rossetti L, Hawkins M, Chen W, et al : In vivo glucosamine infusion induces resistance in normoglycemic but not in hyperglycemic rats. J Clin Invest 96 : 132-140, 1995.
60) Robertson RP, Olson LK, Zhang HJ : Differentiating glucose toxity from glucose desensitization : a new message from the Iinsulin gene. Diabetes 43 : 1085-1089, 1994.
61) 山崎義光, 梶本佳孝：ブドウ糖毒性とインスリン分泌/抵抗性. 医学のあゆみ 188：442-447, 1999.
62) 宮本茂樹, 佐々木望：ケトアシドーシスを呈したインスリン非依存型糖尿病の1例. 小児科臨床 47：1021-1024, 1994.
63) Tesfaye S, Malik R, Jakubowski JJ, et al : Diabetologia 39 : 329-335, 1996.
64) Oskarsson-P, Ljunggren JG, Lins PE : Efficacy and safety of mexiletine in the treatment ofpainful diabetic neuropathy. The Mexiletine Study Group. Diabetes-Care 20 : 1594-1597, 1997.
65) Rull JA, Quibrera R, Gonzalez Millan H, et al : Symptomatic treatment of peripheral diabetic neuropathy with carbamazepine. Diabetologia 5 : 215-218, 1969.
66) National Diabetes Data Group : Classification and diagnosis of diabetes mellitus and other categories of glucose intolerance. Diabetes Care 28 : 1039-1057, 1979.
67) 糖尿病診断基準委員会(葛谷　健, 中川昌一, 佐藤　譲ほか)：糖尿病の分類と診断基準に関する委員会報告. 糖尿病 42：385-404, 1999.
68) 日比逸郎, 一色　玄, 江本晋三ほか：「小児（学童以上）における経口ブドウ糖負荷試験の実施法と判定基準の標準化」に関する研究資料-その策定資料, 討議課程ならびに適応による検定. 日本小児科学会雑誌 83：1499-1502, 1979.
69) Drash A : Chemical diabetes mellitus In the child. Metabolism 22 : 255-267, 1973.
70) Diabetes Mellitus, Report of a WHO Study Group. Technical Report Series 727, WHO Geneva, 1985.
71) The Expert Committee on the diagnosis and Classification of Diabetes Mellitus : Report of the expert committee on the diagnosis and classification of diabetes mellitus. Diabetes Care 20 : 1183-1197, 1997.
72) Alberti KGMM, Zimmet PZ : Definition, diagnosis and classification of diabetes mellitus and its complications-Part 1 : Diagnosis and classification of diabetes mellitus : Provisional report of a WHO consultation. Diabetic Med 15 : 539-553, 1998.
73) 葛谷　健, 中川昌一, 佐藤　譲ほか：糖尿病の分類と診断基準に関する委員会報告. 糖尿病 42：385-401, 1999.
74) 別所寛人, 南條輝志男：糖尿病の病型分類と診断基準. 最新医学 55：323-330, 2000.

[5．その他の糖尿病]
1) 糖尿病診断基準委員会(葛谷　健, 中川昌一, 佐藤　譲ほか)：糖尿病の分類と診断基準に関する委員会報告. 糖尿病 42：385-404, 1999.
2) Tager HS : Insukinopathies. in Textbook of Diabetes. Vol 1 (Ed, Pickup J, Williums G), Blackwell Sci, pp27. 1-27. 4, 1997.
3) 武田　純：MODY の成因-HNF 転写調節カスケードを中心に-. Diabetes Frontier 9：7-16, 1998.
4) Velho G, Froguel P : Genetics, metabolic and clinical characteristics of maturity onset diabetes of the young. Eur J Endocrinol 138 : 233-239, 1998.
5) Navas MA, Munoz-Elias EJ, Kim J, et al : Functional characterization of the MODY1 Gene mutation HNF4(R127W), HNF4(V255M), and HNF4(E276Q). Diabetes 48 : 1459-1465, 1999.
6) Suand L, Hemimou Y, Formstecher P, et al : Functional study of the E276Q mutation hepatocyte nuclear factor 4α found in type 1 maturity-onset diabetes of the young. Diabetes 48 : 1162-1167, 1999.
7) Byme MM, Sturis J, Clement K, et al : Insulin secretory abnormalities in subjects

with hyperglycemia due to glucokinase mutations. J Clin Invest 93 : 1120-1130, 1994.
8) Iwasaki N, Oda N, Ogata M, et al : Murtations in the hepatocyte nuclear factor-1α/MODY3 gene in Japanese subjects with early- and late-onset NIDDM. Diabetes 46 : 1504-1508, 1997.
9) Yamagata K, Yang Q, Yamamoto K, et al : Mutation P291fsinsC in the transcription factor hepatocyte nuclear-1α is dominant negative. Diabetes 47 : 1231-1235, 1998.
10) Yamada S, Nishigori H, Onda H, et al: Identification of mutations in the hepatocyte nuclear factor (HNF)-1α gene in Japanese subjects with IDDM. Diabetes 46 : 1643-1647, 1997.
11) Yamada S, Tomura H, Nishigori H, et al : Identification of mutations in the hepatocyte nuclear factor-1α gene in Japanese subjects with early-onset NIDDM and fuctional analysis of the mutant proteins. Diabetes 48 : 645-648, 1999.
12) Stiffers DA, Ferrer WL, Clarke WL, et al : Early onset type II diabetes mellitus (MODY4) linked to IPF-1. Nature Genet 17 : 138-139, 1997.
13) Stoffers DA, Stanojevic V, Habener JF : Inslin promotor factor-1gene mutation linked toearly-onset type2 diabetes mellitus directs expression of a dominant negative isoprotein. J Clin Invest 102 : 232-241, 1998.
14) Horikawa Y, Iwasaki N, Hara M, et al : Mutation in hepatocyte nuclear factor 1βgene (TCF2) associated with MODY. Nature genet 17 : 384-385, 1997.
15) Nishigori H, Yamada S, Kohama T, et al : Frameshift mutation, A263fshisGG, in the hepatocyte nuclear factor-1β gene associated with diabetes and renal dysfunction. Diabetes 47 : 1354-1356, 1998.
16) Kadowaki T, Kadowaki H, Mori Y, et al : A subtype of diabetes mellitus associated with a mutation of mitochondrial DNA. N Engl J Med 330 : 962-968, 1994.
17) Gerbitz KD, Gemple K, Brdiczka D : Mitochondria and Diabetes. Genetic, biochemical, and clinical implications of the cellular energy circuit. Diabetes 45 : 113-126, 1996.
18) Matsuura N, Suzuki S, Yokota Y, et al : The prevalence of mitochondrial gene mutation in childhood diabetes in Japan. J Pediatr Endocrinol Metab 12 : 27-30, 1999.
19) Sakagashihara S, Sante T, Hanabusa T, et al : Missense mutation of amylin gene (S20G) in Japanese NIDDM patients. Diabetes 45 : 1279-1281, 1996.
20) Bektas A, Warram JH, White MF, et al : Exclusion of insulin receptor substrate 2 (IRS-2) as a major locus for early-onset autosomal dominant type 2 diabetes. Diabetes 48 : 640-642, 1999.
21) Ohagi S, Sakaguchi H, Sanke T, et al : Human prohormone convertase 3 gene. Exon-intron organization and molecular scanning for mutations in Japanese subjects with NIDDM. Diabetes 45 : 897-901, 1996.
22) Braimon JC, Moller DE : Hereditary and acquired syndromes of severe insulin resistance. in Textbook of Diabetes. 2nd ed Pickup J, Williams G edited. Blackwell Sci, pp26. 1-26. 15, 1997.
23) 春日雅人, 小林 正, 門脇 孝ほか：日本人のインスリン受容体異常症1991 糖尿病学. 小坂樹徳, 葛谷 健編, pp 138-144, 診断と治療社, 東京, 1991.
24) 中江 淳, 加藤幹子, 田島敏広ほか：インスリン抵抗性糖尿病(Leprechaunism)の1例の遺伝子解析と部位特異的変異導入によるインスリン受容体のインスリン結合部位の解析. ホと臨 44：999-1006, 1996.
25) Longo N, Singh R, Griffin LD, et al : Impaired growth in Rabson-Mendenhall Syndrome : Lack of effect of growth hormone and insulin-like growth factor-1. J Clin Endocrinol Metab 79 : 799-805, 1994.
26) 永井敏郎：Prader-Willi 症候群の自然歴. 日児誌 103：2-5, 1999.
27) 水岸貴代美, 山中恵子, 桑島克子ほか：Angelman 症候群10例の臨床医学的検討－片親性ダイソミーの早期診断について－. 日児誌 101：1378-1382, 1997.
28) Jackson MJ, Bindoff LA, Weber K, et al : Biochemical and molecular studies of mitochondrial function in diabetes inspidus, diabetes mellitus, optic atrophy, and deafness. Diabetes Care 17 : 728-733, 1994.

29) Kinsley BT, Swift M, Dumont RH, et al : Morbidity and mortality in the Wolfram syndrome. Diabetes care 18 : 1566-1570, 1995.
30) Panz VR, Wing JR, Raal FJ, et al : Improved glucose tolerance after effective lipid-lowering therapy with benzafibrate in a patient with lipoatrophic diabetes mellitus : a putative role for Randle's cycle in its pathogenethisi ? Clin Endocrinol 46 : 365-368, 1997.
31) Robert JJ, Rakotoambinina B, Cochet I, et al : The development of hyperglycemia in patients with insulin-resistant generalizes lipoatrophic syndrome. Diabetologia 36 : 1288-1292, 1993.
32) Desbois-Mouthon C, Magre J, Ameslem S, et al : Lipoatrophic diabetes : Genetic exclusion of the insulin receptor gene. J Clin Endocrinol Metab 80 : 314-319, 1995.
33) Chandalia M, Garg A, Vuitch F, et al : Postmortem findings in congenital genralized lipoatorophy. J Clin Endocrinol Metab 80 : 3077-3081, 1995.
34) Ohata T, Koizumi A, Kano T, et al : Evidence of an increased risk of hearing loss in heterozygous carriers in a wolfram syndome family. Human Genet 103 : 470-474, 1998.

II 小児糖尿病の検査

1997年にアメリカ糖尿病学会[1]，1998年にWHO[2]，さらに1999年に日本糖尿病学会[3]から新しい糖尿病分類と診断基準が報告された．いずれも，1型糖尿病，2型糖尿病，他の特殊な病型および妊娠糖尿病に分類されている．

本項における「小児糖尿病の検査」は，上記分類に従って妊娠糖尿病を除く各病型の診断のための検査を中心に概説する．

1）1型糖尿病の診断のための検査

1型糖尿病とは，自己免疫ないしはその他の原因により膵β細胞が破壊され，インスリン治療が生命維持のため必須の病態をいう．したがって，検査としては，自己免疫の証明と内因性インスリン分泌能の検査を行う．

1型糖尿病の発症には，自己免疫が重要な因子である．しかし，自己免疫の機序が惹起されるためには，遺伝的素因や環境因子のかかわりが必要である．

（1）自己免疫にかかわる検査

a．遺伝的素因

IDDM1（HLA）やIDDM2（インスリン遺伝子上流VNTR多型性）などの10種類以上の1型糖尿病の発症にかかわる疾患感受性遺伝子が知られている．詳細は，病因論を参照されたい（p8 表4；p9 表5）．

b．環境因子（ウイルスと牛乳）

1型糖尿病発症にかかわる環境因子としてウイルスの関与および牛乳蛋白の関与が知られている．詳細は，病因論を参照されたい．

c．自己抗体

1型糖尿病は，遺伝素因，環境因子に加え，特異的自己免疫反応の結果，膵β細胞の破壊が生じる．多くの膵β細胞に対する自己抗体が

想定されてきたが，本稿では，抗 GAD 抗体，ICA, IAA, ICA512/IA-2 を中心に概説する．

抗 GAD 抗体, 抗 GAD65 抗体　1 型糖尿病の診断上，最も重要な自己抗体である．GAD は，中枢神経以外に膵 β 細胞や甲状腺などに存在し，神経伝達物質である γ-aminobutyric aicd (GABA) をグルタミン酸から合成する酵素である．ヒト GAD には，GAD65（アミノ酸 584 個，分子量 65 kDa）と GAD67（アミノ酸 594 個，分子量 67 kDa）の isoform があり，その遺伝子はそれぞれ第 10 染色体短腕，第 2 染色体長腕に存在する．ヒトの膵細胞に存在するのは主として GAD65 である．GAD は，GABA 作動性伝達障害が原因と考えられている stiff-man 症候群において見いだされた，GABA 作動性シナプスと結合する抗体の対応抗原である．同症候群では，1 型糖尿病の発症が多く，このシナプス結合抗体が膵 β 細胞を染めることが示されている．

抗 GAD 抗体の測定は，1 型糖尿病の診断，2 型糖尿病や緩徐進行型 1 型糖尿病の 1 型糖尿病への進行の予測，そして発症予知マーカーとしての臨床的意義がある[4]．

1 型糖尿病における抗 GAD 抗体陽性率は，発症初期に高く，罹病期間が長期になると陽性率が低くなる．発症早期において，陽性率は欧米における約 70～80％に比し，日本人は約 60％程度と低い[5)6]．

小児期における陽性率は，成人に比して低く，かつ低年齢になるほどさらに低い[7]．成人と同様罹病期間が長期になるほど陽性率は低下する[8]（表 15，図 24）．

2 型糖尿病の約 5～10％に抗 GAD 抗体が検出される．また，発症時は 2 型糖尿病と思われても自己抗体，とくに GAD 抗体の高い症例で徐々にインスリン分泌能が減少し，1 型糖尿病に移行する緩徐発症型 1 型糖尿病も知られている．

表15　Prevalence of GAD autoantibody, ICA, IAA positivies of male and female IDDM patients

Group		0～5	6～12	13～19	20～29
GAD autoantibody	Male	1/8(13)	11/22(50)	7/10(70)	4/11(37)
	Female	5/11(46)	15/26(58)	23/30(77)	12/19(63)
ICA	Male	3/8(46)	11/22(50)	4/10(40)	6/11(55)
	Female	3/11(27)	12/26(46)	14/30(47)	10/19(53)
IAA	Male	0/8(0)*	10/22(45)	3/10(30)	0/11(0)
	Female	7/11(64)	13/26(50)	14/30(47)	3/19(16)

Figures in circles represent percentage　　　　　　（Yamada H ら，1998[7]）
　＊ $p < 0.001$ vs IAA in female of 0～5 year group

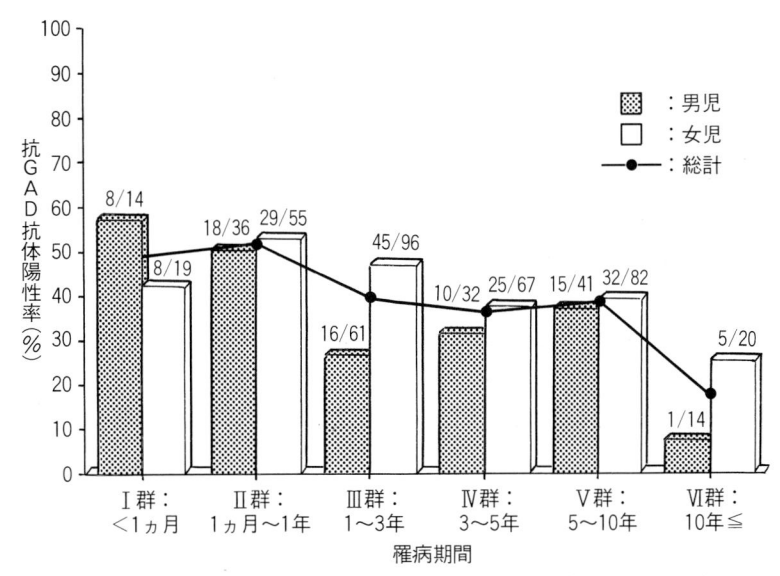

図24 罹患期間別の抗GAD抗体陽性率（風張眞由美ら，1998[8]）

　また，1型糖尿病患者の第一度近親者のようなハイリスクグループを対象とした抗GAD抗体の検討成績でも，GAD抗体陽性者は1型糖尿病発症リスクが高く，発症予知マーカーとしても有用である．
　抗GAD抗体は，コマーシャルに測定可能で，保険適応となっている．ただし，すでに糖尿病と診断が確定した患者で，1型糖尿病の診断に用いる場合のみ算定できる．通常，recombinantヒトGAD 65抗体やブタ脳より抽出したGADを抗原として用いたradio binding assayで測定される．
　インスリン自己抗体（Insulin Auto-Antibody, IAA）およびインスリン抗体（Insulin Antibody, IA）　インスリン自己抗体（IAA）は，インスリン治療前の患者血中に存在する内因性インスリンと結合し，1型糖尿病発症に関連する抗体と，本邦で発見されたインスリン自己免疫症候群の抗体の両者を包括する名称である．
　一方，インスリン抗体（IA）は，インスリン治療後の患者に生じた，投与された外因性インスリンに対して産生された抗体をいう．
　これら3種類の抗体は，通常の測定では分離して検出できないが，抗体のインスリン結合における親和性affinityと結合性capacityを検討し，スキャッチャード・プロット解析を行うと区別が可能である．IAは，結合能が低く親和性が高い．IAAは，結合能が高く親和性が低いパターンを示し，かつインスリン自己免疫症候群では，結合能がき

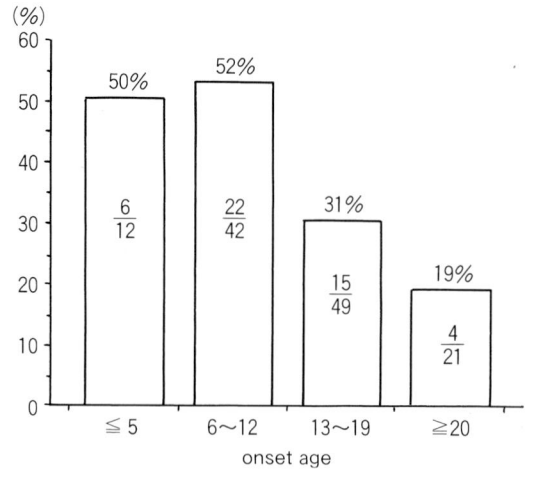

図25 30歳未満発症日本人1型糖尿病患者のIAA陽性率 (内潟安子, 1997[10])

わめて大きい特殊なパターンを呈する．

　インスリン治療前の1型糖尿病患者におけるIAAは，膵β細胞の破壊により，β細胞から漏出したインスリンを抗原として認識した結果生じるものと考えられる．したがって，1型糖尿病の発症前より出現しており，1型糖尿病の自己免疫性の判定や発症予知に有用である．1型糖尿病におけるIAAのインスリン治療前の発症早期の陽性率は，必ずしも高くない．しかし，GAD抗体と異なり，IAAは発症年齢が低いほど陽性率が高い傾向にある（図25）[10]．

　インスリン治療中の1型糖尿病患者におけるIAは，インスリン製剤がヒト・インスリンに変わってからも，以前のウシ，ブタ・インスリン時代と変わらぬ陽性率（抗原性）を示している．インスリン製剤のpH，結晶性，インスリン投与方法で陽性率が異なることが知られており，強化インスリン療法では抗体産生が大きい．また，患者のHLAタイプがHLA-Bw15, CW-3, DR4であると抗体の出現率が高く，抗体価も高くでる．

　IAが高値の場合，血中のフリー・インスリンが減少し，投与インスリンを増加せざるを得なくなる．かつインスリン作用時間も不安定となり，いわゆる不安定型糖尿病の原因となっている．一方，IAと結合しているインスリンが突然IAと分離し，血中のフリー・インスリンが増加し重症低血糖を生じさせる．

　IAA/IAの測定は，主としてRIA法とELISA法で行われる．総インスリン，フリー・インスリン，インスリン抗体の同時測定が可能である．また，保険適応はないが，IgG，M分画の測定やlight chain（L

鎖)のκ鎖, λ鎖の測定も可能であり, インスリン自己免疫症候群や人為的低血糖との鑑別に有用である. 上記のように IAA と IA を区別して測定はできないものの, ELISA 法に比して液相 RIA 法のほうが IAA のエピトープをより認識し, 1型糖尿病に関連している[11].

膵島細胞抗体 (Islet Cell Antibody, ICA) ICA は, 1型糖尿病の自己免疫の診断, 発症予知マーカーとして重要である. 1974年に ICA が報告されて以来25年が経過するが, ICA の対応抗原はいまだ明らかではない.

ICA は, 血液型 O 型の新鮮ヒト膵切片を用いて膵細胞に反応する患者血清を陽性とする蛍光抗体間接法で測定される. 染色にビオチン・アジビン法を用いると高感度の測定結果が得られる.

ICA 抗体価の測定施設間変動を是正する目的で, IWD (Immunology and Diabetes Workshop) 委員会が設置され, 国際標準血清を用いて各施設の測定力価を JDF (juvenile diabetes foundation) 単位に読み替える慣例となっている.

ICA には, 少なくとも2つ以上のサブタイプが報告されている. selective ないしは restricted type は, β細胞に特異的に反応し, whole ないしは non-restricted type は, β細胞だけでなく α, γ細胞にも反応する. 1型糖尿病における臨床的意義は, 発症直後に高頻度

表16 ICA のサブタイプの特徴

	'selective'もしくは 'restricted'type	'whole'もしくは 'non-restricted'type	'mixed'type
1. 膵島細胞との反応性	β細胞のみに反応	β細胞以外の膵島細胞とも反応	β細胞以外の膵島細胞とも反応
2. 染色パターン	細顆粒状の反応を示す	均一な反応	均一ではあるがα細胞など非β細胞への反応は弱い
3. マウス膵との反応性	なし	あり	
4. ラット脳ホモジュネートによる吸収	吸収受ける	吸収受けない	一部吸収される
5. 臨床的意義	糖尿病の発症進展とは関連弱い 非糖尿病の自己免疫性多内分泌腺疾患に高頻度(79%)	IDDM の発症直後に高頻度 (89%) IDDM の近親者で IDDM が発症した例に高率	IDDM の発症直後にみられる (10%)
6. その他	DR2-DQB1＊0602と関連あり		

(小林哲朗, 日本臨牀 66：328-332, 1997)

に陽性を示す whole ないしは non-stricted type にあり[12]，発症予知マーカーとしての価値も高い[13]．また，緩徐発症型1型糖尿病では，ICA が陽性を示すことが特徴の一つである．一方，selective ないしは restricted type は，糖尿病の発症進展とは関係なく，非糖尿病性自己免疫性多内分泌疾患での陽性率が高い（表16）．

また，ICA を蛍光・色調の判断による ICA 力価以外に，放射線アイソトープ法や ELISA 法による ICA の定量化も実用化されている．ICA が高力価を示す近親者での1型糖尿病の発症率が高いこと，1型糖尿病では発症時重症例で発症後の ICA 力価が急に低下すること，さらには緩徐発症型1型糖尿病では低力価が持続するなどの特徴があり，ICA 定量値も臨床的に有意義である．

最近，ICA の対応抗原の一部は GAD であることが明らかとなった[14]．

ICA512/IA-2 抗体 1994年，ICA 陽性血清と膵島の cDNA ライブラリーを用いた発現クローニング法により ICA の対応抗原として，リンパ球表面抗原 CD45 と類似構造を持つ ICA512 が同定された[15]．そ

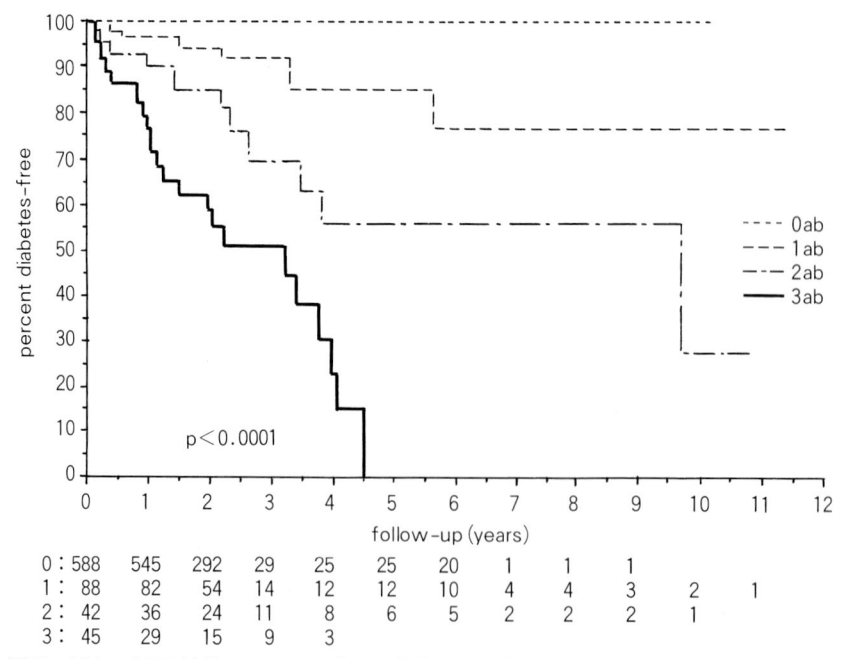

図26 IAA，GAD 抗体，ICA512/IA-2 抗体の陽性数からみた第一度近親者の糖尿病発症率
(Verge CF ら，1996[18])

の後，この蛋白のアミノ酸配列が決定され IA 2 と命名された．
　最近，ICA512/IA2 と相同性の高い自己抗原 phogrin（IA-2β）が同定され，両者のアミノ酸配列の相同性が高いこと，さらには両者は膵島トリプシン消化蛋白の前駆物質であることが明らかになっている[16]．
　本抗原は，1 型糖尿病発症直後において 60～70％の陽性率を示し，若年発症患者において高頻度に検出される[17]．
　自己抗体の組み合わせによる 1 型糖尿病の診断と予知　抗 GAD 抗体，IAA，ICA などの自己抗体を組み合わせることにより 1 型糖尿病の診断・予知をより高める報告は多い．ICA，GAD 抗体，ICA 512 抗体を組み合わせた 1 型糖尿病患者の第一度近親者の 1 型糖尿病発症予知の報告では，抗体陽性数が増すにつれて発症率が増加し，3 種の抗体がすべて陽性の場合，5 年以内に全例が 1 型糖尿病を発症している[18]（図 26）．

（2）インスリン分泌能検査

　1 型糖尿病は，膵 β 細胞の破壊によるインスリン分泌能の低下により生じる．したがって，インスリン分泌能の低下を証明する必要がある．
　インスリン分泌能の低下を評価するために，血中インスリン（Immuno-Reactive Insulin, IRI），血中・尿中 C-ペプタイド（C-Peptide Immunoreactivity, CPR）を種々の条件で測定する．
　インスリンと C-ペプタイドは，膵 β 細胞においてプロインスリンの分解産物として等モルずつ生じる．インスリンは，血中にインスリン抗体が存在する場合（インスリン自己抗体，インスリン抗体）に異常高値となり，また投与された外因性インスリンも同時に測定されるためインスリン治療中の IRI 値は内因性インスリンを反映しない．また，分泌されたインスリンは肝臓に 50％以上が取り込まれる．一方，C-ペプタイドは，インスリン作用などの生物活性は持たず，体内でほとんど代謝されずに腎臓から排泄されるため，インスリンの分泌能の良い指標となる．
　インスリンの測定は，従来 RIA 法が主流であったが，現在は RIA 以外に IRMA，EIA，ELISA 法などで測定されている．C-ペプタイドの測定は，RIA ないし EIA 法で測定される．

a．経口ブドウ糖負荷試験（Oral Glucose Tolerance Test, OGTT）

　通常，1 型糖尿病の診断に OGTT が用いられることは少ない．2 型

糖尿病，ないしは緩徐発症型1型糖尿病において施行される．

乳幼児・小児期の1型糖尿病は，成人に比して急激にケトアシドーシスで発症することが多い．WHOの新診断基準では，Diabetes in Children という項を設けて，小児ではケトアシドーシスで発症することが多く，救命のため，その診断と治療を遅らせないように強調している．また，そのような状況では，OGTTは必要ないばかりでなく不適切であると勧告している．

試験の詳細は，2型糖尿病の診断で述べる．

b．静注ブドウ糖負荷試験（IVGTT）[19)20)]

経口ブドウ糖負荷試験では，ブドウ糖のみでのインスリン分泌反応ではなく，ブドウ糖が消化管に入り吸収されるまでの消化管ホルモンなどの影響が加わる．IVGTTは，その影響がないためインスリン分泌能検査として有用である．

前処置はOGTTに準じる．25％グルコース溶液を用いて，0.5g/kg（max 30g，または35g）のブドウ糖を3分±15秒で静注する．静注前10分（または5分）間隔で2回基礎値をとり，静注後，1，3，5，10分に採血する．

IVGTTの第1相（初期）インスリン分泌（First Phase Insulin Release, FPIR）は，1型糖尿病の予知に有用であると報告されている[21)]．IVGTTの1分値と3分値の和が，48μU/ml以下（1パーセンタイル以下）のICA陽性の第一度親近者は4年以内に1型糖尿病を発症している．

c．1日24時間尿中CPR測定

尿中C-ペプタイドは，インスリンと等モルで分泌され，体内で代謝されずに尿中に排泄されるため，内因性インスリン分泌の良い指標である．

24時間蓄尿による1日尿中CPR排泄は，血中インスリン，血中C-ペプタイドが測定したポイントのみの濃度を示すのに対して，インスリン分泌総量と良い相関をする．

ただし，腎障害があるとC-ペプタイド排泄が低下し，血中が上昇するので注意が必要である．また，日差変動もかなり大きく，食事（糖質）摂取量，運動量などのインスリン分泌に影響を与えるさまざまな因子により変動する．

尿中CPRの測定は，血中CPR測定キットと同じである．蓄尿検体中の細菌によりC-ペプタイドが分解するため低温蓄尿ないしは防腐

表17　24時間蓄尿Cペプチドの年齢別基準値

年齢	(μg/日)
3～6歳	28.2±12.6
7～10歳	32.3± 8.4
11～14歳	37.6±10.6

(草柳哲生, 1989[22])

表18　C-ペプチド測定によるインスリン依存性の判定

	1型糖尿病らしい	2型糖尿病らしい
24時間尿中C-ペプチド	<20μg/日	>30μg/日
空腹時血清C-ペプチド	<0.5ng/ml	≧0.5ng/ml
グルカゴン静注6分値食事あるいは糖負荷後2時間値	<1.0ng/ml	≧1.0ng/ml

(葛谷　健, 日医雑誌 116：1401-1404, 1996)

剤（窒化ソーダ）添加を行う．
　1日尿中C-ペプタイド排泄は，正常者で60～100μg/dayで，1型糖尿病患者は正常の10％以下（10～20μg/day以下）とされる．2型糖尿病では，20～30μg/dayから正常以上まで幅広く，インスリン分泌低下からインスリン抵抗性の状態までさまざまである．小児における24時間尿中CPR排泄量の正常値を表17に示す[22]．

d．グルカゴン負荷試験[23]

　グルカゴンのインスリン分泌作用を利用して，rapid glucagon負荷試験が行われる．グルカゴン30μg/kgを静注し，0, 1.5, 3, 4.5, 6, 7.5, 9, 12, 15分に採血し，血中CPR（IRI）を測定する．6分値ないしは頂値が2～3ng/ml以上でインスリン分泌は正常と判定する．
　これら，尿中・血中C-ペプタイド測定を組み合わせることにより，インスリン依存性の判定を行う（表18）．

2）2型糖尿病の診断のための検査

　2型糖尿病は，1型糖尿病，妊娠糖尿病，原因が明らかなその他の糖尿病を除く，相対的インスリン欠乏を伴ったインスリン抵抗性から，さまざまな程度のインスリン抵抗性を伴うインスリン分泌不全まで幅広い病態を含む．
　したがって，2型糖尿病の診断は，主として自己免疫を機序とするインスリン分泌不全を呈する1型糖尿病，妊娠糖尿病，種々のその他

の糖尿病との鑑別が必要である．前述したように幅広い病態を含むが，今後特定の原因が明らかにされるにつれて，現在の分類では"2型糖尿病"に入っていても"原因が明らかな糖尿病"に分類が変更される．

(1) 糖尿病の診断基準

糖尿病とは，インスリン分泌・作用不足が原因の高血糖による代謝異常症である．したがって，通常糖尿病の存在は，設定された高血糖ないしは耐糖能異常の基準を超えた場合になされる．

生存のためインスリンが必要な典型的な1型糖尿病の症状と検査所見がある場合には，OGTTのような高血糖状態のインスリン分泌能を検討する必要はまったくない．

a．新しいADA，WHOの糖尿病の診断基準[1)2)]

新しいADA，WHOの糖尿病の診断基準では，両者とも以前の基準より血糖の数値が引き下げられており，1次および2次予防に重点がおかれている．糖尿病に至る糖代謝異常状態を，糖尿病，耐糖能障害，空腹時血糖障害，正常糖代謝状態(正常耐糖能と正常空腹血糖)の4段階に分類している．

b．新しい日本糖尿病学会の糖尿病分類・診断基準[3)]

上記のADA，WHOの報告をふまえて日本糖尿病学会でも新しい分類・診断基準が作成された．新しい日本糖尿病学会の糖尿病・糖代謝異常の成因分類は，I，IIは，ADA，WHOとほぼ同様であるが，III，その他の特定の機序，疾患によるものをA．遺伝因子として遺伝子異常が同定されたものと，B．他の疾患，条件に伴うもの2群に分け，かつB群に「肝疾患」が加えられた(表1 p2)．また，成因論的分類を行うための検査として，自己抗体の測定，HLA抗原型の検査，種々のインスリン抵抗性の検査，さらには遺伝子検査を推奨している．

日本糖尿病学会の新しい糖尿病判定基準(表19)は，ADA，WHOと同様，空腹時および75gOGTTの2時間値，ないしは随時血糖値を用いて診断する．判定基準は，ADA，WHOと同じである．日本糖尿病学会の診断手順を表20に示した．

c．75gグルコース負荷試験の方法(小児を含む)

日本糖尿病学会の新しい報告[2)]およびWHOの報告[2)]の最後(ANNEX 1)にOGTTの施行方法が記載されている．OGTTは，糖尿病の症状があっても高血糖がないとき，症状がなくても糖尿病が疑われるときに行われる．空腹時血糖で糖尿病と診断できればOGTTは必要ない．

表19 空腹時血糖値および75g糖負荷試験（OGTT）2時間値の判定基準

	正常域	糖尿病域
空腹時値	<110(6.1)	≧126(7.0)
75gOGTT 2時間値	<140(7.8)	≧200(11.1)
75gOGTTの判定	両者をみたすものを正常型とする．	いずれかをみたすものを糖尿病型とする．
	正常型にも糖尿病型にも属さないものを境界型とする．	

随時血糖値≧200mg/dl（≧11.1mmol/l）の場合も糖尿病型とみなす．
正常型であっても，1時間値が180mg/dl（10.0mmol/l）以上の場合は，180mg/dl未満のものに比べて糖尿病に悪化する危険が高いので，境界型に準じた取り扱い（経過観察など）が必要である．

（附）　全血を検体とする場合の75g糖負荷試験（OGTT）の判定基準は次のようになる．
　　　（mg/dl, カッコ内はmmol/l）

	全血（静脈血）		全血（毛細管血）	
	正常域	糖尿病域	正常域	糖尿病域
空腹時	<100 (5.6)	≧110 (6.1)	<100 (5.6)	≧110 (6.1)
2時間値	<120 (6.7)	≧180 (10.0)	<140 (7.8)	≧200 (11.1)

静脈血漿1時間値>180mg/dlに相当する静脈血全血値は>160mg/dl(8.9mmol/l)，毛細管血全血値は>180mg/dl(mmol/l)である．

（附）　血糖値の換算式
　　　　　　　　　　　　　　　　血糖値(mg/dl)÷18＝血糖値(mmol/l)

（静脈血漿値：mg/dl, カッコ内はmmol/l）　　　　　（葛谷　健ら，1999[3]）

　施行当日前3日間の無制限食（1日炭水化物150g以上）と通常の運動量を保てている状態で，10～14時間の絶食後，早朝空腹時（水は飲水可）に行う．施行中のタバコは不可で，他の結果に影響する因子（薬，感染など）を記載しておく．

　75グラムのグルコースを250～300mlの水に入れて5分以内に飲ませる（通常トレランGを用いる）．小児においては，グルコースの負荷量を1.75g/kg体重とする（最大75g）．WHOの方法には単に体重1kgあたりと記載されているだけであるが，日比ら[24]の厚生省研究班の報告「小児（学童以上）における経口ブドウ糖負荷試験の実施方法と判定基準」では，身長に対する標準体重1kgあたり一律に1.75g（最高100g）と記載されている．判定基準を表21に示した．実際には，身長に対する標準体重1kgあたり一律に1.75g（最高75g）で施行さ

表20　糖尿病の診断手順

〈臨床診断〉
1. 空腹時血糖値≧126 mg/dl，75 gOGTT 2時間値≧200 gm/dl，随時血糖値≧200 mg/dl，のいずれか（静脈血漿値）が，別の日に行った検査で2回以上確認できれば糖尿病と診断してよい*．これらの基準値を超えても，1回の検査だけの場合には糖尿病型と呼ぶ．
2. 糖尿病型を示し，かつ次のいずれかの条件が満たされた場合は，1回だけの検査でも糖尿病と診断できる．
   ①糖尿病の典型的症状（口渇，多飲，多尿，体重減少）の存在
   ②HbA_{1c}≧6.5%**
   ③確実な糖尿病網膜症の存在
3. 過去において上記の1．ないし2．が満たされたことがあり，それが病歴などで確認できれば，糖尿病と診断できる．
4. 以上の条件によって，糖尿病の判定が困難な場合には，患者を追跡し，時期をおいて再検査する．
5. 糖尿病の診断にあたっては，糖尿病の有無のみならず，分類（成因，代謝異常の程度），合併症などについても把握するように努める．

〈疫学調査〉
　糖尿病の頻度推定を目的とする場合は，1回の検査だけによる「糖尿病型」の判定を「糖尿病」と読み替えてもよい．なるべく75 gOGTT 2時間値≧200 mg/dl の基準を用いる．

〈検　診〉
　糖尿病を見逃さないことが重要である．スクリーニングには血糖値の指標のみならず，家族歴，肥満などの臨床情報も参考にする．

*ストレスのない状態での高血糖の確認が必要である．
　1回目と2回目の検査法は同じである必要はない．1回目の判定が随時血糖値≧200 mg/dl で行われた場合は，2回目は他の方法によることが望ましい．1回目の検査で空腹時血糖値が126〜139 mg/dl の場合には，2回目にはOGTTを行うことを推奨する．
**日本糖尿病学会グリコヘモグロビン標準化委員会の標準検体で補正した値　　　（葛谷　健ら，1999[3])）

表21　小児における糖負荷試験の判定と点数換算

検体 \ 血糖値	0分値 実測値	点数	60分値 実測値	点数	120分値 実測値	点数	180分値 実測値	点数
毛細管全血または静脈血漿	(mg/dl) ≧110	1	(mg/dl) ≧170	1	(mg/dl) ≧140	2	(mg/dl) ≧120	1
	101〜109	0.5	161〜169	0.5	121〜139	1	111〜119	0.5
	≦100	0	≦160	0	≦120	0	≦110	0
静脈全血	≧110	1	≧160	1	≧130	2	≧120	1
	101〜109	0.5	151〜159	0.5	121〜139	1	111〜119	0.5
	≦100	0	≦150	0	≦120	0	≦110	0

合計点が　≧3.5点→糖尿病型
　　　　　3.0〜1.5点→境界型
　　　　　1.0〜　0点→正常型

（日比逸郎ら，1979[24])）

れている場合が多い．新しい日本糖尿病学会の診断基準の小児の場合の項では，グルコース負荷量を1.75 g/kg（最大75 g）とし，成人と同様の判定基準を用いる．

負荷前および負荷後30分ごとに血糖を測定する．測定ポイントは，0，30，60，90，120，180分としている施設が多い．日比らの小児における基準では，負荷前と負荷後は60，120，180分の計4ポイント必要である．日比らの小児糖尿病判定基準を表21に示す．

(2) インスリン抵抗性・感受性に関する検査

インスリン抵抗性ないしは感受性は，下記の方法で検討されている．
①空腹時血中インスリン値
②OGTTでの血中インスリン反応
③インスリン静注に対する血糖の反応
④hyperinsulinemic euglyemic glucose clamp (HEGC) 法
⑤steady state plasma glucose 法
⑥minimal model 法

a．空腹時血中インスリン値

大まかなインスリン抵抗性を知るには最も簡便である．必ず空腹時血糖値と一緒に測定し，血中IRI値が高いほどインスリン抵抗性は大である．成人では一般に空腹時血中インスリンが，15～20μU/ml以上でインスリン抵抗性があると判定される．小児においては，OGTT時の空腹時IRIのデータから低年齢ほど低値の傾向があるもおおむね空腹時には15～20μU/ml以上が高値である．

Matthewsら[25]により，空腹時血糖(FBS)とIRI値を解析することにより，インスリン抵抗性を評価する方法が提唱されている．このHOMA (homeostasis model assessment) 法では，FBS (mmol/l)×空腹時IRI値(μU/ml)/22.5で求めた計算値が5以上でインスリン抵抗性があると判定される．

b．OGTTにおける血中IRIおよびCPR値

血中インスリンの半減期(4分)は，血中C-ペプタイドの半減期(約30分)に比して短い．したがって，OGTT時の血中IRI，CPRの反応には時間差ができる．

OGTTでの，インスリン抵抗性の判定には，負荷前0分と負荷後30分のIRI，血糖を用いたinsulinogenic indexが用いられることが多い．

insulinogenic index＝IRI(IRI30-IRI0)/BS(BS30-BS0)

2型糖尿病では，糖負荷後の初期インスリン分泌反応の低下遅延が特徴[26]であり，健常人の正常比0.4以上 (75g OGTT) に比して低値を示す．

表22 経口ブドウ糖負荷試験の血糖，血清IRI，血清CPR値（平均±標準差）

年齢	血糖/IRI/CPR	0	30	60	90	120	180	ΔIRI/Δ血糖(30分)
0歳	血糖	88.8±8.1	124.1±11.2	123.9±10.6	107.7±13.3	105.9±14.2	86.1±11.7	0.38±0.17
	IRI	7.5±3.4	20.5±8.3	23.3±12.2		14.4±5.0	8.4±3.6	
	CPR	1.2±0.6	2.5±0.7	3.3±1.0		2.4±0.7	1.2±0.6	
1〜3歳	血糖	84.2±9.8	123.8±16.5	116.1±13.1	106.4±16.8	102.5±17.5	83.5±14.6	0.53±0.28
	IRI	7.1±5.1	26.4±12.7	22.9±11.4		15.6±9.2	8.5±6.5	
	CPR	1.3±0.4	3.4±1.3	3.7±1.2		3.1±1.2	2.0±0.8	
4〜6歳	血糖	86.3±7.2	134.3±20.3	120.9±15.7	112.5±15.8	105.2±14.2	83.8±13.3	0.62±0.36
	IRI	8.1±4.7	35.7±19.6	27.1±16.7		19.9±10.4	10.3±8.8	
	CPR	1.6±0.7	4.6±1.5	4.6±1.5		4.2±1.4	2.3±0.9	
7〜11歳	血糖	86.7±5.8	131.9±17.8	120.4±17.0	109.1±13.0	103.5±16.0	84.5±13.2	1.10±0.49
	IRI	10.2±4.5	56.9±23.5	45.3±22.6		32.1±15.4	15.8±10.6	
	CPR	1.8±0.6	5.1±1.6	5.2±1.3		4.6±1.4	2.6±1.2	
12〜16歳	血糖	86.9±6.9	133.7±11.7	127.8±21.6	117.3±17.4	110.7±18.1	94.7±15.3	1.34±0.66
	IRI	9.1±2.7	72.0±32.2	61.3±30.2		61.0±33.6	34.4±19.8	
	CPR	2.3±0.8	6.1±1.9	6.9±2.0		6.8±2.0	4.9±1.9	

血糖（mg/100ml）：glucose oxidase法
IRI（μU/ml）：RIA二抗体法（インスリン，リアキット）
CPR（ng/ml）：RIA二抗体法（C-ペプチドキット「第一」）
グルコース負荷：1.75g/kg（最大量100g），25%溶液

(峰田喬臣，1978[27])

　小児のinsulinogenic indexの検討成績では，乳幼児群が低値で，年長児で有意に高値を示した．これは，低年齢でインスリン感受性が良好なためインスリン分泌が低いと考えられている．
　小児期の年齢別のOGTにおける血糖・血清IRI・血清CPR値およびIRI/BS（30分）を表22に示す[27]．

c．インスリン静注法（インスリン負荷試験）[28]

　インスリン静注後（0.1単位/kg, iv）に，血糖を頻回に測定し血糖降下曲線のk値（plasma glucose disappearance rate）よりインスリン抵抗性を判定する．通常インスリン低血糖が生じると拮抗ホルモンが上昇し血糖維持に働くが，投与後15分まではその影響は少ないとされる．そのためインスリン投与前および投与後1分ごとに（または3分ごとに）15分まで血糖を測定し，血糖降下率を計算する方法が考案され，グルコース・クランプ法と良好な相関が得られている．

d．ミニマル・モデル法[29]

　急速にグルコースを静注し血中グルコース濃度を上昇させた後の消失率と，グルコースにより分泌されたインスリン（内因性インスリン分泌が低下している患者ではインスリンを投与し）の消失率を用いて，体内のグルコースとインスリンの代謝を分析し，インスリン感受性を

評価する．
　グルコースを静注後(glucose 0.3g/kg, iv)，180分間に13回の採血を行う．内因性インスリン分泌が低下している場合は，20分後に速効型インスリンを投与(0.05単位/kg, iv)する．本法で得られた結果は，グルコース・クランプ法と良い相関があり，簡便である．しかし，高度肥満者では，インスリン感受性を定量的に評価できない欠点がある．

e．グルコース・クランプ法[30]

　本法には，hyper-insulinemic euglycemic clamp法とhyperglycemic clamp法があり，前者は末梢組織でのインスリン感受性を，後者は膵β細胞でのインスリン分泌能を検討する．

　hyper-insulinemic euglycemic clamp法は，速効型インスリンを血中インスリン値が一定濃度に維持できるように（IRI　100μU/ml前後）持続静注し，かつ血糖値が低下しないように（空腹時血糖ないし100 mg/dlに維持できるよう）グルコースを持続静注する．このインスリン濃度は，肝臓での糖新生が10％以下に抑制され，グルコース注入量が骨格筋などでのグルコース利用量を示している．これが一定になったときのグルコース注入速度（グルコース代謝速度）がインスリン抵抗性の指標となる．本法は現時点でインスリン感受性の最も信頼性のある方法とされる．

　一方，hyperglycemic clamp法は，グルコースを静注し，一定の高血糖状態を維持し，その血糖値でのインスリン分泌能を評価する方法である．

f．恒常血糖値法（steady state plasma glucose法，SSPG法）[31]

　内因性インスリン分泌とインスリン拮抗ホルモン分泌をソマトスタチン持続静注を用いて抑制した状態を作り，一定量のインスリンとグルコースを注入し，定常状態になったときの血糖値（steady state plasma glucose値）がインスリン感受性を示す．ただし，高血糖時の尿中糖排泄が問題となる．

3）他の特殊な病型の糖尿病診断のための検査

　本項では，インスリン受容体異常症，異常インスリン血症/異常プロインスリン血症およびインスリン受容体異常症B型の診断のための検査について概説する．

（1）インスリン受容体異常症A型

　インスリン受容体遺伝子の異常によるインスリン抵抗性に起因する

表23　インスリン受容体異常症A型の診断基準

1．自覚症状
　高血糖に伴う口渇，多飲，多尿，易疲労感を自覚することもある．
2．理学所見
　　1）黒色表皮腫
　　2）多毛症
　　3）多囊胞性卵巣
3．血液，生化学検査所見
　高インスリン血症を呈するがインスリン抗体ならびにインスリン受容体抗体は存在しない．
4．その他の検査
　　1）インスリンに対する血糖低下の反応が悪い（インスリン抵抗性の存在）．
　　2）患者から得られた培養リンパ球や皮膚線維芽細胞において，インスリン受容体の数あるいは親和性の低下，あるいは機能（チロシンキナーゼ活性など）の異常が存在する．
　　3）インスリン受容体遺伝子の異常が存在する．
5．鑑別診断
　　1）高インスリン血症を呈する異常インスリン血症ならびに家族性高プロインスリン血症はインスリンに対する血糖低下の反応が良い点で鑑別できる．
　　2）高インスリン血症とインスリン抵抗性を呈するインスリン受容体異常症B型はインスリン受容体自己抗体が存在する点で鑑別できる．
　　3）高インスリン血症とインスリン抵抗性を呈する脂肪萎縮性糖尿病は臨床症状により鑑別できる．
　　4）高インスリン血症とインスリン抵抗性を呈する Rabson-Mendenhall 症候群ならびに妖精症（leprechaunism）はインスリン受容体遺伝子の異常を認めることが多く，これらの病態の特有の臨床症状を呈するときは除外しなければならない．
6．診断の判定
　前項4．その他の検査の1）ならびに2）の存在，さらに脂肪萎縮性糖尿病，Rabson-Mendenhall 症候群，妖精症を除外して診断する．3）があれば確定診断できる．

注：インスリン受容体異常症A型をインスリン結合が低下している場合のみに限定し，インスリン結合は正常であるが受容体の機能が低下している（チロシンキナーゼ活性の低下など）場合をインスリン受容体異常症A'型あるいはC型と呼ぶ場合もあるが，ここではインスリン受容体に異常のある場合すべてをインスリンA型と呼ぶ．

（厚生省特定疾患ホルモン受容機構異常調査研究班，平成7年度総括研究事業報告書，1995[33]）

疾患である．現在までに50種類以上の遺伝子異常の報告がされており，これらの異常の機能的分類もされている[32]．

　平成7年に厚生省ホルモン受容体異常研究班より，本症の診断基準[33]が提示された（表23）．本症が疑われれば，患者の培養リンパ球または皮膚線維芽細胞においてインスリン受容体の量的ないしは質的異常が確認されれば本症と診断できる．インスリン受容体遺伝子は，第19番染色体短腕に存在する．患者 DNA を用いての遺伝子変異部位の解析，ならびに家系調査として linkage 解析も可能である．

　報告が多くなるにつれ，初期に報告された典型的な症例から，一般の2型糖尿病と区別できない症例，さらには IGT や耐糖能正常例まで

II．小児糖尿病の検査　69

表24　異常（プロ）インスリン症14家系の要約

表現型	家系[a]	発端者 年齢/性	発端者 居住地	糖負荷試験	治療	家系内 IRI血症例（*糖尿病）	空腹時 血糖 (mg/dl)	空腹時 IRI (μU/ml)	空腹時 CPR (ng/ml)	IRI/CPR モル比	アミノ酸置換（置換部位）	遺伝子の変異
高インスリン血症	1	51/男	ロスアンゼルス	糖尿病	D→I	?	143～182	67～113	3.6～4.9	0.37～0.48	Phe→Leu (B25)	TTC→TTG
	2	28/女	ロスアンゼルス	糖尿病	D→O	父* 兄弟 姉妹 姪	143～175	86～130	0.9～3.2	0.68～2.08	Phe→Ser (B24)	TTC→TCC
	3	60/女	モントリオール	IGT	－	妹	93～140	310～440	1.0	1.2	Phe→Ser (B24)	TTC→TCC
	4	56/女	大阪府	糖尿病	I→O	妹* 弟 息子 孫	313～340	33～130	1.1～2.7	0.45～3.47	Val→Leu (A3)	GTG→TTG
	5	57/男	和歌山県	境界型	D	父 兄 娘	70～102	58～130	1.4～2.3	0.55～1.63	Val→Leu (A3)	GTG→TTG
	6	44/女	埼玉県	糖尿病	D	母* 姉* 弟 娘	154～244	111～314	1.4～5.8	1.04～1.59	Val→Leu (A3)	GTG→TTG
高プロインスリン血症	7	15/男	ボストン	正常	－	母方祖母* 血縁者17人	74～92	24～287	－	－	Arg→His (65)	CGT→CAT
	8	65/男	東京都	糖尿病	D	妹* 息子*	120	77	－	－	Arg→His (65)	CGT→CAT
	9	69/男	東京都	糖尿病	D→I	娘* 孫 息子2人	60～170	37～70	1.9～6.2	0.24～0.50	Arg→His (65)	CGT→CAT
	10	61/男	福岡県	IGT	－	娘	105	43.1	3.0	0.34	Arg→His (65)	CGT→CAT
	11	57/男	デンバー	正常	－	母	88	79	2.9	0.65	Arg→His (65)	CGT→CAT
	12	12/男	ロードアイランド	糖尿病～IGT	I→D	父方祖母 父 妹 弟	77～96	45～71	1.1～2.1	0.42～0.68	His→Asp (B10)	CAC→GAC
	13	65/男	滋賀県	糖尿病	D	娘 息子	77～175	38～70	－	0.32～0.40	Arg→Leu (65)	CGT→CTT
	14	58/男	オックスフォード	糖尿病	D→O	娘*	81～184	63～91	－	－	Arg→Pro (65)	CGT→CCT

[a]家系1はInsulin Chicago, 2, 3はInsulin Los Angeles, 4～6はinsulin Wakayama, 7～11はProinsulin Kyoto, 14はProinsulin Oxfordと命名されている。12はProinsulin Tokyo, 13はProinsulin Providence,
IGT：impaired glucose tolerance, D：食事療法, O：経口血糖降下薬療法, I：インスリン療法

（南條輝志男ら，1995[34]）

存在することが明らかとなっている．

なお，インスリン受容体異常症B型は，インスリン受容体に対する抗体の出現によるものである（後述）．

（2）異常インスリン血症および高プロインスリン血症[34]

ADAおよびWHOの新分類には，項目としてあげられていないが，報告されている症例の約半数が日本人であり，小児の報告例もある．新しい日本糖尿病学会の"その他の分類"には掲載されている．

インスリン自体の異常により，血中に異常インスリン・異常プロインスリンを認める場合，異常インスリン血症・高プロインスリン血症という．

インスリン遺伝子は，11番染色体に存在し，3個のエクソンと2個のイントロンを含む1430塩基対より構成されている．このインスリン遺伝子の異常によりプロインスリンからインスリンへの置換が障害されたものを（家族性）高プロインスリン血症，インスリン自体が異常となったものを異常インスリン血症という．

現在までに，異常インスリン血症は3種類6家系，高プロインスリン血症は4種類8家系が報告されている．約半数が本邦からの報告である（表24）．

本症の臨床所見は，通常の2型糖尿病と区別は難しい．検査所見で，異常インスリンまたは高プロインスリン血症のため著明な空腹時高

```
a. 臨床検査成績上の特徴
   空腹時IRI/CPRモル比の異常高値を伴った家族性
   高IRI血症
   外因性インスリンに対する抵抗性の欠如
   抗インスリン抗体，抗インスリンレセプター抗体
     陰性
   インスリン拮抗ホルモン値正常
                ↓
b. 抽出(血中)IRIの検索
   ゲル濾過 (I：高インスリン血症，P：高プロインス
           リン血症)
   HPLC   (I：親水性の異常の証明，P：プロインス
           リン構造の検索*)
                ↓
c. 異常(プロ)インスリンの構造決定
   インスリン遺伝子の検索(塩基配列より決定)
```

図27 異常（プロ）インスリン血症の検索手順
(南條輝志男ら，1995[34])

IRI血症（血中プロインスリンもIRIで測定される）を認めるが，血中CPRは，それほど高くないことが特徴である．

本症を疑った場合の検査の手順を表に示した（図27）

（3）抗インスリン受容体抗体による糖尿病（インスリン受容体異常症B型）

前述したインスリン受容体遺伝子異常によるインスリン受容体異常症A型と異なり，受容体自体に異常を認めず，受容体に対する抗体の出現によりインスリン抵抗性が出現する疾患である．本受容体抗体は，インスリンとインスリン受容体を拮抗的に結合するためにインスリン抵抗性を呈するが，多様性があり抗体自体がインスリン作用を有すると低血糖を生じる場合がある．他の自己免疫疾患との合併が知られている．A型と同様に，厚生省ホルモン受容体研究班から診断基準[35]が提示されている（表25）．

表25 インスリン受容体異常症B型の診断基準

1. 自覚症状
   1) 高血糖に伴う口渇，多飲，多尿，易疲労感を自覚することもある．
   2) 低血糖を呈し，それに伴う空腹感，冷汗，手足のふるえ，頭痛などを自覚することもある．
   3) 他の自己免疫疾患を合併していることが多く，皮疹，関節痛，口腔内乾燥感などを自覚することもある．
2. 理学所見
   1) 黒色表皮腫
   2) 皮膚の変化，レイノー現象，関節痛など膠原病に伴う各種の所見を認める．
3. 血液・生化学検査所見
   1) 血糖値の異常（多くは高血糖を呈するが低血糖を呈する場合もある）．
   2) 血沈亢進，γ-グロブリンの増加，各種自己抗体陽性など膠原病に伴う異常検査所見を認める．
4. その他の検査
   1) 患者血中にインスリン受容体に対する自己抗体が存在すること．
   2) インスリンに対する血糖低下の反応が悪い（インスリン抵抗性の存在）．
5. 鑑別診断
   1) 高インスリン血症を呈する異常インスリン血症ならびに家族性高プロインスリン血症はインスリンに対する血糖低下の反応が良い点で鑑別できる．
   2) 他の高インスリン血症ならびにインスリン抵抗性を示す疾患（インスリン受容体異常症A型，Rabson-Mendenhall症候群，妖精症など）とは，インスリン受容体に対する自己抗体が血中に存在することで鑑別できる．
   3) インスリノーマやインスリン自己免疫症候群などの空腹時低血糖を示す疾患とは，インスリン受容体に対する自己抗体が血中に存在することで鑑別できる．
6. 診断の判定
   前項4'その他の検査'の1) により診断確定する．

（厚生省特定疾患ホルモン受容機構異常調査研究班，平成7年度総括研究事業報告書，1995[35]）

文　献

1) The Expert Committee on the Diagnosis and Classification of Diabetes Mellitus. : Report of the expert committee on the diagnosis and Classification of Diabetes Mellitus. Diabetes Care 20 : 1183-1197, 1997.
2) Alberti KGMM, Zimmet PZ : Definition, Diagnosis and Classification of Diabetes Mellitus and its Complications Part1 : Diagnosis and Classification of Diabetes Mellitus Provisional Report of a WHO consultation. Diabetic Med 15 : 539-553, 1998.
3) 葛谷　健，中川昌一，佐藤　譲ほか：糖尿病の分類と診断基準に関する委員会報告．糖尿病 42：385-404，1999．
4) Tuomilehto J, Zimmet P, Mackay I, et al : Antibodies to glutamic acid decarboxylase as predictors of insulin-dependent diabetes mellitus before clinical onset of disease. Lancet 343 : 1383-1385, 1994.
5) Sugihara S, Konda S, Wataki K, et al : Clinical significance and time course of antibodies to glutamic acid decarboxylase in Japanese children with type 1 (insulin-dependent) diabetes mellitus. Acta Pediatr 85 : 558-563, 1996.
6) 山田ひとみ，内潟安子，松浦信夫ほか：グルタミン酸脱炭酸酵素（GAD）抗体とヒトインスリン抗体（IAA）の IDDM 発症年齢別陽性率．ホと臨 43：897-900，1995．
7) Yamada H, Uchigata Y, Kawasaki E, et al : Onset age-dependent variations of three islet specific autoantibodies in Japanese IDDM patients. Diabetes Res Clin Pract 39, 211-217, 1998.
8) 風張眞由美，松浦信夫，風張幸司ほか：小児インスリン依存性糖尿病における抗グルタミン酸脱炭酸酵素抗体および抗ヒトインスリン抗体，抗甲状腺抗体の検討．日児誌 102：416-420，1998．
9) Hirata Y, Ishizu H, Ouch N, et al : Insulin autoimmunity in a case with spontaneous hypoglycemia. J Jpn Diabetes Soc 13 : 312-320, 1970.
10) 内潟安子：インスリン自己抗体．日本臨牀 55（増刊号）：333-338，1997．
11) Terence JW, Steven LS, Jose-Luis D, et al : Systemic variation and differences in insulin-autoantibody measurements. Diabetes 38 : 172-181, 1989.
12) Genovese S, Bonifacio E, McNally JM, et al : Distinct cytoplasmic islet cell antibodies with different risks for Type 1 (insulin-dependent) diabetes mellitus. Diabetologia 35 : 385-388, 1992.
13) Gianani R, Pugliese A, Bonner-Weir S, et al : Prognostically Significant Heterogenity of cytoplasmic islet cell antibodies in relatives of patients with type 1 Diabetes. Diabetes 41 : 347-353, 1992.
14) Richter W, Endl J, Eieremann TH, et al : Human monoclonal islet antibodies from a patient with insulin-dependent diabetes mellitus reveal glutamate decarboxylase as the target antigen. Proc Natul Acad Sci USA 89 : 8467-8471, 1992.
15) Rabin DU, Pleasic SM, ShapiroJA, et al : Islet cell antigen 512 is a diabetic specific islet autoantigen related to protein tyrosin phosphatases. J immunol 152 : 3183-3188, 1994.
16) Lu J, Xie H, Chen ZJ, et al : Identification of a second transmembrane protein tyrosine phospatase, IA-2β, as an autoantiben in insulin-dependent diabetes mellitus : Precursos of the 37-kDa tryptic fragment. Proc Natl Acad Sci USA 93 : 2307-2311, 1996.
17) 松浦信夫，内潟安子，浦上達彦ほか：IDDM における IA-2 抗体の測定および GAD 抗体との組合せ解析－多施設における検討－．プラクティス 16：567-572，1999．
18) Verge CF, Gianani R, Kawasaki E, et al : Prediction of type 1 diabetes in first-degree relatives using a combination of insulin, GAD and 512 bdc/IA-2 autoantibodies. Diabetes 45 : 926-933, 1996.
19) Skyler JS, Crofford OB, Dupre J, et al : Prevention of type 1 diabetes mellitus. Diabetes Care 13 : 1026-1027, 1990.
20) Bingley PJ, McCulloch DK, Colman P, et al : Standardization of IVGTT to predict IDDM. Diabetes Care 15 : 1313-1316, 1992.
21) Vardi P, Crisa L, Jackson RA, et al : Predictive value of intravenus glucose tolerance test insulin secretion less than or greater than the first percentile in islet cell antibody positive relatives of Type 1 (insulin-dependent) diabetic patients.

Diabetologia 34 : 93-102, 1991.
22) 草柳哲生：正常小児ならびにインスリン依存性糖尿病小児の尿中C-ペプタイド排泄量に関する研究．日医大誌 56：11-30，1989．
23) Matsuda A, Kamata I, Iwamoto Y, et al : A comparison of serum C-peptide response to intravenus glucagon, and urine C-peptide, as indexes of insulin dependence. Diabetes Res Clin Pract 1 : 161-167, 1985.
24) 日比逸郎，一色 玄，江木晋三ほか：「小児期（学童以上）における経口ブドウ糖負荷試験の実施方法と判定基準」の標準化に関する研究－その策定の資料，討議課程，ならびに適応による検定－．日児誌 83：1585-1599，1979．
25) Matthews DR, Hosker JP, Rudenski AS, et al : Homeostasis model assessment: insulin resistance and β-cell function from fasting glucose concentrations in man. Diabetologia 28 : 412-419, 1985.
26) 小坂樹徳，葛谷 健，羽倉稜子：日本人インスリン非依存性糖尿病（NIDDM）のインスリン分泌能－low insulin response．糖尿病学 '91（小坂樹徳，葛谷 健編），診断と治療社，東京，1991．
27) 峰田喬臣：小児の経口ブドウ糖負荷試験における血糖，インスリンおよびC-ペプチド動態に関する研究．日医大誌 45：1-15，1978．
28) Young RP, Critchley PJ, Anderson MSW, et al : The short insulin tolerance test : feasibility study using venous sampling. Diabet Med 13 : 429-433, 1996.
29) Bergman RN, Prager R, Volund A, et al : Equivalence of the insulin sensitivity index in man derived by the minimal model method and the euglycemic glucose Clamp. J Clin Invest 79 : 790-800, 1987.
30) DeFronzo RA, Tobin JD, Andres R : Glucose clamp technique : a method for quantifying insulin secretion and resistance. Am J Physiol 237 : E214-223, 1979.
31) Harano Y, Ohgaku S, Kosugi K, et al : Clinical significance of altered insulin sensitivity in diabetes mellitus assessed by glucose, insulin, and somatostatin Infusion. J Clin Endocrinol Metab 52 : 982-987, 1981.
32) Taylor SI : Lilly Lecture : Molecular mechanisms of insulin resistance. Diabetes 41 : 1473-1490, 1992.
33) 厚生省特定疾患ホルモン受容機構異常調査研究班（班長：春日雅人）：インスリン受容体異常症A型の診断基準：平成7年度総括研究事業報告書．pp 18-19，1995．
34) 南條輝志男，三家登喜夫：特定の病態に伴う糖尿病（いわゆる other types）1．異常（プロ）インスリン血症．最新内科学体系，第7巻（井村裕夫ら編），pp 130-137，中山書店，東京，1995．
35) 厚生省特定疾患ホルモン受容機構異常調査研究班（班長：春日雅人）：インスリン受容体異常症B型の診断基準：平成7年度総括研究事業報告書．pp 20-21，1995．

［横田　行史］

III 小児糖尿病の治療

1. 1型（インスリン依存型）糖尿病

1）急性期の治療

　糖尿病性ケトアシドーシス（Diabetic Keto-acidosis, DKA）[1~4]は現在でも糖尿病での致死的原因となる病態である（糖尿病患者の死因の約2％）。実際の治療にあたって疑問が生じたら，ただちに小児内分泌・糖尿病の専門医と相談すべきである．

　DKAを呈すのは年少児ほど高率で，初発例の1/4とされる．また年長児では糖尿病症状出現から診断までに時間のかかった例や急性ストレスとなる合併疾患併発例である．既治療例であっても急性疾患の合併，とくにそのような病気の日（シック・デイという）での対応の誤りや遅れでもDKAは容易に進展する．食欲がないのでインスリンを注射しなかったという場合も，ときにDKAに進展する．急性疾患などのストレス時には拮抗ホルモンの分泌は亢進し，インスリン抵抗性の病態にある．1型糖尿病患者にとってはインスリン投与が抜けて血中インスリンがなくなる時間があってはならない．DKAとなったら，基本的に入院が必要である．

（1）定義と病態

　高血糖（＞250～300 mg/dl），ケトーシス（血中および尿中ケトン体の高値・陽性）とアシドーシス（血液pH＜7.3または重炭酸＜15 mmol/L）が組み合わさった病態をいう．

a．高血糖

　インスリン欠乏・作用不足による．末梢での血糖利用低下は蛋白・脂肪分解を招き，その代謝産物であるアミノ酸・グリセロールが糖新生の基質となる．肝では糖原分解が進む．また，糖新生はインスリン

欠乏により抑制がかからず，基質の供給増加により絶食にもかかわらず亢進する．

b．ケトアシドーシス

ケトン体が主因である．血中β-ハイドロキシ酪酸がこの病態を最も反映する．検査機関へも依頼できるが，ベッドサイド用血中ケトン体専用測定器が有用である．尿ケトン体検査試験紙は直接β-ハイドロキシ酪酸を測定していないが，簡便法として使われる．Kussmaul（深い過換気）呼吸は代謝性アシドーシスへの代償性に認められ，腐敗果物臭はケトーシスの存在を推定させる．アシドーシスはケトン体自体の酸性が最も強い要因であるが，末梢循環不全・低酸素による乳酸，治療時の高Cl血症も考慮する．

c．昏　　睡

アシドーシスより高浸透圧が問題となる．

浸透圧(mmol/L)＝Na(mEq/L)×2＋血糖(mg/dl)÷18＋BUN(mg/dl)÷2.8；320 mosm/L以上，とくに340 mosm/L以上が問題となる．

または，

修正Na(mmol/L)＝Na(mmol/L＋1.6×〔(血糖(mmol/L)－5.5)÷5.5〕

血糖値は通常mg/dlで報告されるので18で除した値がmmol/Lとなる．修正Naが150 mmol/l以上なら高浸透圧[3]．

d．脱　　水

高血糖と高ケトン血症による浸透圧利尿が基盤となる．過換気や嘔吐などで増悪し，ケトーシスの助長にもなる．高張性脱水なので，理学所見上の脱水の程度は相対的に軽度にみえる．典型例は一般的に約10％脱水と考える．既治療者で短期に進展した場合，過剰の判定には注意が必要である．

e．電解質異常

高血糖と高ケトン血症による浸透圧利尿が電解質喪失の基盤となる．高血糖・高脂血症による見掛け上の低値もある．喪失量としてNaは10 mEq/kg体重，Kは5 mEq/kg体重が目安となる．

f．その他の異常

炎症との鑑別が必要なほど，ストレスに伴う白血球の増加を示す．急性感染併発でDKAが誘発されるので，感染症の存在には同時に注意が不可欠である．腹痛や圧痛でときに虫垂炎と間違われることもあ

るが，代謝の改善に伴い回復する．嘔吐や項頭痛で髄膜炎との鑑別が必要なこともある．一方，髄膜炎や脳炎ではときに高血糖・尿糖陽性となり，嘔吐でケトン体陽性となることもある．アミラーゼの増加は，ときに膵炎の併発も考慮されるが，一般的に唾液腺由来である．インスリン不足と拮抗ホルモン増加により，中性脂肪の高値および，遊離脂肪酸の増加を示す．

(2) 治　療（表26，図28）

a．輸　液

10％脱水を基本に脱水の程度を推定する

初期輸液　0.9％ NaCl（生理的食塩水）で10 ml/kg/hrの点滴速度で1〜2時間（循環血液量の確保と利尿の確認）．

脱水補正と維持輸液　1/2〜1/3生理的食塩水で脱水量の約2/3を次の8時間，その後1/4生理的食塩水で約24時間かけて脱水の残り1/3＋維持輸液量を補正．浸透圧が340 mmol/L程度までならこの32時間でよい．また，修正Naが150 mmol/L以上なら初期輸液の後は1/2生理的食塩水相当の輸液で48〜72時間かけてゆっくり補正する．

カリウムの補正　高浸透圧による細胞内からの移行やアシドーシスにより，治療前は喪失が多いにもかかわらず血清K値はむしろ高いことが多い（利尿がついたらK濃度20〜40 mEq/Lの輸液を調整する）．インスリン投与による細胞内へのKの移行量は多く，低K血症が続いたら80 mEq/Lの濃度の輸液までは増量を考慮する（Kの補充は約半分はKPO_4で行い高Cl性アシドーシスの防止やリン補充とする）．

アシドーシスの補正　重炭酸塩の投与はほとんど行われない．ケトン体はインスリン投与による代謝の改善により重炭酸となり自然と回復に向かう（過換気がなくpH＜7.1と高度ならば，1〜2 mmol/kgを2時間かけて投与する）．過剰なアルカリ療法はかえって呼吸中枢の抑制につながり危険である．

表26　糖尿病性ケトアシドーシスの治療目標

a．循環不全の回復：末梢での糖利用の改善とアシドーシスの進展防止・改善を図る．
b．高血糖改善とケトン産生の抑制：インスリン投与による蛋白・脂肪分解の抑制と糖利用の促進により，血糖を正常化する．
c．電解質バランスの正常化
d．DKA治療での合併症の回避：低血糖，脳浮腫，低K血症，横紋筋融解症（腎不全）など

78 III．小児糖尿病の治療

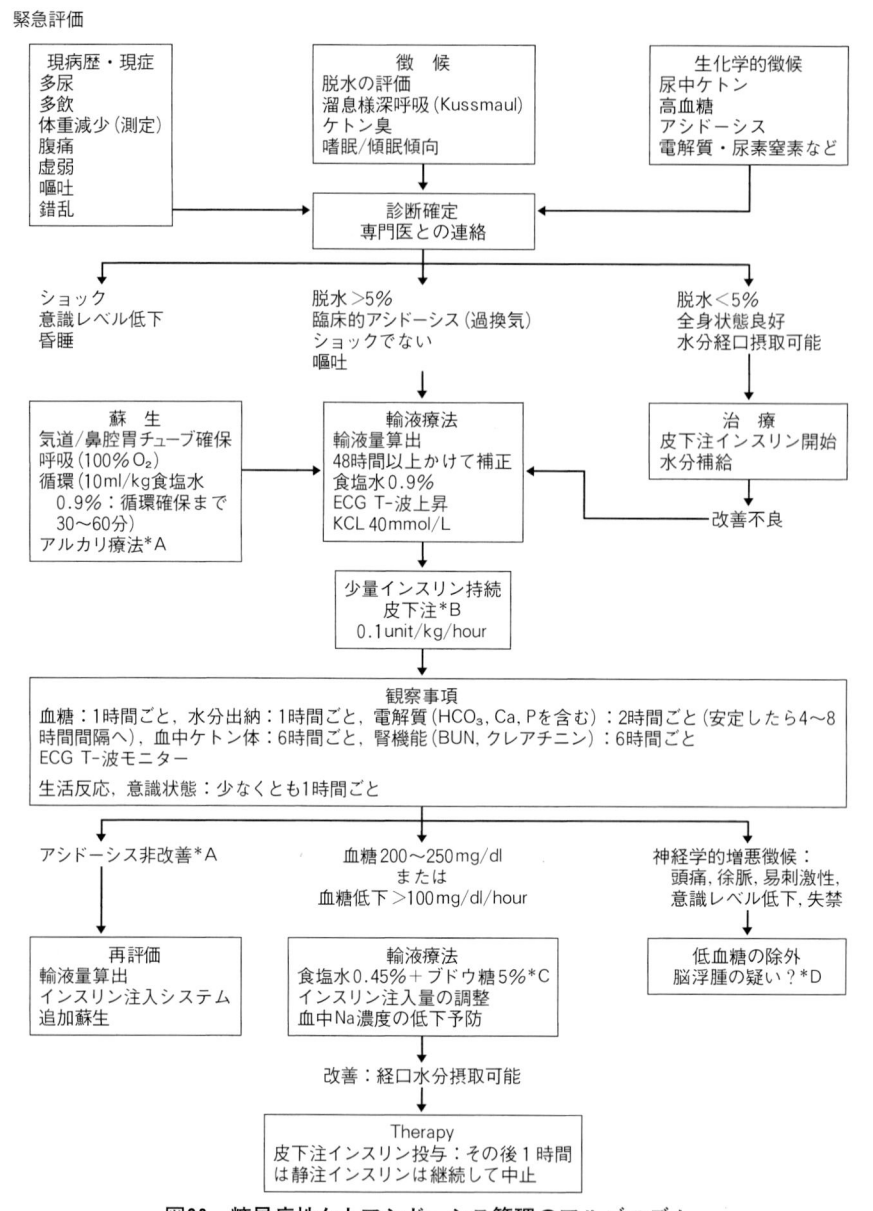

図28 糖尿病性ケトアシドーシス管理のアルゴニズム

*A：重炭酸塩の投与は原則として行わない（本文アシドーシスの補正の項参照）
*B：持続皮下注用インスリンの調整
- 200 ml の生理的食塩水なら20単位の速効型インスリンを入れ，0.1単位/ml の濃度に調整し点滴する．20 kg のこどもでは0.1単位/kg/時間の注入で20 ml/時間の点滴速度となる．
- シリンジ型輸液ポンプを使うときは1単位/ml の濃度で調整しても良い．20 kg の子どもでは0.1単位/kg/時間の注入で2 ml/時間の点滴速度となる．

*C：血糖が低下してきたらブドウ糖含有の輸液にしてインスリン注入量も減少させる．しかし，再増悪の防止にはインスリン注入量を0.05/kg/時間以上を確保し，同時に血糖低下防止のため輸液ブドウ糖濃度を上げる（本文中メモ1と表27を参照）．

b．インスリンとブドウ糖投与

①診断が確定すればインスリン投与を始めてよい．ただし，初期輸液の循環改善だけでも血糖は低下する．

②0.1U/kg/hrの速効型インスリンをポンプで持続静注投与するのが一般的である（シリンジ型の輸液ポンプを用意し，速効性インスリンを1U/mlの濃度に調整して投与を考えると，注入量が決めやすい）．輸液のラインと連結して投与すると，余分な点滴ラインを確保しなくてすむ．持続静注のかわりに0.1U/kgの速効型インスリンを1時間ごとに筋注することもある（静注のインスリンの半減期は数分と短く，点滴ラインが確保できなければ筋注で対応する）．

③血糖の低下速度は100mg/dl/hr前後で，血糖値降下が明らかに不良ならインスリン投与速度を倍量にすることもある．逆に，200mg/dl/hr以上の下降速度は脳浮腫の併発の危険がある（ただし，治療開始1〜2時間はこの程度の血糖低下もあるので，すぐにインスリン投与量を減らす必要はない）．

④血糖値が250mg/dl程度になったら，ブドウ糖の投与を開始する．このとき，インスリン投与量を0.05U/kgに減じ，輸液中のブドウ糖濃度は5％程度とすることもある．しかし，しばしば血糖低下は続くので，10％ブドウ糖濃度の輸液が使われることが多い[2,5〜7]．DKAの回復期のインスリン持続静注量は最低0.03U/kg/hrが確保されていると再増悪はきわめて少ないので[1,3]，代謝の回復まで血糖維持または100mg/dlのレベルまでの緩徐な低下を目的とする回復期にはインスリン投与量の確保とそれに見合うブドウ糖投与量が必要である（メモ1参照）（重症例，とくに"治療開始時に高浸透圧・高血糖の症例"では血糖正常化を急がない）．

[メモ1] 投与量とインスリン投与量の調整[1,8]

　血糖が正常化しても代謝状態は安定化していないことが多く，インスリン投与量を安易に減量すると，末梢脂肪組織からの遊離脂肪酸の動員が再燃しケトーシスの再燃と肝糖新生の亢進の要因となる（Randleの仮説；脂肪毒性lipotoxicity）．インスリン投与量を確保したうえで，血糖値を維持し低血糖を防ぐに必要なブドウ糖投与量が必要で，表27に示したように設定するのがむしろ合理的である．ブドウ糖投与量を確保し，血糖値維持に必要なインスリン量を逆に計算して投与する．ブドウ糖投与量（g/hr）とインスリン量（U/hr）の（G/I）比は治療終了時およそ7となることが多い．G/I比インスリンの効きの悪いと

き（抵抗性）には少なくなり（例えば4程度），インスリン投与量をほぼ倍量（G/I＝2）として1〜2時間後に血糖値が下がれば妥当な設定と考え，さらに1〜2時間ごとに繰り返しG/Iの設定をしていく．

この考え方を応用すれば，病気の日や手術などのストレスや飢餓時の血糖管理にも使える．

表27 輸液時のブドウ糖持続投与量の目安（DKA，sick-day，手術時）

体重 (kg)	予測 体表面積 (m²)	ブドウ糖 持続投与量 (mg/kg/min)*	年齢層
10	0.46	8〜6	乳・幼児
17	0.70	8〜6	幼児〜学童前半
30	1.08	6〜4	学童後期
40	1.30	6〜4	思春期
40	1.30	4〜2	青年期
60	1.65	4〜2	若年成人

*若年者はより多くのブドウ糖輸液を必要とする．

（Amemiya, S 1998[8] より改変）

(3) 合 併 症

a. 低 血 糖

適切な上記持続インスリン静注法では稀で，ブドウ糖投与が原則．グルカゴン注射はケトーシスの増悪および嘔吐などを起こすのでDKA治療時には使わない．

b. アシドーシスの遷延

8〜10時間以上も改善しないものをいう．インスリン投与法に問題があることが多い．併発感染などの存在も考慮する（念のため乳酸や高Cl血症もチェック）．

c. 低K血症

常に起こりやすいと考える．

d. 脳 浮 腫[3)4)]

血糖値約500mg/dl以上の場合が問題で，とくに治療開始時血糖値1,000mg/dl程度となると脳浮腫の危険が高くなり，治療による急速な血糖低下がとくに脳浮腫の危険を増大させる．血糖値が低下しても血中Na濃度が増加しないときは，脳浮腫に注意して輸液のNa濃度を下げずに点滴速度を落とす．モニタリングは不可欠である．呼吸停止の前にマニトールの投与が開始できれば，50％以上救命される．約15分かけて1g/kgを静注し，必要なら繰り返す（CT検査を待たずに，

e．横紋筋融解症

稀な病気だが，DKA では急性腎不全の原因として特徴的である．ミオグロビンに由来する尿潜血反応陽性となる．腎機能・血圧に注意し，腎不全への進行が疑われれば輸液量の制限を優先する．

f．インスリン浮腫

インスリン治療と過剰な Na 投与による．とくに昏睡で入院した症例では褥瘡の要因にもなるので，初期からの体位変換が必要となる．

（4）皮下注療法への移行

①経口摂取は水分から与え，嘔吐のないことを確認する．血糖が安定したら，輸液療法を続けたままで試みる．1回程度ほぼ普通の食事をとらせてみる価値があり，持続インスリン量はその直前の時点の注入量の2倍を1時間増量投与する．

②皮下注インスリン療法への移行後30分以上たって静注インスリンを中止する．

③食事前30分に速効型インスリンを約 0.25U/kg 投与する．6 時間ごとにこれを繰り返してみて，通常療法へと移行していく．既治療者では朝食や夕食にあわせて通常量で再開することもある．初発例では各食前の速効型インスリンと就寝前の中間型インスリンを約 >1U/kg/day とし，各 1/4 を目安としてみてもよい．後述の強化インスリン療法に準じて治療すると，患者や家族にインスリン注射の意義を説明しやすい．

2）在 宅 療 法

（1）インスリン療法

膵臓から分泌されるインスリンは，食事からの栄養素（炭水化物，脂肪，蛋白）同化のための食事時の短時間の大量食事性分泌と，肝での糖新生などエネルギーの供給が食間や夜間に円滑になるよう異化に抑制をかける少量・持続的な基礎分泌がある．

非糖尿病者ではこのような生理的分泌パターンが自然に行われているが，膵臓からのインスリン分泌がなくなった1型糖尿病の人はこれを注射で補うことになる．そこで注射でも，体内のインスリンの量（濃度）を，食事性分泌と基礎分泌に相当するように調節できれば理想的となる．

a．インスリン療法の現実

インスリンの分泌量・作用部位から生理的分泌パターンとインスリン依存型糖尿病に対する現実のインスリン皮下注射の違いをまとめると，

①食事時の短時間・大量の食事性分泌に相当する血中濃度が得られ難く，食後十分に栄養を蓄え切れずに高血糖となりやすい．一方，次の食前および夜間に血中濃度が低下せず，低血糖の原因となる．

②吸収が一定でなく，安定した基礎分泌に相当するインスリン濃度が得るのは難しい．

③インスリン濃度は肝臓での濃度より血中で高くなる．

これら違いの理解が進めば，どのようなインスリン注射法を選択していくかの参考になる（図29 イ，ロ）[9]．

b．インスリン注射

インスリン製剤の効果発現形式による分類

皮下に注射されてからの作用発現時間とその持続時間によって，現在市場にある製剤は表28のように分類される[10]．速効型製剤のみ透明で，他の製剤はすべて白濁し静注はできない．遺伝子操作による合成または半合成のヒト・インスリンがほとんどで，ブタおよびウシ由来の製剤は特殊な場合のみに残されている．

速効型：各食事30分前に皮下注射して食後の高血糖を防ぐのに使われる．病気などのストレスによる高血糖への対応にも適し，この製剤のみ透明で静脈注射も可能である．その場合，作用発現時間はほぼ注射直後からだが，その効果持続は30～60分である．そこで，糖尿病ケトアシドーシスや手術時の血糖変動が激しいとき持続静注で用いられる．一般名はレギュラー（regular）インスリンで，Rと略す．

中間型：主に一般名NPH（中性プロタミン・ハーゲドロン；neutral protamine Hagedorn）が使われ，単にNと略すことが多い．Rと混合ができるのはこの製剤のみである．他に，これより約24時間と少し作用持続時間が長いモノタードやレンテという商品があるが，Rとの混合には不向きとされている．いずれも白濁しており，静注には使わない．

持続型：単にUと略すことが多い．作用の発現と持続が必ずしも一定しない欠点も指摘されている．

（既）混合型：RとNが一定の割合ですでに混合されて市販されたもので，Rの混合の割合％が商品に略してあり10から50がある．こ

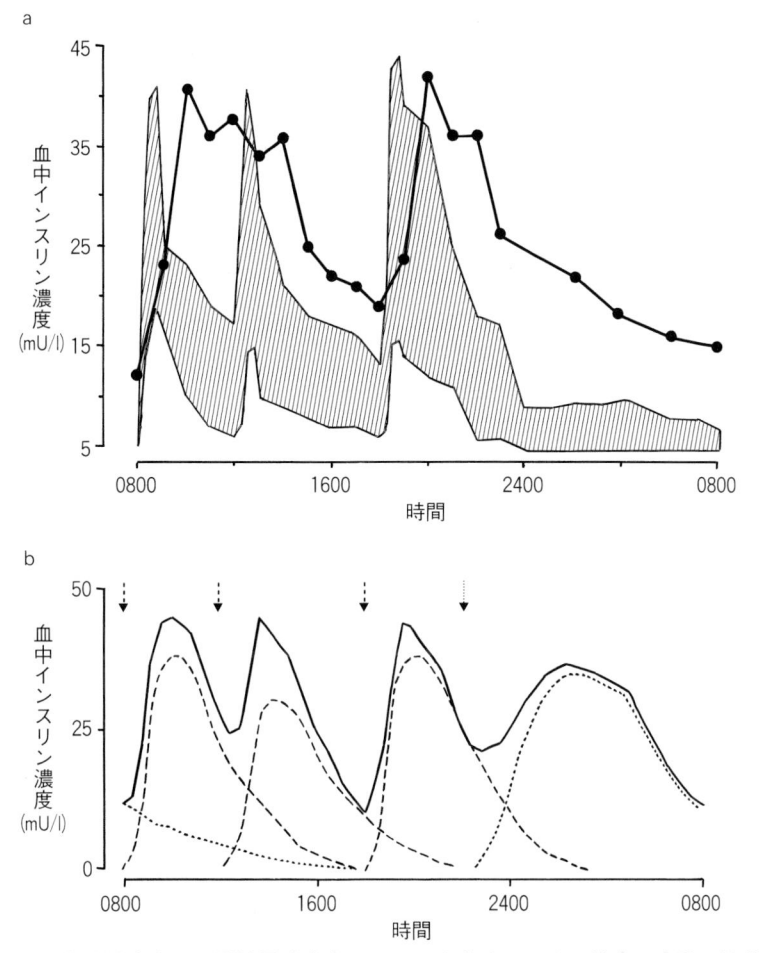

図29 非糖尿病者と1型糖尿病患者の1日の血中インスリン濃度の変動の比較

イ：斜線部が非糖尿病者の1日の血中インスリン濃度の生理的変動を示し，実線で1日2回法（速効型と中間型インスリンの朝・夕食前混注）の1型糖尿病患者における1日の血中インスリン濃度の変動．1型糖尿病患者では昼頃と夜中にかけて異常な高濃度となり，低血糖の危険があることが分かる．早朝にも非糖尿病者に比べ高濃度が続いているが，皮下投与による肝での相対的濃度低下とインスリン感受性低下により糖新生が起きており，結果高血糖になる．

ロ：1日4回法（各食前3回の速効型と就寝前中間型インスリン）の1型糖尿病患者における1日の血中インスリン濃度の変動，濃破線が速効型によるインスリン濃度の増加，細破線が中間型による増加で，実線がその総和を示す．朝食後の増加は昼食時まで続くので，昼食前の投与量は朝食前より相対的に少なくなる．　　　　　　　　　　(Home PD, 1997[9])

の数字が多くなるほどN単独より作用時間が少しずつ早くなるという意味があるが，RとNを注射直前に混合した場合や，RとNをそれぞれ単独で同時にした場合とは作用時間が異なる．米国では，一般に中間型製剤の一種とされている．

表28 ヒトインスリン製剤の種類と特徴

分類	種類	一般名	商品名	緩衝剤	防腐剤	等張化剤	持続化剤
速効型	中性溶解製剤	ヒト中性インスリン注射液	ノボリンR注40 ノボリンR注100 ペンフィルR注 ノボレットR注	なし	m-クレゾール (3.0mg)	濃グリセリン (16.0mg)	なし
			ヒューマリンR (U-40注) ヒューマリンR (U-100注) ヒューマカートR	なし	m-クレゾール (2.5mg)	濃グリセリン (16.0mg)	なし
中間型	NPH製剤	ヒトイソフェンインスリン水性懸濁注射液	ノボリンN注40 ノボリンN注100 ペンフィルN注 ノボレットN注	リン酸水素ナトリウム二水塩 (2.4mg)	フェノール (0.65mg) m-クレゾール (1.5mg)	濃グリセリン (16.0mg)	硫酸プロタミン
			ヒューマリンN (U-40注) ヒューマリンN (U-100注) ヒューマカートN	リン酸水素ナトリウム二水塩 (3.78mg)	フェノール (0.65mg) m-クレゾール (1.6mg)	濃グリセリン (16.0mg)	硫酸プロタミン
	亜鉛懸濁製剤	ヒトインスリン亜鉛水性懸濁注射液	モノタード注40 モノタード注100	酢酸ナトリウム (1.4mg)	パラオキシ安息香酸メチル (1.0mg)	塩化ナトリウム (7.0mg)	亜鉛
混合型	NPH製剤と速効型のプレミックス製剤	ヒト二相性イソフェンインスリン水性懸濁注射液	ノボリン30R注40 ノボリン30R注100 ペンフィル10・20・30・40・50R注 ノボレット10・20・30・40・50R注	リン酸水素ナトリウム二水塩 (2.4mg)	フェノール (0.65mg) m-クレゾール (1.5mg)	濃グリセリン (16.0mg)	硫酸プロタミン
			ヒューマリン3/7 (U-40注，U-100注) ヒューマカート3/7	リン酸水素ナトリウム二水塩 (3.78mg)	フェノール (0.65mg) m-クレゾール (1.6mg)	濃グリセリン (16.0mg)	硫酸プロタミン
持続型	亜鉛懸濁製剤	ヒト結晶性インスリン亜鉛水性懸濁注射液	ノボリンU注40 ノボリンU注100	酢酸ナトリウム (1.4mg)	パラオキシ安息香酸メチル(1.0mg)	塩化ナトリウム (7.0mg)	塩化亜鉛
			ヒューマリンU (U-40注) ヒューマリンU (U-100注)	酢酸ナトリウム (1.6mg)	パラオキシ安息香酸メチル(1.0mg)	塩化ナトリウム (7.0mg)	酸化亜鉛

(生井一之ら，1997[10])

[メモ2] 超速効性インスリン

リス・プロ（Lispro）とAspartという商品が欧米ではすでに市販され，日本でも臨床治験が行われている．レギュラー・インスリンの結晶が皮下注される

ときの作用発現の遅れは，インスリンの分子同士が2～4ずつ互いに重合することによる，血管内への吸収の遅れが大きな原因となる．超速効型といわれる製剤は，インスリン分子のなかのアミノ酸の配列などを少し変えるだけで互いの重合を防ぎ，血管内への吸収の遅れを少なくしている．静注した場合のレギュラー・インスリンとほぼ似た作用時間となり，とくに注射から食事までの時間を待つ必要が少なくなり，食後の高血糖改善への効果が期待される[11]．

単位による分類

インスリンの作用時間とは関係なく，ほぼすべての商品に1ccあたりのインスリン力価により，(a) 40単位と(b) 100単位の製品がある．

同じ注射量でもその効果は2.5倍も違うので，必ず製品の力価と同じ注射器で注射量の目盛を合わせる．1型糖尿病の人には一般的に100単位の製品にすべて統一していくほうが混乱が起こらない．

注射器の種類

専用注射器（シリンジ）：バイアルに入ったインスリン製剤を使う場合に使う．プラスチックのインスリン専用の注射器（シリンジ）があり，注射針がシリンジに埋め込んであるものがよい（使い捨てが原則）．

ペン型：日本では普及しており，各製剤がカートリッジになっている（針のみを交換し，携帯にも便利．注射量の目盛が1単位きざみの場合と2単位きざみの違いがあるので，上手に使い分ける．使い捨てタイプもある）．

無針型（ジェットインジェクター）：一般には使われないが，注射針を刺すのに特別に恐怖心があれば考慮する．圧縮空気の力で注射液を皮下に押し込む．

インスリン注射の仕方

インスリン注射部位の消毒は必要がないとされ，着衣の上からの注射も安全としている[11)12)]が，日本ではまだ必ずしも普及していない．学校など周りに他人がいる所では，アルコール消毒の臭いが気になるので，日本でも無消毒での注射の実績を積み上げる必要がある．

注射針の挿入は一般に皮膚を摘んで90度で行う（皮下の薄い場合や摘まない直接刺入では45度程度まで角度をつける）．

注射できる部位は図30に示すが，必ずしも部位の変更にこだわる必要はない[12]（皮下脂肪の増殖（lipohypertropy）が起こりやすければ，部位の変更を週ごとに行う）．運動が予測されれば，運動する部位への注射を避ける．

86　Ⅲ．小児糖尿病の治療

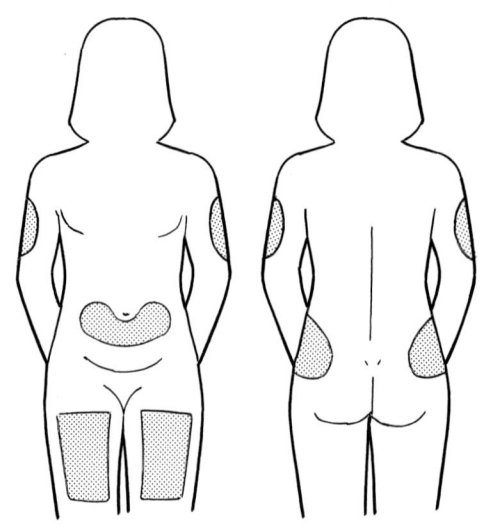

図30　インスリンの注射部位

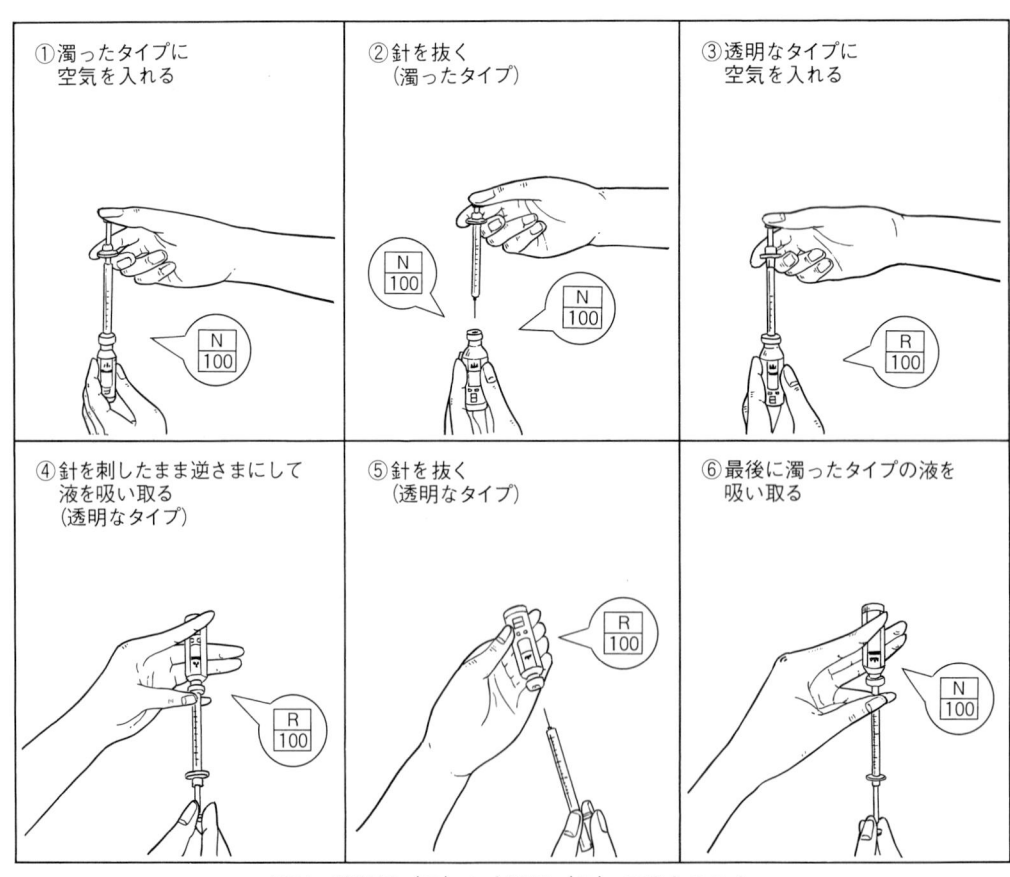

①濁ったタイプに空気を入れる	②針を抜く（濁ったタイプ）	③透明なタイプに空気を入れる
④針を刺したまま逆さまにして液を吸い取る（透明なタイプ）	⑤針を抜く（透明なタイプ）	⑥最後に濁ったタイプの液を吸い取る

図31　速効型（R）と中間型（N）の混合の仕方

(生井一之ら，1997[10])

混合注射の仕方を図31に示す[14]．以下に述べる2回法注射ではマスターしておく必要がある．

インスリン自己注射
個人の受け入れる能力によって決める(不正確となるのは問題)．糖尿病のサマーキャンプなどの機会を使って，ひとりでできるようにする．年長児では最初の入院でほとんど自分で注射ができる．しかしこの場合も，不慮の場合に備え保護者にも注射の仕方を必ず覚えさせる．

c．在宅インスリン投与法の種類と実際
インスリン注射法とインスリン療法は必ずしも同義ではない．選択したインスリン注射法において，高血糖と同時に低血糖をどのように妨ぐかを工夫することがインスリン療法といえる．いつも食事・運動との関連で現実のインスリン注射法を考える必要がある．インスリン注射法の代表的パターンを図31に示す．最も生理的分泌パターンを模倣できる現実的なインスリン注射法は以下の項での原則4回法である．しかし，注射回数を増やすのみでは血糖が改善するとは限らないのは当然である．

[メモ3] 強化インスリン注射療法[9)15)]
　このことばの本来の意味は，より生理的分泌パターンを模倣できる注射法〔食事性の短時間・大量（bolus）と持続的な基礎分泌（basal）を基本に考えることから bolus-basal 理論という〕を用いて，日常生活において安定した血糖管理を実践し，糖尿病の合併症を防ぐ点にある．狭い意味では頻回注射法の意味で注射回数のみを指し，1日の注射回数が3回以上の場合やポンプ療法まで含める．

以下，原則1日4回法と原則1日2回法に分けて具体的に起こる問題点を考える．

[原則4回法：朝食前R＋昼食前R＋夕食前のR＋就寝前N]
強化インスリン注射療法の普及は予後の改善には不可欠であるので，強化インスリン注射療法の一般的基本である1日4回法(図32ハ)を順を変えてまず例にとる．食事の栄養を十分同化し，食後高血糖を防ぐために速効性インスリン（R）を注射する．皮下からの吸収の遅れを考えると，食前30分には注射するのが一般的である．別に，基礎分泌に相当する注射として比較的作用時間の長い中間型インスリン（N）を就寝前に皮下注射する．つまり，朝食後の血糖と昼食前の血糖は朝食前のRに強く影響され，順に同様に昼食後と夕食前は昼食前

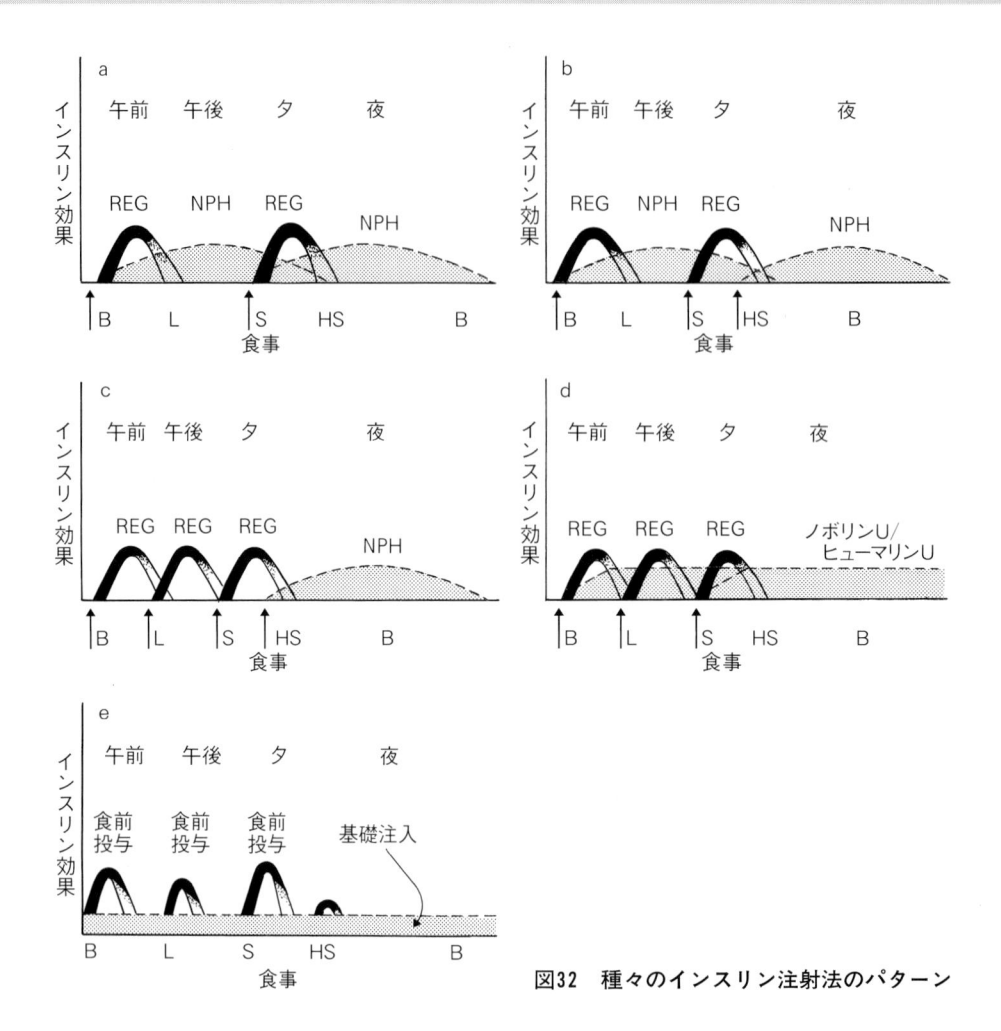

図32 種々のインスリン注射法のパターン

のRに，夕食後と就寝前は夕食前のRに強く影響される．そして朝食前の血糖は就寝前のNに影響される．そこで，それぞれの時間帯の血糖値に影響しているその時間帯前に行ったインスリン注射を，それぞれの責任インスリンと呼ぶことができる．この図はパターンとして示しているので，実際のインスリン量調整では注射による血中濃度の変動は図29に近いことを改めて認識する必要がある．

　各食事の間隔も問題になる．間隔が短ければ，次の食前には血中インスリン濃度はまだある程度残る．反対に長くなると血中インスリン濃度は低くなりすぎ，血糖が上がる．しかし，通常の5～7時間の食事間隔ではあまり気にする必要がなく，むしろ食事時間を比較的自由にできる注射法と考えられる．

　就寝前のNは朝食までの血糖の調整をする．Nはその作用のピーク

が8（4～12）時間で，比較的ゆっくりと吸収され，持続的・基礎インスリン濃度の確保がしやすい．就寝前のNの注射のタイミングに少し注意が必要で，吸収が安定してくる3～5時間後に血中濃度が比較的高くなりやすい時間帯ができやすい．この時間帯に夕食前のRの吸収も残っていると，さらに低血糖になりやすくなる．就寝後2～4時間で低血糖を起こしやすいのはこのためで，就寝前に夜食を必要としたり，通常の各食前の血糖値よりやや高いレベルに目標を設定する理由である．

[変法]：朝食前R＋昼食前R＋夕食前のR＋朝食前U（図32 d）

就寝前のNの替わりに就寝前または朝食前に遅効・持続型インスリンUを使う．理論的には，持続的・基礎インスリン濃度の確保という点から遅効型インスリンが使われる．しかし，現実には吸収が不安定になりやすい傾向があり，必ずしも普及していない．

[原則3回法およびその変法]

とくに理論的な根拠はあまりないが，現実には比較的多くの人が行っている．原則4回法の便法とも，原則2回法からの移行段階ともいえる．以下の2つ変法が多いが，血糖管理が不十分ならば原則4回法への移行を考慮する．

[変法a]：朝食前RとN混注＋夕食前のR＋就寝前N（図32 b）

原則2回法での夕食前のRとNの混注では就寝後早期に血中インスリン濃度が高くなりやすく低血糖が起きやすいのでこれを避ける意義が強調される（図29の2回法と4回法の夕食から就寝さらに早朝の血中濃度の変動の違いを参照）．朝食前高血糖への対処も就寝前Nの増量で対処しやすくなる．学校などでの昼間の注射に抵抗がある場合，原則2回法から4回法の移行段階の折衷案となる．

さらに変法で，RとNの混注の手間を省くために，朝食前にRとNの比率を固定した既混合製剤が比較的多く使われているが，混合比率の違う製剤を使い分け，RとNの比率の変更するのは難しい側面がある．

[変法b]：朝食前R＋昼食前R＋夕食前RとN混注

原則2回に加えて昼食前にもRを使い始める段階．原則2回では夕食前の高血糖や午前中低血糖が起きやすい場合の対処となる．朝食前はRのみとなる．夕食が遅いことが多い場合には有効なこともある．やはり，夕食前に既混合製剤を使うこともある．

[原則2回法およびその変法]（図32 a）

　この注射法は歴史も長く，注射回数をできるだけ少なくしたいという人の要求から広く普及しているので，インスリン注射療法では従来法とされる．しかし，食事・運動との関連や，RとNの混合比への経験をよほど積まないと，より良い血糖管理を得るのが難しいことも証明されている[15)16)]．そこで，糖尿病となってから比較的早期で自身の膵臓からのインスリン分泌がまだ残っている場合や，少しのインスリン量の変化で低血糖が起こりやすい年少者では利用される．血糖管理が比較的安定していれば，10歳ごろまではこの従来法が一般的とされてきた．

　注射は朝食前と夕食前の2回で，それぞれRとNの混注をする．朝食後と昼食前の血糖値の責任インスリンは朝食前のRで，昼食後および夕食前の血糖値の責任インスリンは朝食前のNとなる．同様に，夕食後および就寝前の血糖値の責任インスリンは夕食前のRで，夜間および朝食前の血糖値の責任インスリンは朝食前のNとなる．血糖管理にはこれらRとNの混合比の調整が重要となる[17)]．しかし，いずれにしても血糖管理を長年にわたって良好に保つのは難しい．とくに，昼食前の低血糖傾向は大きな問題となりやすく，これを解決しようとすると，今度は夕食前高血糖が起こりやすい．また，就寝後比較的早く起こる低血糖も問題で，これを解決しようとすると，今度は朝食前高血糖が起こりやすくなる．

　さらに，やはり変法として既混合製剤が使われている．自身のインスリン分泌が有効に残っている時期には1日1～2回のNのみでも血糖管理が安定していることはあるが，その後の自己管理の改善には問題となることもある．

[メモ4]　糖尿病の一時的部分寛解；honey moon period
　糖尿病と診断され，初期治療を受けると，少しずつインスリンの使用量が減り，1日0.2～0.5U/kgのインスリン必要量となることがある．これを一時的糖尿病の寛解という．糖尿病が治ってしまったかのようにみえることから，honey moon period ともいう．この時期にインスリン注射をやめてはならない．低血糖が出ない程度に厳格に治療を続けられると，その後の血糖管理を比較的容易に続けられる．

インスリン療法；持続皮下注射療法（CSII）；ポンプ療法（図32 e）
　原則4回法より生理的血中インスリン濃度を得やすく，持続的・基

礎血中インスリン濃度の確保は4回法のNより明らかに勝る．しかし，持続皮下注射用のポンプを常に携帯している必要があり，小児での普及には現在まだ問題が多い．

d．自己血糖値の変動と自己管理

インスリン注射が毎日一定であったとしても，血糖値は必ずしも一定の変動とはならない．食事の量・時間，運動の質や時間によって容易に影響される．とくに病気などのストレスがかかれば，さらに変動は激しくなる．これらへの対処法に習熟して，血糖管理を長期に良好に保てるように工夫することが自己管理である．

食事時間との関連 Rは各食前30分に注射する（メモ2参照）．しかし，朝食から昼食との間隔は比較的短く，昼食前にはまだ血液のインスリン濃度は比較的残っており，昼食前のRは必ずしも30分前でなくてもよい．学校での昼食時間が短い場合はR注射後すぐに昼食をとっても仕方がない．また，注射時の血糖値が低ければ，食事までの時間を短くせざるをえないこともあり，他方高値ならばさらに食事までの時間をあける工夫も必要である[17]．

原則2回法の朝食前RとNの併用で夕食までの血糖管理をしようとすると，昼食前の血液のインスリン濃度はより高くなり，しばしば午前中（昼食前）に低血糖になりやすい（間食（10時のおやつともいっている）をとる場合もある）．つまり，原則2回法では食事を1日4～6回に分けて少量ずつにする工夫が必要になる．就寝前の夜食も同じで，夕食前のRとNの併用は就寝後の低血糖の危険を増し，夜食で対応する．

夕食前のRを単独として就寝前にNを移すと，この血液でのインスリン濃度の重なり合いが減るので，夜食は原則として必要なくなる．しかし，朝食前に高血糖となることが多ければ，就寝前にNを増やし夜食で対応する必要もある．

運動との関連（運動療法の項参照）

1日のインスリン量の年齢による変化 一般的なインスリン使用量は体重1kgあたり0.7～1単位である．思春期には生理的なインスリン抵抗性も加わり，体重1kgあたり1.2～1.5単位までインスリン使用量が増える．20歳すぎにはインスリン使用量は徐々に減り始める．

自己インスリン変動法 血糖管理目標および許容値を参考に，その責任インスリン注射を調整する（血糖管理が不安定な時期には，頻回に調整する）．思春期前の年少者では毎月の診察で注射量を調整してい

くことが多い．

　原則として，1回の調整は1つの時間帯の1つの製剤につき1～2単位にする．例えば，強化インスリン原則4回法で，前2日の朝食後も昼食前も許容値を超えれば，次の日の朝食前のRを増やす．もし，昼食後や夕食前が許容値を超えていたとしても，同時には昼食前のRを増やさない．午前の血糖変動が許容値内となっても，午後の高血糖が続いたら，次に昼食前のRを増やす．

　朝食前の血糖値については，夕食前のRとNの併用でのNまたは就寝の前のNが責任インスリン注射となる．夜間の低血糖を考えると，2～3日朝食前の血糖値が許容値を超えていてもすぐには調整しない（暁現象とSomogyi効果の項参照）．月の半分以上の日で許容値を超え，しかも夜間に低血糖がない場合に増やす．

　投与量の調整法に米国での段階的管理法という試み[19]もあるので，患者に自己変動を指導する前には自分の調整法との違いを整理してみる．

[メモ5] 　暁現象（dawn phenomenon）とソモジー（Somogyi）効果

　糖尿病では食事をとった時間帯でなくても高血糖となる2つの代表的な病態がある．

　暁現象は夜間から早朝にかけての血糖上昇で，日の出とともに血糖が上がることからこう呼ばれる．一般に，就寝後分泌が盛んになる成長ホルモンの影響で，早朝にインスリン抵抗性となる．そこで，とくに思春期に起こるが，実際にはどの年齢の人でも起きる．早朝にインスリンの効きが悪くなるのと同時に，インスリン濃度低下に対する他の因子（IGFBP-1；インスリン様成長因子結合蛋白-1）の増加の関与が指摘されている．残念ながら，必ずしも強化インスリン注射療法でも避けられない[20]．

　ソモジー効果は，低血糖に引き続く拮抗ホルモン分泌によるインスリン抵抗性が原因となる高血糖で，血糖管理が不安定となる原因とされている[2]．夜間に低血糖があって，早朝に高血糖となる場合もあるが，暁現象ほど明確な関与はない[21]．

（2）食事療法
a．1型糖尿病の療養指導における食事療法

　1型糖尿病の治療の基本はインスリン療法であるが，適切な食事摂取によりはじめて血糖管理が可能となる．適切な食事摂取とは小児にとっては正常な成長・発達と活動性の確保である．1型糖尿病の子ども達にとっても同年代の子ども達と同等な食事摂取が基本である（現

代社会が抱えている一般食生活の悪化は生活習慣病への基盤となっており，単に同年代の子ども達と同じ食事内容では適切な食事療法とはいえない）．

つまり1型糖尿病の食事療法とは，同年代の子ども達にとっても適切な食事摂取であり，生活習慣病予防のための理想的食生活を実践することである．したがって，栄養所要量（食事内容）の設定はこれら食事療法の根幹となる．

しかし1型糖尿病の食事療法では以下の特異性を考慮する．

①食事摂取の時間とインスリン投与後の吸収のずれ．
②インスリンの投与法（とくに1日2回までの従来療法）によっては食間や夜間の低血糖の危険予防のための間食の設定する（間食は通常のおやつとは異なる）．
③スポーツなどエネルギー消費が大きい活動が加わるときの低血糖予防での追加の食物摂取（補食という）する．

b．栄養所要量の設定

原則的にはいわゆるカロリー制限は必要ない．体格と生活活動強度（1日の平均的生活内容による消費エネルギーによる区分）や発育の様子に応じた個別指導であり，少なくとも年1回の調整は必要となる．

エネルギー所要量 表29に示す日本人の栄養所要量（生活活動強度Ⅱ：中等度）が参考とされる[22]．エネルギー所要量は思春期に至るまでは1,000＋(100×年齢)kcalで概算したり，または標準体重あたり5歳までは80 kcal/kg，10歳までは60 kcal/kg，15歳までは50 kcal/kgを目安にする．思春期以降の成長が終わる時期（男子では17～18歳，女子では15～16歳頃）より次第に体重1 kgあたりの摂取エネルギーを低めに設定していくほうがその後の血糖管理を容易とする（成人では40 kcal/kg）．また，思春期女子では肥満傾向を示すことが多い（肥満を示せば，インスリン抵抗性増大による血糖管理の悪化，脂質代謝の異常，高血圧などの併発もきたしやすくなるので，摂取エネルギーの見直しは必要である[23,24]）．

3大栄養素の配分と食品交換表 3大栄養素の配分については議論が残るが，第5次改定日本人の栄養所要量を参考にするのが妥当と思われる[22,25,26]．人種・地域による食生活の違いや一般的な食生活がある程度参考にされる．当然血糖管理への影響や，動脈硬化などへの危険が配慮される[23,24]．

脂質の割合は小児・思春期では総摂取エネルギーの25～30％を目安

表29 成長期および生活活動強度Ⅱ（中等度）における栄養所要量

年齢 (歳)	身長推計基準値 (cm) 男	身長推計基準値 (cm) 女	体重推計基準値 (kg) 男	体重推計基準値 (kg) 女	エネルギー (kcal) 男	エネルギー (kcal) 女	たんぱく質 (g) 男	たんぱく質 (g) 女	脂肪エネルギー比率 (%)	カルシウム (g) 男	カルシウム (g) 女
0～(月)					120/kg	120/kg	3.0/kg	3.0/kg	45	0.5	0.5
2～(月)					110/kg	110/kg	2.4/kg	2.4/kg	45	0.5	0.5
6～(月)					100/kg	100/kg	2.8/kg	2.8/kg	30～40	0.5	0.5
1～	80.2	79.1	10.57	10.07	960	920	30	30			
2～	89.6	88.4	12.85	12.36	1,200	1,150	35	35			
3～	97.6	96.4	15.00	14.57	1,400	1,350	40	40			
4～	104.7	103.6	17.12	16.74	1,550	1,500	45	45			
5～	111.2	110.2	19.34	18.97	1,650	1,550	50	50		0.5	0.5
6～	117.2	116.2	21.70	21.25	1,700	1,600	55	50			
7～	123.0	121.9	24.40	23.75	1,800	1,650	60	55			
8～	128.6	127.5	27.42	26.60	1,900	1,750	65	60			
9～	133.9	133.2	30.69	29.95	1,950	1,850	70	65	25～30		0.6
10～	139.2	139.7	34.34	34.23	2,050	1,950	75	70		0.6	
11～	145.4	146.5	38.73	39.28	2,200	2,100	80	75		0.7	
12～	153.0	151.6	44.31	43.92	2,350	2,250	85	75		0.8	
13～	160.5	154.7	50.39	47.60	2,550	2,300	90	75		0.9	
14～	166.0	156.5	55.69	50.38	2,650	2,300	90	75		0.9	0.7
15～	169.3	157.4	59.62	52.08	2,700	2,250	90	70		0.8	
16～	171.0	158.0	61.93	52.92	2,750	2,200	80	65		0.8	
17～	171.9	158.3	63.15	52.95	2,700	2,150	75	65		0.7	
18～	172.3	158.5	63.53	52.53	2,700	2,100	75	60		0.7	
19～	172.3	158.5	63.53	51.93	2,600	2,050	70	60			
20～29	171.3	158.1	64.69	51.31	2,550	2,000	70	60			
30～39	170.8	157.3	66.62	54.02	2,500	2,000	70	60			
40～49	168.8	155.9	66.19	55.49	2,400	1,950	70	60			
50～59	165.9	153.0	63.66	53.95	2,300	1,850	70	60	20～25	0.6	0.6
60～64	163.4	150.6	61.12	51.28	2,100	1,750	70	60			
65～69	162.1	149.1	59.28	49.53	2,100	1,700	70	60			
70～74	160.7	147.6	57.28	47.69	1,850	1,600	70	60			
75～79	159.3	146.1	55.30	45.83	1,800	1,500	65	55			
80～	157.3	143.9	52.85	43.67	1,650	1,400	65	55			

(小林修平, 1998[22])

にするが，18歳以降は20～25％に抑制する．また，植物性由来に多い多価不飽和脂肪酸と動物性由来に多い飽和脂肪酸の比率（P/S比という）はほぼ同じとする．さらに，従来の日本人食生活から健康への意義が高いとされている魚油由来の多価不飽和脂肪酸を考慮する（動物，

植物，魚類由来を4：5：1と考えてもよい）．コレステロールの総摂取量も300mg/日以下とする[22]．

蛋白質については腎機能への負担を考えて過剰とならない（摂取エネルギー1,000kcalあたり20～25gが妥当）．動物性蛋白を半分以下にすれば30gまで増量できる（総摂取エネルギーのほぼ10～20％となる）．小児の蛋白所要量については従来からの糖尿病食品交換表では総摂取エネルギーのほぼ20％での食品構成が組まれていることが多く，第5次改定日本人の栄養所要量との違いは今後の検討課題である．

総摂取エネルギーの残り50～55％が糖質となる．糖質のエネルギー所要量における割合，食物繊維の必要性，ショ糖の制限などは必ずしも科学的同意が得られていない．糖質の割合を制限するとの意見もあるが一般的ではない．日本人の一般的食生活とあまりにかけ離れる根

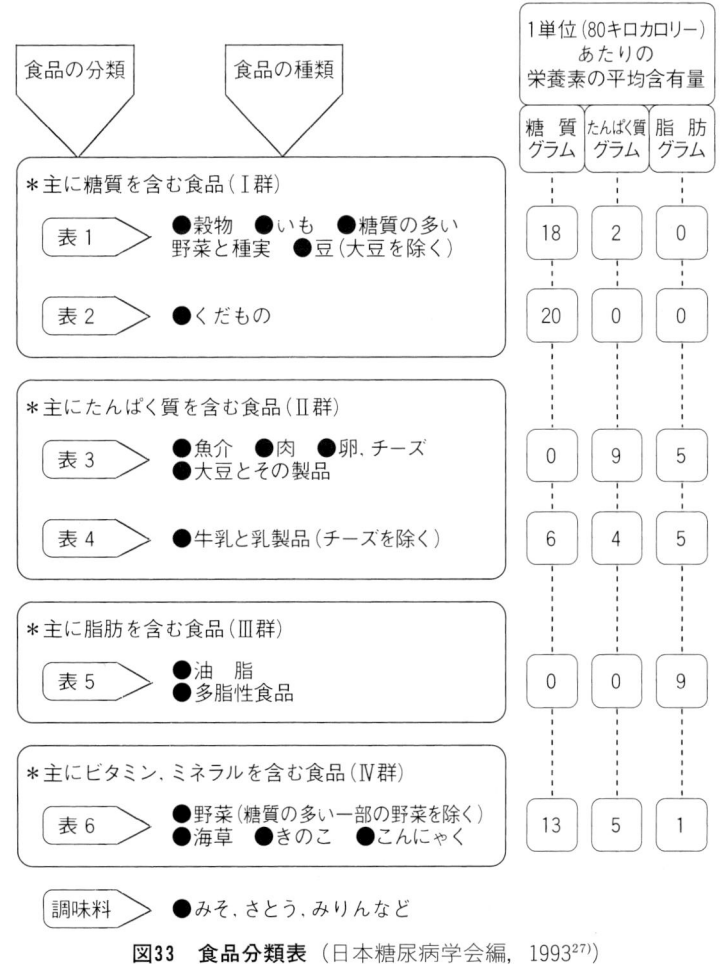

食品の分類	食品の種類	糖質グラム	たんぱく質グラム	脂肪グラム
*主に糖質を含む食品（I群）				
表1	●穀物 ●いも ●糖質の多い野菜と種実 ●豆（大豆を除く）	18	2	0
表2	●くだもの	20	0	0
*主にたんぱく質を含む食品（II群）				
表3	●魚介 ●肉 ●卵，チーズ ●大豆とその製品	0	9	5
表4	●牛乳と乳製品（チーズを除く）	6	4	5
*主に脂肪を含む食品（III群）				
表5	●油脂 ●多脂性食品	0	0	9
*主にビタミン，ミネラルを含む食品（IV群）				
表6	●野菜（糖質の多い一部の野菜を除く） ●海草 ●きのこ ●こんにゃく	13	5	1
調味料	●みそ，さとう，みりんなど			

1単位（80キロカロリー）あたりの栄養素の平均含有量

図33 食品分類表（日本糖尿病学会編，1993[27]）

拠はない．食事や間食にあたるものではブドウ糖やショ糖などの単純糖質はなるべく避け，これらは補食や低血糖への対処用に残し，食後の急速な血糖上昇の予防に吸収が遅れる複合糖質（米，小麦，イモ類，でんぷんなど）を主食とする．

　これら総摂取エネルギーでの3大栄養素の配分を考慮して，具体的な献立の決定には糖尿病食品交換表を利用するのが一般的である（1単位 80 kcal として各食品からの摂取エネルギーの総和を求め，図33のように4つの食品群と6つの表区分によって決める）．ミネラルやビタミンの不足が起こらないよう，小児・思春期に応じた所要量の確保を確認する[25)〜27)]．

　食物繊維　食物繊維は消化・吸収を遅らせるので血糖上昇を緩徐にする一面もあるが，必ずしも効果は明確ではない（むしろ，便秘の予防，大腸がん予防，満腹感達成などいくつかの消化器系への効果が期待される）．血清脂質の改善にも有効とされる．非糖尿病者と同様に1日 25 g 程度の摂取が目標[22)23)]．

　ショ糖の制限も広く喧伝されているが，過度な使用が食生活を楽しくし，また脂肪摂取の過多を防ぐともされ，今後再検討されると思われる（ショ糖の代替品としての人工甘味料の使用過多には注意が必要で，摂取エネルギーの調整のために利用する[23)28)]）．

c．食事摂取の時間と低血糖の予防

　間食・夜食は低血糖を起こしやすい時間帯に設定され，食事のなかに含める．血糖管理に関係なく習慣的におやつをとることを止めさせる（間食とおやつの違いを次第に理解させる）．その時間帯に低血糖が起こりにくくなったら，その時間での間食は減量・中止する．

　各食前に速効性インスリンを注射する強化インスリン療法では間食の必要は少なくなる．また，食事時間の規制も減り，多少のずれには対応できる．また，就寝前の中間持続性インスリン製剤注射の導入により夜食の必要性は少なくなる．

　補食という言葉は間食とは違う意味で使われる．普段より活動量が増して低血糖の出現が予測される場合への対応に用いる追加の食事のことをさす（週に何回かスポーツを行うときなど，運動中や運動後に低血糖が出現しやすければ補食が必要となる）（運動療法の項 p97 参照）．

d．外食，パーティー，給食

　現在の社会生活で外食を禁止することは非現実的（ただし，ファーストフードは栄養バランスに欠けることが多く，脂肪含有量が多く高

カロリー食になりやすい．外食はその食品構成も分かりづらくその機会をなるべく少なくしたほうがよい）．献立の内容をある程度理解しておき，栄養バランスのよい献立を選択する．

誕生会などパーティーも子どもにとっては大切な行事である．友達と極端に異なる献立を要求したり，子どもに強制するのは問題（摂取エネルギーが多くなりがちだが，その日に限ったこととして割り切る．飽食日ともいう）．

学校給食：基本的に自分だけが弁当を持参するというのは難しい（出された給食を毎回調整して食べることにも功罪がある）．あらかじめ給食の献立を手に入れその摂取エネルギーとバランスを知っておくことが重要（調整が必要なほどの過不足が想定されるときはある程度調整する）．食事療法全体の進歩には日頃から食事単位数の計算を習慣づけることである．

（3）運動療法（エネルギー消費量と補食量の設定）（食事療法の補食の項 p 92 参照）

運動は運動能力と心肺機能を改善させる．また，糖尿病患者，とくに最近小児期での増加が問題とされるインスリン非依存糖尿病（2型糖尿病）では血糖値の降下，インスリン感受性の増加，血清脂質の低下などの効果が認められ，食事療法と並んで重要な治療法として位置づけられる．一方，インスリン依存糖尿病（1型糖尿病）においてはこれら代謝効果は明確でなく，運動療法と呼べる確実な指導法はない．

1型糖尿病においてはインスリン治療下に良好なコントロールであるほど運動により低血糖を引き起こしやすく，低血糖を恐れるあまり過剰に補食を摂取して，逆に高血糖になってしまったり運動を敬遠してしまうことがある．しかし，運動は社会的適応性，積極性を増加させる大変重要な意義を持つもので，学校生活での体育やスポーツ活動への参加を勧める必要がある．運動の意義と効果を達成するには，とくに周囲の親，学校，体育の先生，クラブ活動の指導者の理解が欠かせない．小児期の肉体的精神的発達に重要な役割を果たす運動を躊躇することなく行えるよう，運動時のエネルギー消費量の理解とそれに見合った補食の指導が必要である．

a．運動時の代謝変化

健常者では運動中のエネルギーは，血中のブドウ糖のほか，筋肉に貯蔵されているグリコーゲンやトリグリセライド，脂肪組織からのトリグリセライド，また肝臓からの糖新生によって補給される．これら

は各種のホルモンにより調節される．インスリン分泌は抑制され，グルカゴンやカテコラミンが増加し，血糖が維持される．VO₂max 70％以上の強度の運動では，エネルギー源はブドウ糖が中心であり，貯蓄グリコーゲンはすぐに枯渇して疲労感が出現する．一方，VO₂max 50％以下の弱い運動では，脂肪酸とブドウ糖が同程度に用いられる．

1型糖尿病では，無治療もしくは不十分な治療や感冒罹患の場合インスリン不足となり，糖は利用できず，インスリン拮抗ホルモンが増加し高血糖やケトーシスとなる．このような状態での運動は絶対に避けなければならない．一方，インスリン不足なく治療されている1型糖尿病患者においては，健常者と異なり運動中のカテコラミン増加によるインスリンの抑制がないため，肝臓での糖新生は増加せず，注射部位によっては反対にインスリンの吸収が促進されるので，低血糖の危険性が高まる[29]．末梢組織のインスリン感受性とブドウ糖取り込みの増加は健常者と同様に運動後12時間以上続く[30]．運動による長期的効果については，血糖降下作用やインスリン感受性の改善にもかかわらず，耐糖能やコントロールの改善は2型糖尿病にのみ認められており[31]，1型糖尿病では運動に伴う補食量の調節によってはかえって高血糖になることもあり，今のところ，必ずしもコントロールの改善には結びつかないとされている[32,33]．

b．運動療法の実際

運動処方は，患者が運動を制限する必要がないかどうかをチェックし，注意事項を伝え，運動量と補食必要量まで指導する必要がある．一般に運動能の維持には最大酸素摂取量（VO₂max）の50〜80％の運動強度で，15〜60分間の運動を週3〜5回実施する必要があるとされている[34,35]．

表30　運動に伴う血糖変動の調節のためのガイドライン

1）運動前の代謝状態
　a．空腹時血糖値＞250 mg/dl，かつケトーシスがある場合か，空腹時血糖値＞300 mg/dl では，運動は避けること．
　b．運動前血糖値＜100 mg/dl なら炭水化物の摂取をしておく．
2）運動前後の血糖値を測定する．
　a．インスリンの変更か補食が必要かどうか確認する．
　b．違う運動種目での血糖値の変動を学習する．
3）補食について
　a．低血糖予防に必要時補食を摂取する．
　b．炭水化物を中心とした食物を運動中，運動後に適宜摂取すべきである．

（American Diabetes Association, 1998[33]）

運動に伴う血糖変動の調節のためのガイドライン[33]を表30に示す．3）-bでは，補食を運動中，運動後に適宜摂取すべきとあるが，運動の影響は10時間以上続くので[30]，とくに運動日夜間の低血糖に注意する．ほかに，インスリン注射部位は運動で使われる部位（とくに大腿）は避ける．

その他に運動の制限が必要なのは，発熱やその他の感染症のあるときと，小児期であっても自律神経障害や増殖性網膜症のあるときで，場合によっては禁止する．

c．補食量の目安

週に何回かスポーツを行うときなど，運動中や運動後に低血糖が出現しやすければ補食が必要となる．補食の必要量，内容，摂取時間は個別指導が必要である．運動によって消費されるエネルギー量は，その運動の強度と持続時間によって推測される．表31に参考として運動種目別追加エネルギー消費量を示す[36]．また，運動種目別ではエネルギー消費量の目安を求めにくいときには運動時の脈拍数から求めることもできるので，通常生活よりどの程度消費エネルギーが増すかの計算式を表32を示す[37]．

これらで求めた追加消費量を運動前にすべて補食として摂取する必要はない．補食はあくまでも低血糖の予防に用いられるので，運動前の血糖値，次の食事までの時間，インスリンの作用とのタイミングによって補食量は一定でない．いずれにせよ低血糖の予測は難しいので，少量の単位数（体格や運動強度によって0.5～1～2単位など）をあらかじめ摂取の目安として決め，30～60分ごとに繰り返し食べさせるのが安全である．軽度でも低血糖と感じたら，単純糖質（グルコースや砂糖・ジュース）を0.5単位程度ずつ症状がなくなるまで間隔を短く10～15分ごとに繰り返しとらせる．またエネルギー消費量が大きいときには，運動中低血糖がなくても筋肉などの回復にさらにエネルギーが使われる．運動直後の低血糖に気をつけるとともに，その後半日程度は不測の低血糖の出現に注意する．そのためには運動による上記のエネルギー消費量の目安をつけておく必要もある．不足したエネルギー消費量を運動後の食事に追加する場合もある．とくに，中等度以上の強度の運動を長時間行った場合や，続けて何日も活動量の高い生活を送ったときなどは，各食事量に分散して追加すると血糖変動が少なくてすむ可能性がある．また，中等度以上の強度の運動を長時間行うときには，その前のインスリン投与量を約1～2割を目安に減らすの

表31 運動種目別30分のエネルギー追加量(kcal/30分)

スポーツ種目		10 kg	20 kg	30 kg	40 kg	50 kg
散歩		13.9(0.17)	27.8(0.34)	41.7(0.51)	55.7(0.68)	69.5(0.85)
なわとび	120回/分	57(0.71)	115(1.42)	173(2.1)	230(2.8)	287(3.5)
歩行	60m/分	16(0.2)	32(0.4)	48(0.6)	64(0.8)	80(1.0)
	100m/分	32.5(0.4)	65(0.8)	97.5(1.2)	130(1.6)	162.5(2.0)
ジョギング	軽い	41.5(0.51)	83(1.02)	124.5(1.53)	166(2.0)	207.8(2.5)
	強め	46.8(0.6)	93.7(1.2)	140(1.4)	187(2.4)	234(3.0)
体操	軽い	16.6(0.2)	33(0.4)	50(0.6)	66(0.8)	83(1.0)
	強め	27(0.33)	54(0.66)	81(1.0)	108(1.3)	135(1.6)
ダンス	(平均)	17.3(0.2)	35(0.4)	52(0.6)	70(0.8)	87(1.0)
ジャズダンス	(普通)	45.5(0.57)	90(1.13)	137(1.7)	180(2.27)	228(2.9)
自転車	平均	24(0.3)	48(0.6)	72(0.9)	96(1.2)	120(1.5)
	坂道	44(0.55)	88(1.1)	132(1.7)	176(2.2)	220(2.8)
素振り	(バット)	79(1.0)	158(2.0)	237(3.0)	317(4.0)	395(5.0)
水泳	クロール	112(1.4)	224(2.8)	336(4.2)	448(5.6)	560(7.0)
	平泳	59(0.73)	118(1.46)	177(2.2)	236(3.0)	295(3.7)
卓球	練習	44.7(0.55)	89(1.1)	134(1.7)	179(2.2)	224(2.8)
バトミントン	〃	45(0.57)	90(1.13)	135(1.7)	180(2.27)	225(2.9)
スカッシュ	〃	39.5(0.5)	77(1.0)	119(1.5)	158(2.0)	198(2.5)
テニス	〃	43(0.53)	86(1.06)	129(1.6)	172(2.12)	216(2.7)
ゴルフ	(平均)	25(0.3)	50(0.6)	75(0.9)	100(1.2)	125(1.5)
スケート		43(0.53)	86(1.06)	129(1.6)	172(2.12)	216(2.7)
スキー		40(0.5)	80(1.0)	120(1.5)	160(2.0)	200(2.5)
剣道	けいこ	168(2.0)	336(4.2)	504(6.3)	772(8.0)	840(10.5)
柔道	試合	90(1.12)	180(2.24)	270(3.4)	360(4.48)	450(5.6)
バスケット	練習	77.6(0.97)	155(1.94)	223(2.9)	310(3.9)	388(4.7)
バレー	〃	75(0.74)	150(1.86)	225(2.8)	300(3.7)	375(4.7)
サッカー	〃	43(0.53)	86(1.06)	129(1.6)	172(2.12)	216(2.7)
階段昇降(50～60段/分)		30(0.38)	60(0.75)	90(1.12)	120(1.5)	150(1.9)

( )内はカロリーを単位で示したもので食品交換表1単位80kcalで計算した.
日本体育協会スポーツ科学委員会よりの資料を一部改変 (今田 進, 1995[37])

表32 運動強度別の脈拍数，30分あたりの付加消費熱量と相当単位数（生活活動強度Ⅱ（中等度）での栄養所要量が摂取されている場合）

運動の強度	弱**			中等			強			標準体重(kg)
%VO₂max	30%			40〜60%			70%			
	HR	kcal	単位***	HR	kcal	単位	HR	kcal	単位	
8歳 男	110	—	—	125〜155	26〜64	0.3〜0.8	165	77	1.0	27.4
女	110	—	—	125〜155	24〜59	0.3〜0.7	165	71	0.9	26.6
12歳 男	110	34	(〜0.4)	120〜150	55〜116	0.7〜1.4	165	147	1.8	44.3
女	110	—	—	120〜150	32〜78	0.4〜1.0	165	100	1.3	43.9
16歳 男	105	62	(〜0.8)	115〜145	90〜176	1.1〜2.2	160	219	2.7	61.9
女	105	25	(〜0.3)	120〜150	52〜107	0.6〜1.3	165	135	1.7	52.9
自覚強度	じっとしているより動いているほうが楽．			楽しく気持ち良いが，まる　で物足りない．	いつまでも続く，充実感，汗が出る．		どこまで続くか不安，緊張，汗びっしょり．			

〈計算式例〉
8歳　男　$E = (-5.89 + 9.23/100 \times HR - 3.7) \times Wt/2$
　　　女　$E = (-6.03 + 9.04/100 \times HR - 3.5) \times Wt/2$
12歳　男　$E = (-5.89 + 9.23/100 \times HR - 2.7) \times Wt/2$
　　　女　$E = (-4.23 + 6.93/100 \times HR - 2.6) \times Wt/2$
16歳　男　$E = (-5.45 + 9.21/100 \times HR - 2.2) \times Wt/2$
　　　女　$E = (-4.23 + 6.93/100 \times HR - 2.1) \times Wt/2$
E：消費熱量(kcal/30min)
HR：脈拍数(/min)，Wt：体重(kg)

*生活活動強度2度とは生活活動指数で0.43〜0.62（通勤，買い物のほか仕事などで2時間程度の歩行と事務，読書，談話による座位のほか機械操作，接客，家事などによる立位時間の多い場合）である．
**弱は生活強度2度に含まれる部分が多いが，長時間の場合は補食が必要となる．
***1単位=80kcalとする．

（沢登恵美ら，1997[38]）

も低血糖の予防には有効とされ，思春期以降では考慮する．

（4）その他の治療
a．低血糖への対応

　低血糖に関する明確な定義はない．自覚・他覚の症状と血糖値の関連も個人差が大きいので，その重症度と症状をおおまかに表33のように考えておく[39)40)]．検査上高血糖でも低血糖症状は出現し，これに対処してブドウ糖などをとるのは臨床上仕方がない．一方，血糖50 mg/dl以下となっても，症状が出現しないことがある．無自覚性低血糖の問題である[41)42)]．このような場合，その後に半日ほど過ぎて，ふたたび低血糖となっても症状が現われ難く，重篤な中枢神経ブドウ糖欠乏（昏睡・痙攣など）へいきなり進展することがある．自己血糖測定でこのような無自覚性低血糖があったら必ず中等度低血糖として記録し，その日の就寝前血糖値の目標を180 mg/dl以上または夜食の摂取を励行し，夜間の低血糖に注意する．夜間に低血糖があったときも，その日の低血糖症状が出にくいことに注意し，多少血糖管理を高値に設定する．

表33 低血糖の重症度の目安と処置

重症度	血糖値の目安 (mg/dl)	主な臨床的特徴	処　置
I 軽度	50-70〜	空腹感，震え，手指震顫，いらいら，不安，発汗，顔面蒼白，心悸亢進，注意力散漫，認知力低下	グルコース錠*，ジュース，ミルク 食事予定時間 15〜30分以内なら食事摂取
II 中等度	<50〜	頭痛，腹痛，行動異常，攻撃的，視力異常・複視，混乱，もうろう，衰弱感，発語異常・困難，心悸亢進，散瞳，顔面蒼白，発汗	グルコース錠*，10〜20gの糖質を含むスナックを追加
III 重度	<50	（重度中枢糖欠乏）強度認識異常，意識障害，全身痙攣，嚥下困難	病院外：グルカゴン注射（筋注または皮下注） 10歳未満 0.5mg 10歳以上 1.0mg 反応なければ10分後にもう1度くり返す． 病院内：20％ブドウ糖静注（0.2g/kgwt.） 原因検索が必要

*グルコース錠：グルコースサプライの名称で大塚製薬より無償供与が受けられる．即時の対応には2〜3錠が通常用いられる．

(雨宮　伸ら，1996[40])

　重症低血糖は経口での対応が困難な状況であり，グルカゴン注射が処方できるので，あらかじめ患者の家族などへ渡しておく．低血糖の緊急時には有用であるが，副作用として消化管蠕動の低下があるので，安易に用いるとその後の家庭での管理が難しいこともある．
　低血糖時にはまずブドウ糖5〜10g（糖尿病の食品交換の0.25〜0.5単位）をとらす．これが最も早く，10〜15分で，低血糖を改善される．その後の低血糖が再発する危険があるとき（運動の継続や次の食事まで時間があるなど）には1〜2単位の糖質食品を考慮する．

b．Sick Day への対応 （図34）

　糖尿病の子ども達やその保護者を悩ますことの一つに病気の日（sick day；英語でシックデイとそのまま使われることが多い）での血糖管理への対応がある．病気や外傷などのストレス時には，拮抗ホルモンの増加に伴いインスリン感受性が減弱し，血糖はしばしば高値となる．一方，食欲が減少し嘔吐や下痢が併発するので，低血糖の心配も当然となる．まさに，インスリン注射をいかに調整するかの応用問題である．
　この sick day への対応が理解できれば，自己管理技術は相当に進む．とくに，小学校高学年では修学旅行やその他の行事で保護者から離れて宿泊する機会も増え，このような場合での体調の変化をどこま

① Sick Dayへの備え
　　1）速効型インスリンの常備
　　2）容易に摂取可能な糖質食品
　　　　グルカゴン注射の常備
　　3）尿ケトン体の測定の準備
　　4）医療機関の連絡先の確認
② 食欲の保たれている場合
　　基本事項
　　　　インスリンスケジュールは変更なし
　　　　水分摂取奨励

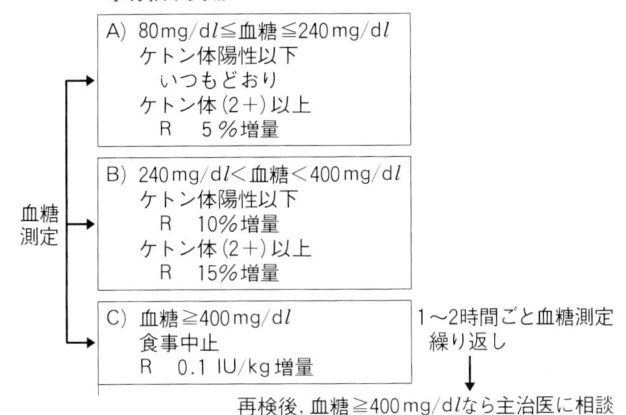

血糖測定
- A) 80mg/dl≦血糖≦240mg/dl
    ケトン体陽性以下
    　いつもどおり
    ケトン体（2＋）以上
    　R　5％増量
- B) 240mg/dl＜血糖＜400mg/dl
    ケトン体陽性以下
    　R　10％増量
    ケトン体（2＋）以上
    　R　15％増量
- C) 血糖≧400mg/dl
    食事中止
    　R　0.1 IU/kg増量
    　　1～2時間ごと血糖測定繰り返し
    　　再検後，血糖≧400mg/dlなら主治医に相談
    　　血糖＜400mg/dlなら食事摂取可

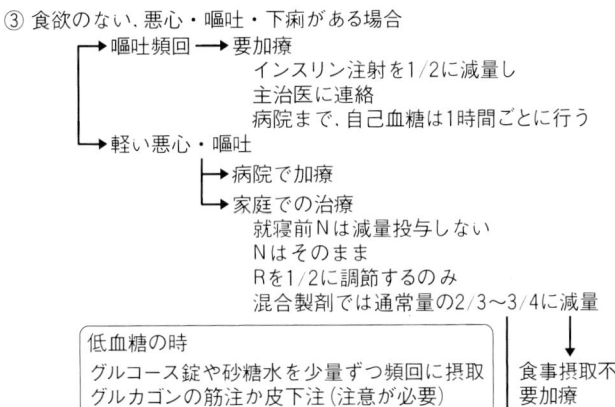

③ 食欲のない，悪心・嘔吐・下痢がある場合
　→嘔吐頻回 → 要加療
　　　　インスリン注射を1/2に減量し
　　　　主治医に連絡
　　　　病院まで，自己血糖は1時間ごとに行う
　→軽い悪心・嘔吐
　　→病院で加療
　　→家庭での治療
　　　　就寝前Nは減量投与しない
　　　　Nはそのまま
　　　　Rを1/2に調節するのみ
　　　　混合製剤では通常量の2/3～3/4に減量

低血糖の時
　グルコース錠や砂糖水を少量ずつ頻回に摂取
　グルカゴンの筋注か皮下注（注意が必要）
　ブドウ糖の輸液

食事摂取不能　要加療

食事摂取可能となれば②に従う。

図34　Sick Dayへの対応のフローチャート
（雨宮　伸ら，1996[40]）

で無理なく自分で処理できるかは大事なことである．自分で対応できる自信がつけば，これらの行事へも積極的に参加できるようになる．自分の対応がきちんと整理・記録されていれば，医師からの処置もより的確となる．年少者では当然保護者の援助が必要だが，保護者は徐々に患者自身が対応できるようになるよう励ましていく必要がある．初

回入院時および年1回程度の再教育が必要ともいわれ，サマーキャンプのときなどに理解度を増すようにする．

基本事項

①基本的には病気となったときにインスリン注射は通常量投与し，中止してはならない（ストレスによるインスリン拮抗ホルモン分泌によりインスリン抵抗性となる）．

②血糖変化へは速効型インスリン（R）で対応（Rを日頃使っていない患者にも処方しておく）．悪心・嘔吐があって食事がとれなくても，高血糖ならRの注射が必要．

③嘔吐の後や，食欲がない場合も糖質を中心とした食品を少しずつでも頻回にとり，水分の補給を十分にする．空腹感が強いか低血糖症状が出現したら，表34から20g程度の糖質を含む水分の補給が役立つ．真の低血糖に近い80mg/dl以下となったら，40g程度の糖質を含む水分の補給が必要となる．低血糖になった場合に備え，容易に経口摂取できる糖質食品やグルカゴン注射も家庭にあらかじめ常備しておく．

表34 食欲のないときの応急補充食品とその糖質量

	商品名	分量	糖質量(g)	kcal	備考
ゼリー類	粒入りゼリー（オレンジ，グレープ）	1/2個	10	44	1個110g
	フルーツゼリー	1個	11	46	
ソーダー類	コーラ	100ml	10	39	1缶250か350ml
	ファンタ	100ml	12	46	1缶250か350ml
	キリンレモン	100ml	9.3	36	1缶250か350ml
ジュース類	ハイシー	100ml	11	47	1缶250か350ml
	トマトジュース	300ml	10.5	42	
アイス類(参考)	レディーボーデン	50g	14	105	
	ピノ	4個	10.8	116	1個 10g
	チョコモナカ	1/2個	12.1	92	1個 75g
シャーベット類	サンキストシャーベット	1/2個	12.7	56	1個150g
調理穀類	ケロッグコーンフレイク	12	10	45	1食は30〜50g
	ケロッグコンボ	11	10	42	1食は30〜50g
	ケロッグシュガーポン	10	10	39	1食は30〜50g
スープ類	クノールカップスープ（中華）	1人前	8	45	
	クノールカップスープ（コーンクリーム）	1人前	11.9	72	
乳製品	牛乳	200cc	9.2	128	
	カルピス	20g	9.7	78	1人前40g
	ヤクルト	1本	11.1	47	1個70ml
	マミー	1本	11.1	50	1個90ml
	ブルガリアヨーグルト	1個	10.7	96	1個139ml
	ジョア	1本	16.5	100	1個125ml
パン類	トースト（6枚切り1/2枚)		10	80	
クラッカー	リッツ	1人前	12.3	101〜152	1人前20〜30g

（雨宮 伸ら，1996[40]）

④自己血糖の頻回の測定が不可欠である（DKA への進展を予知するには尿ケトン体の測定も必要）．食後2時間と次の食前に自己血糖を繰り返し，追加Rの必要量を調整する．尿ケトン体が陰性化することを確認する．

食欲がなく，悪心・嘔吐・下痢がある重症時の対応

自分では対応できないか否かを早めに主治医や糖尿病教育ナースと電話で連絡．嘔吐が頻回となったら入院し，輸液による脱水の治療および予防が重要である．尿ケトン体陽性なら血糖値が 240 mg/dl 以下であっても，嘔吐が頻回となると容易に DKA へ進展する．

直ちに血糖を測定し，主治医へ連絡を取るべきである．Sperling[2] は嘔吐があってもとにかくインスリン注射の指示量の50％は注射せよとしている（決してインスリン注射は中止してはならない）．病院へ着くまで，自己血糖を1時間ごとに繰り返し，結果を記録する．低血糖になることは稀だが，低血糖が出現したらグルコース錠や砂糖水を少しずつ頻回に与える．もし，これも難しければ，グルカゴンの筋注または皮下注を行う．かかりつけの病院に間に合わないときにはいったん近医でブドウ糖を含む輸液の加療を受ける．

一方，感冒などで食欲が低下したり，軽い悪心・嘔吐を伴うことも少なくない．この場合の処置を的確に行えば，入院しなくてすむことも多い．病気ではストレスにより一般にインスリン感受性が低下する．そこで，血中の基礎インスリン濃度が確保しにくい時間帯を作るべきではないと考えられる．これをRの4～6時間ごとの注射で調整していくのは，入院後医師が指示すれば良いことである．しかし，家庭でとりあえず対処しようとしたら，この基礎インスリン量の確保の概念を教育しておく必要がある．これは，低濃度の血中インスリンの確保によって筋肉・脂肪組織の異化による糖新生亢進を抑制する基礎投与量である．夜間血糖管理に対するNはこの基礎投与量にあたるので，減量投与の必要はない．むしろ，減量投与して早朝に病態が悪化することも少なくない．

RとNの混合製剤（ペンフィル 30 R など）を用いている場合はこのようにRだけを減量する対応はできないので，通常量の 2/3～3/4 に減らすしかない．食後2時間と就寝前，さらに夜間約2時間ごとに自己血糖を繰り返し，前述の調整を行う．

c．手術への対応
大手術
①手術時間はできるだけ事前に設定し，午前中からが望ましい．朝から禁食とし，1/4〜1/2生理食塩水をベースにし，輸液が長時間となるときは3 mEq/kg/24 hrのカリウムを補充する（患者の状態によって調整）．

②インスリン（R）は別に生理食塩水でDKAの治療と同じく希釈して注入単位を分かりやすく調製し，輸液ブドウ糖輸液量が3〜5 mg/kg/hrとなるように輸液量からブドウ糖濃度を設定する（参照；メモ1投与量とインスリン投与量の調整）．G/I(g/U)比は4〜7で血糖がほぼ150 mg/dlで維持できるようにRの注入量を調整する．同じRの注入量の1時間後と2時間後を比較して±30 mg/dl/hr以上変動したら，注入量を増減調整する．

③手術後も経口摂取可能となるまでブドウ糖・インスリン併用輸液を続ける．

④経口開始30分前にRを皮下注し，インスリン静注はただちに止めずに食事直前に中止．食事量に合わせてRの量を決めるが，0.25 U/kg（または1日の総量の1/4）程度を6時間ごとに食欲が安定するまで繰り返す（DKAからの移行期と基本的には同じ）．

緊急手術でも上述の管理で十分に対応できる．

b）小手術
局所麻酔ですむ程度の手術なら，通常の治療を続けていても十分に対応できる．術後数時間，食事摂取が難しい場合にも，sick dayの食欲のない場合を参考にすればよい．入院が必要なら，上述のブドウ糖・インスリン併用輸液で短時間でも管理したほうが問題が少ない．この場合は食事がとれるなら，Rによる4〜6時間ごとの管理でなく，食事開始30分前の通常皮下注療法やsick dayの食欲のある場合と同じ対応に戻す．

（5）治療の評価・判定
a．思春期症例の特徴
米国での1型糖尿病の管理と合併症に関するほぼ10年の前方視的検討（Diabetes Control and Complications Trail, DCCT）の報告[16]では，成人症例との対比で，思春期症例についてその成績が表35のようにまとめられている．思春期症例では強化インスリン療法群でもHbA$_{1c}$の平均値は，成人症例約7％に対し，8％であったことが分か

表35 米国DCCTの検討での思春期症例と成人例の対比

	思春期	成人	P
平均HbA$_{1c}$(%)(±SE)			
強化療法	8.06±0.13	7.12±0.03	＜0.001
従来療法	9.76±0.12	9.02±0.05	＜0.001
差	1.70±0.18	1.90±0.06	0.134
従来療法との危険率減少(%)(95% CI)			
すべての合併症（1次予防群のみ）	30(-9,55)	27(9,41)	0.819
網膜症3段階変化	61(30,78)	63(51,71)	0.802
アルブミン尿（＞40mg/day）	35(-7,60)	45(20,55)	0.886
強化療法群での重症低血糖			
年間発生率（100患者あたり）	85.7	56.9	0.004
従来療法との相対危険率	2.93	3.30	0.753
強化療法群での昏睡/痙攣			
年間発生率（100患者あたり）	26.7	14.4	0.001
従来療法との相対危険率	2.96	3.10	0.679

(Diabetes Control and Complications Trial Research Group, 1994[16])

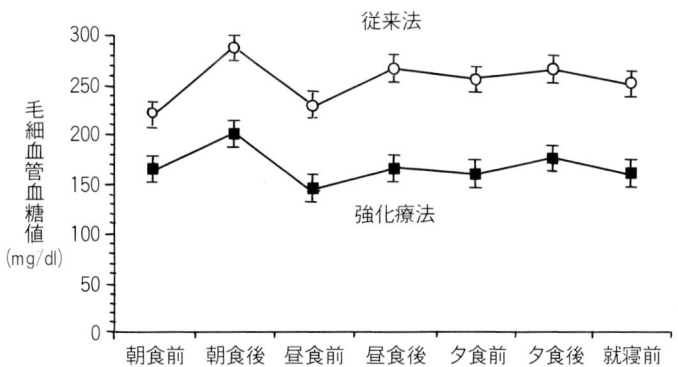

図35 米国DCCTの検討での思春期症例の血糖日内変動：強化インスリン療法と従来法の比較
(Diabetes Control and Complications Trial Research Group, 1994[16])

る．HbA$_{1c}$はむしろ成人症例より高値であっても，低血糖，とくに重篤なものが思春期例に有意に多かったことに起因している．さらにこれら対象者の血糖日内変動に関するデータを見ると図35のように強化インスリン療法群は従来療法群（1日1～2回注射）に比べ明らかに血糖管理は良好だが，朝食前血糖の中央値は従来療法群はもちろん強化療法群でもはるかに140mg/dlを超えていた．この検討での対象者は朝食前血糖を70～120mg/dlにすべく就寝前持続性インスリンの投与量を調整するよう指示されたが，実際には夜間～早朝での低血糖が防止できず，結局は投与量の増加に限界があったのである．強化療法群での体重増加（とくに女子）も問題となった．しかし，思春期症

例でも合併症の予防は効果は成人症例とほぼ同様であったこと，低血糖が必ずしも後遺症を残さなかったことにより，強化療法群のより安全な導入が小児・思春期症例でのコントロールの目標達成への課題となっている．

b．コントロールの目標値設定と許容範囲

1型糖尿病における食前・食後・就寝前の血糖およびHbA₁cの目標値を表36に示す．

自己血糖測定の対象となる基本的時間帯は，各食前と各食後1.5～2時間，就寝前，夜間午前2～4時の最大1日計7～8回となる．このような測定を血糖日内変動という．他に，病気などで体調が悪いとき，また低血糖では随時追加測定する．しかし，退院直後や治療内容が変更されたとき以外は，毎日これほど頻回に測定せず，血糖管理が安定していれば，血糖日内変動は毎月1回程度でも十分となる．

毎日の測定は2～4回したほうが適当なことが多いが，各食前と就寝前のなかから各人に応じて決める．また，夜間に低血糖の可能性があったら，ときにはその測定も重要である．日本の現状では，健康保険制度で毎月給付できる試験紙の枚数は決まっており，この範囲で対応する．

糖尿病でない人の各正常血糖値やHbA₁cにできるだけ近づけられ

表36　1型糖尿病における血糖管理目標

指標	正常値	糖尿病成人目標	（年代別）の目標値	
食前血糖値(mg/dl)	＜110	70～120	（思春期）	80～140～
			（学童期）	80～150～
			（幼児期）	80～160～
食後血糖値(mg/dl)	＜126	100～140	（思春期）	－180～
			（学童期）	－200～
			（幼児期）	－250～
夜間血糖値(mg/dl)		60～90	（思春期）	65～126～
			（学童期）	70～140～
			（幼児期）	70～170～
HbA₁c(%)	＜6	＜7	（思春期）	6.5～7.4～
			（学童期）	6.5～7.4～
			（幼児期）	7.5～8.5～

*小児・思春期の目標値はあくまでも低血糖の危険を避けることが優先される．また，年少時では血糖管理は不安定であり，目標値以下になることをいたずらに推奨してはならない．低血糖の危険があれば，～で示したように一般的目標値以上となってしまうことも許容する．とくに早朝空腹時血糖が70mg/dl未満では夜間の低血糖の存在を考慮する．

れば，将来の合併症は大幅に軽減できる．一方，血糖管理の目標を達成するには頻回の自己血糖測定など日常の患児への負担とその評価・対応の難しさなど多くの課題が残っている．血糖管理のみに注意して正常な成長・発達が得られないのでは仕方がないばかりでなく，過度の精神的ストレスがしばしば自己血糖測定の虚偽申告として現れる．したがって，小児・思春期の患者では，とくに6歳未満の症例の低血糖の脳発達への影響を憂慮すれば，いたずらに血糖管理目標に固執せず，少し高めの許容範囲を設けてこのなかに入るよう指導していくことが大切である．と同時に，将来の合併症と高血糖の関連を繰り返し説明し，思春期以降での設定目標値，さらには正常値達成に一歩でも近づけるよう指導する．現状での血糖管理の一般的な良否の判定をそのまま伝えるのではなく，挑戦して得られた改善点は必ず評価してあげる．

[雨宮　伸]

2. 2型（インスリン非依存型）糖尿病の治療

はじめに

小児期の2型糖尿病の治療の目的は将来の慢性合併症出現を予防することにあり，目標はインスリン抵抗性の軽減とインスリンの効率のよい利用による血糖値の正常化にある．そのためには，食事療法と運動療法が基本的に不可欠である．一方，小児2型糖尿病の発症増加の背景には，図36に示すようなさまざまな社会・文化的背景の関与が推

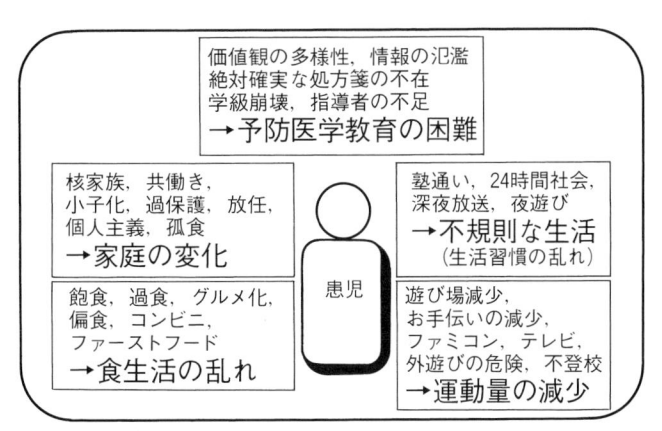

図36　小児期発症2型糖尿病増加の社会・文化的背景
（大阪市立大学小児科，稲田浩先生の原図を一部改変）

察されている．このなかには患者個人の努力では解決困難な問題もあり，生活背景や理解度を十分に把握したうえで治療法を選択する必要がある．さらに，小児では生活習慣の改善には家族の協力を必要とするため，治療方法を患児や家族とともに選択する．

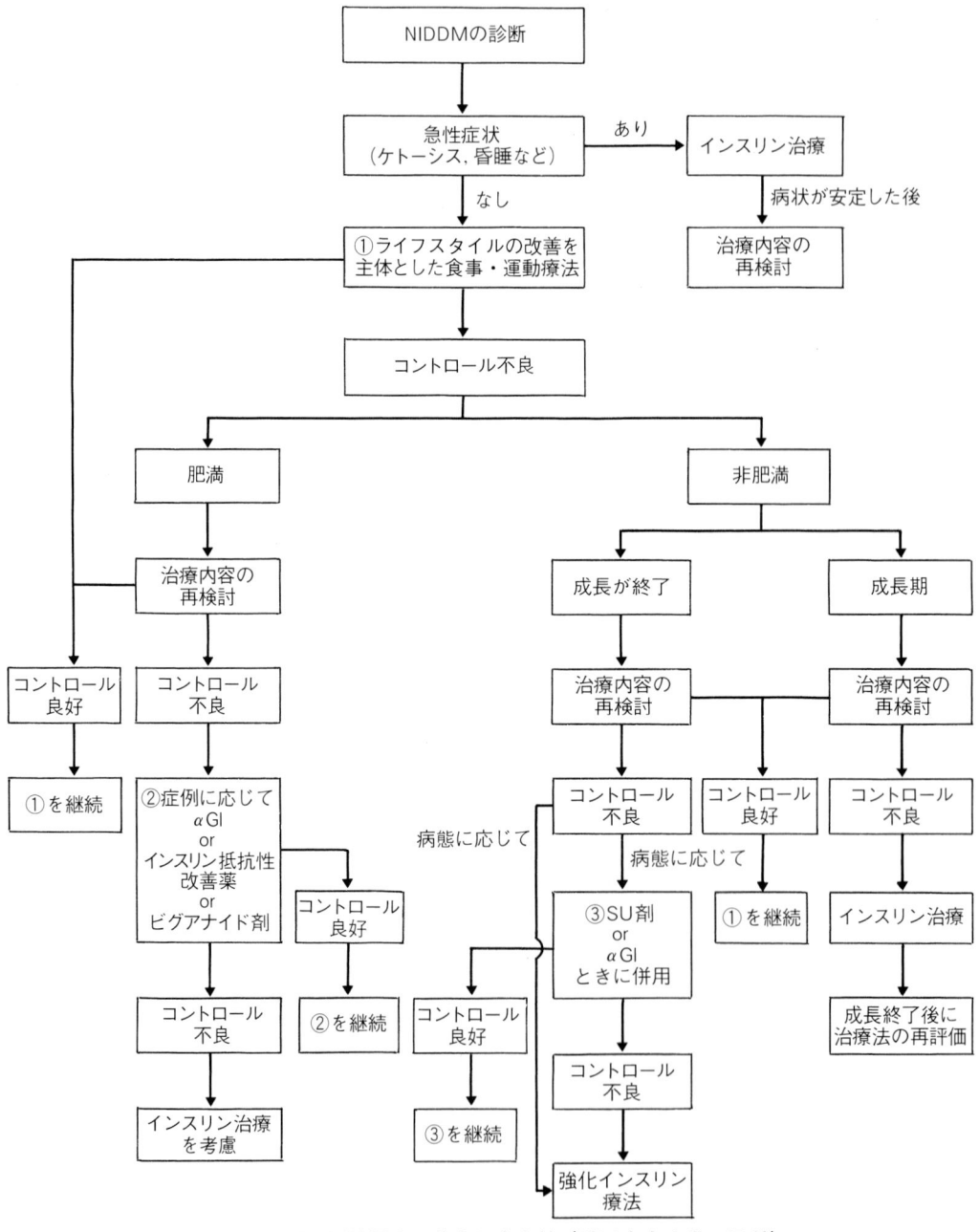

図37　小児2型糖尿病の基本治療方針（横浜市立大学小児科）

2型糖尿病の治療は将来の合併症を予防するための治療であり，継続させる必要がある．短期的に高血糖を是正させただけでは十分な治療にはならない．例えば，入院による食事療法・運動療法の厳守は血糖値を確実に改善させる．しかし，ときには家族にとって入院治療は安易な選択となり，家庭での生活習慣改善の努力に結びつかないこともある．

他方，小児2型糖尿病発症には，食事や運動といった環境因子の他に，遺伝因子も関与している．すなわち，食事・運動療法だけでは，十分な治療が困難な患者が存在する．食事療法と運動療法により肥満が解消しても良好なコントロール（少なくとも HbA_{1c} 7％以下）が達成できない場合には，積極的に薬物療法を選択するべきである．図37に小児2型糖尿病のわれわれの治療方針を示した．薬物療法実施に際しては自己血糖測定などの環境整備をしておくことも必要である．

また，治療は生涯にわたり継続する必要があるため，患者が実行・継続が可能なプランを打ち出せる能力が医師には求められている．そのためには表37のような認識も必要であろう．小児は，進学・就職・友人や教師との出会い・恋愛などにより，生活背景が大きく変化するため，これらの変化を上手に療養行動に結びつける視点も要求されている．

表37 実行・継続性を高めるために
・一方的な押しつけは成功しない
・患児の背景を十分に検討する
・変えられるものを探し出す
・家族・子どもの共感を得られる方法論
・継続が可能である方法論であること
・ベストチョイスにこだわらない
・柔軟性を持った方法論
・正確な情報の提供
・成長に応じた再検討

1）食事療法

はじめに

日本人の戦後の栄養摂取量の変遷をみると，総エネルギーはほぼ頭打ちになっているが，脂質の摂取量が増加している（図38)[1]．この脂質の増加とともに小児でも成人でも2型糖尿病が増加している．そのため，食事療法は単にエネルギーの指示を患者に提示するだけでなく，内容にもふれたものである必要がある．

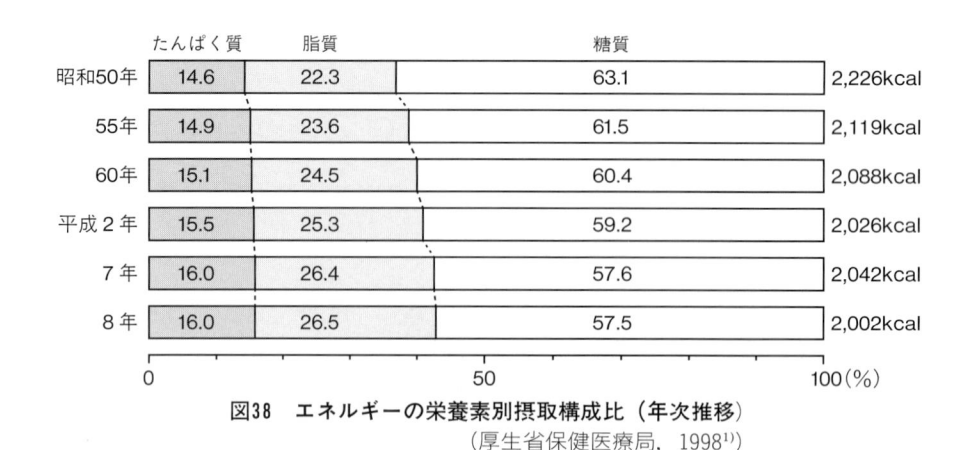

	たんぱく質	脂質	糖質	
昭和50年	14.6	22.3	63.1	2,226kcal
55年	14.9	23.6	61.5	2,119kcal
60年	15.1	24.5	60.4	2,088kcal
平成2年	15.5	25.3	59.2	2,026kcal
7年	16.0	26.4	57.6	2,042kcal
8年	16.0	26.5	57.5	2,002kcal

図38 エネルギーの栄養素別摂取構成比（年次推移）
（厚生省保健医療局，1998[1]）

表38 ADA（米国糖尿病学会）による食事療法の目標

1）インスリン（内因性，注射あるいは経口薬による）と運動による血糖降下とバランスのとれた食事療法で血糖値をほぼ正常化させる．
2）血清脂質レベルを適正に保つ．
3）指示カロリーは，成人では適切な体重を維持でき，小児や思春期では正常な発達・発育が可能で，妊婦では増加した代謝に応じたものであること．
4）急性合併症（低血糖や急性疾患）や慢性合併症の予防や治療になるもの．
5）健常人でも健康増進に役立つもの．

（ADA, 1998[2]）

　一方で，厳格な食事療法の遵守はときに不可能であり，治療中断の原因にもなる．そのため，食事療法は年齢や体格により画一的に指示されるものではなく，患者の実効性を高めるために，個々の患者の食習慣や理解度に応じた変化に富んだものである必要がある．アメリカ糖尿病学会（ADA）は食事療法に表38のような5つの目標を設定している[2]．また，ADAは食事療法によって求める体重は理想体重ではなく，達成可能で長期にわたり維持できる適切な体重であるとわざわざ断っており，現在の食事療法はQOLを考慮した現実的な対応を重視する方向にある．

（1）カロリー摂取量を指示する前に－カロリー指示は患者背景を把握してから－

　小児期発症2型糖尿病は肥満を伴っていることが多く，肥満を認める場合には食事療法と運動療法による減量（成長期であれば肥満度の改善）が最適の治療法である．食事療法が効果をあげるためには，1）適切なエネルギー摂取，2）バランスがとれた栄養素の摂取，3）規則的な食生活が必要である．

表39　食習慣のチェックリスト

・食事は規則正しい時間にとっているか？
・朝食はとっているか？
・夜食の習慣はないか？
・早食いか？
・朝・昼食が少なく，夕食のまとめ食いはないか？
・調味料（醬油，ソース，マヨネーズなど）をよく使うか？
・偏食はないか？
・野菜は食べているか？
・3食以外に口にするものがあるか？
・間食（おやつ）は場所・時間・量が決まっているか？
・スナック菓子をよく食べるか？
・菓子の買い置きがあるか？
・脂っこいものが好きか？
・よく嚙んで食べるか？
・誰と食べているか？
・買い食いをするか？

　ところで，肥満2型糖尿病の生活習慣には過食や偏食と一言では納めきれない食習慣の「歪み」が潜んでいることが多い．したがって，食事療法を成功させるためには，この「歪み」の改善を必要としており，カロリー指示の前に患者の生活習慣の把握が必要となる．食行動の把握には表39のようなチェックリストも有効である．大きく乱れている食習慣が認識できれば，患者サイドの負担が少ない（＝実行しやすい），すぐに開始可能な効果的な治療手段の提示が容易となる．以下に栄養士による指導前に可能な対応について列挙した．

a．それまでの食習慣を最初から否定しない

　「そんなにめちゃくちゃな食事では，糖尿病になってあたり前です.」と言いたくなるほどの食習慣を持っている小児2型糖尿病は確かに存在する．家庭での一定の食習慣が由につけ悪しきにつけ完成するためには，それなりの背景が存在している．「めちゃくちゃな」食事になるには，それなりの理由が潜んでいると考える必要がある．理由が判明すると，有効な食生活の変容の糸口になることもある．しかし，患者の食生活を頭ごなしに否定すると「本当のことをいうと怒られる」と受け取られ，治療に有用な情報を得ることができなくなる．食事療法の必要性を本人・家族に理解させることは不可欠であるが，現状の打開策を考えて行くためには家庭の正確な情報を得ることも必要である．

b．家庭での味付けは？

 味付けが濃いと食欲が増進することは，日常的にわれわれは経験している．例えば，辛子明太子でどんぶり飯を食べられるが，白米だけでは食事は進まない．そのため，家庭での味付けの指導が食事療法のkeyとなることもある．ふつうのお椀を用い，ふつうの味噌で計量スプーンの小さじですり切り2杯（12g）で作ったみそ汁の味が薄いと感じたら味覚が障害されている可能性がある．このみそ汁で味がしないというときには，醬油やソースを多量に使った食事をとっていることが多い．濃い味付けは食欲を増進させるために，空腹感を助長し盗食や隠れ食いの遠因になることさえある．このような場合には，家庭の料理の味付けについての見直しが有効な場合がある．

c．偏食はないか？

 とくに野菜嫌いの有無が重要である．野菜の使用なしに食事にボリュームを持たせることは不可能である．ボリューム感のない食事は食事療法の失敗を引き起こしやすい．野菜嫌いのままでは食事療法は空腹感という苦痛を避けがたいため，生野菜，サラダ，おひたし，野菜炒めなどで野菜を食事に積極的に組み込むようにする．また，「いくらでもおなかに入る」好きなものも確認しておく．

d．食事の時間帯と生活リズムは？

 現代っ子は塾やテレビ，ファミコンなどにより，宵っぱりの傾向が進んでいる．このため，夜遅く夕食をとる小児が増えており，「生徒児童の健康状態サーベイランス事業報告書（1998）」によると中学生の4人に1人は夕食時間が夜8時以降で，10時以降も約10％に認められている．夜遅く食事をとると，朝起きられないし，食欲も湧かず朝食をとらない状況を生み出す．このような場合には，ライフスタイルを改善なしには規則正しい食生活の継続は非常に困難である．

e．家庭環境は？

 共働き家庭では，子どもだけで家で過ごす時間が多い．この際，冷蔵庫にジュース，テーブルの上にはお菓子が置いてある状況では，間食を止めることは不可能である．食べない指導するより，家庭に置かないように環境整備するほうが有効な手段となる．

f．食べ方は？

 大食漢の小児の多くは早食いである．加工食品を中心とした柔らかい食物の摂取機会の増加により「よく嚙んで食べる小児の割合」は低下傾向にある．咀嚼の回数を多くし，早食いの解消が望ましい．咀嚼

の回数は一口20回以上が勧められている[3]．

g．水分摂取は？

糖質の摂取量が多いほど肥満傾向になることが知られている．水代わりにジュースなどの清涼飲料水を摂取している場合も少なくない．牛乳や100％果汁，カロリー控えめの表示のある飲み物などであっても過度の摂取は耐糖能の悪化を導くために，糖分の入っている飲料水は厳しく制限する必要がある．このため，市販されているカロリーフリーの飲料水についての情報も提供しておく．

h．把握は十分か？

「おやつは食べていない．ジュースは飲んでいない」と答えても3食以外にさまざまなものを摂取していることがある．例えば，「牛乳は飲み物とは思っていなかった」と牛乳だけで600カロリー以上の摂取があったり，「夕食は間食じゃないと思っていた」と夕食を2度食べていたりすることがある．口にしているものと時間を確認すると把握可能となる．

i．家族の参加が必要なことを説明する

家庭内で患児だけが食習慣を改善させることは困難であるため，家族全員の協力が必要なことを説明する．

（2）栄養指導の実際

a．エネルギー指示量の決定

2型糖尿病の多くは，診断前の摂取カロリーより制限が必要になる．しかし，小児では過度の栄養制限は発育に影響を与えるため，正常な発育・発達に必要な栄養素は摂取する必要がある．この対応には，第

表40　小児2型糖尿病の食事療法の基本

1） 各年齢における"第5次改訂日本人栄養所要量"（厚生省）を健常児の所要量の基本とする
2） 原則として中等度以上の肥満を認める場合には，エネルギー摂取量を同年齢の健常児の所要量の90％程度に制限し，軽度肥満ないし非肥満では95％を目安として治療を開始する
3） 三大栄養素の配分比は糖質50～57％，蛋白質15～20％，脂質25～30％を基本とする
4） カルシウム，鉄，食物線維を十分に与える
5） 1日の摂取エネルギーの5～10％を消費するような運動メニューを作成する
6） 上記の指導に抵抗する場合には，経口血糖降下薬あるいはインスリンを使用する

（大和田操，1999[4]）

5次改訂日本人栄養所要量(1995)(表29)を基本とする大和田による食事療法の基本(表40)[4]が参考になる．肥満がある場合には，この表40のカロリーでも糖尿病診断前の摂取カロリーより制限がかかり，すみやかな血糖値の改善を認めることが多い．エネルギー指示量が決定後の指導は「糖尿病食事療法のための食品交換表」を利用する．

ところで，高度肥満者のなかには1日の摂取カロリーが4,000～5,000kcalに達するものや，食べている量の推定さえ困難な症例もあり，栄養所要量でさえ実施困難な強い食事制限になることがある．このようなときには，段階的にできるところからカロリーを減らす方法を選択する．

また，一度決定した指示カロリーは唯一絶対のものではない．食事療法の効果には運動量や体質などにより個人差が大きい．このため，運動の実施状況，体重の経過，成長の様子，コントロール状況，理解度などによって再検討していく必要がある．

指示量決定後の食事療法は栄養士を中心に進められていくことが多いが，栄養士任せではなく，主治医，看護婦もかかわりあい，治療方針をチームで共有していくことも大切である．

b．エネルギー比

単にエネルギー量を調節するだけではなく，栄養のバランスのとれた食事であることが必要である．栄養素の配分も一般の小児と変わりなく，糖質50～56％，蛋白質17～20％，脂質20～25％が適正といわれている[5]．

c．糖　　質

糖質は単純糖質と複合糖質に分類される．一般に単純糖質は吸収が早く，食後に高血糖になりやすいと考えられ，複合糖質が勧められている．

d．蛋　白　質

小児においては必要な蛋白摂取することも成長のためにも重要である．表29(p94)を参考に摂取量を決定する．

e．脂　　質

脂肪酸には飽和脂肪酸，一価不飽和脂肪酸，多価不飽和脂肪酸に分類される．飽和脂肪酸は血中コレステロール値を上昇させ，適度な多価不飽和脂肪酸摂取は低下させる．このため，多価不飽和脂肪酸の多い魚，植物油の摂取を多くし，飽和脂肪酸の多い動物性脂肪を減少させる．

f．その他

　食物繊維は食後の高血糖を抑えることやコレステロール低下作用が知られており，成人では20～25gの摂取量が望ましいとされている．

　フラボノイドは抗酸化作用を持ち，活性酸素を抑えLDLの酸化を抑制するために動脈硬化を防ぐ作用がある．フランス人は赤ワイン中のフラボノイドを多く摂取するために脂肪接収量に比較して心疾患死亡が少ない．小児の2型糖尿病ではマルチプルリスクファクター症候群の病態を呈するものが多いため，冠動脈疾患の合併が危惧されており，フラボノイドの摂取量については今後の重要な検討課題と思われる．フラボノイドは赤ワインの他に，緑茶，紅茶，たまねぎなどに多い．

（3）特殊な食事療法

　超低カロリー食（very low cacalorie diet：VLCD）は，小児肥満の有効な減量法として報告されている[6]．肥満を伴う小児2型糖尿病では，血糖改善と減量の有効な治療法となる．長期的な効果は判明していないが，高血糖のために食欲が制御できないなどのときは試みる価値はある（図39）．

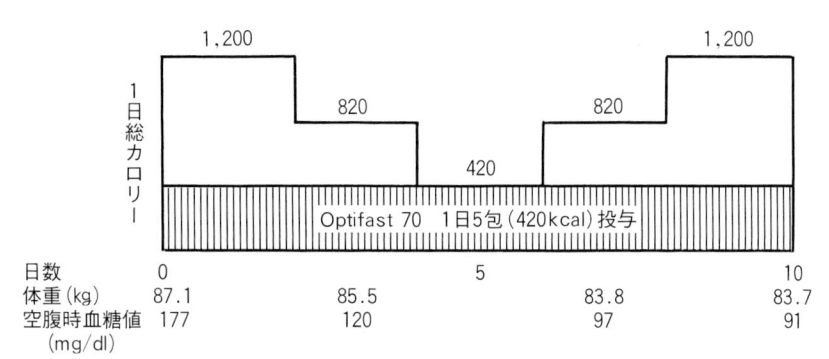

図39　VLCDにてすみやかにコントロールが改善した2型糖尿病症例

コントロール不良のため，空腹感が制御できなかった17歳，男児．
　VLCD実施後，4日目には血糖の改善が認められ，10日の実施にて血糖値は正常化した．退院後に体重はリバウンドを認めたが，異常な空腹感は消失し良好なコントロールが維持されている．

2）運動療法

はじめに

　遊ぶ時間と遊ぶ場所の減少，子どもの家事手伝いの減少，テレビやファミコンなど室内娯楽の普及などにより子どもが外で体を動かす機会が減少し続けており，ほとんどの学年で体力の低下が認められてい

表41 子どもの遊びの変化

普段どんな遊びをすることが多いか（複数回答）

男の子	%
1．野球・ソフトボール	55
2．サッカー	43
3．ドッジボール	27

女の子	%
1．鬼ごっこ・かくれんぼ	31
2．ドッジボール	26
3．ゴムとび	14

1984年 ▶

男の子	%
1．サッカー	59
2．テレビゲーム	42
3．野球	25

女の子	%
1．鬼ごっこ・かくれんぼ	23
2．テレビゲーム	18
3．本・マンガを読む	17

1994年

資料：1984年はNHK「小学生の生活と意識調査」
1994年はNHK「小学生の生活と文化」調査
（厚生白書，1997[8]）

る[7]．遊びのなかでは，テレビゲームの占める割合が増加している（表41）[8]．総務庁調査によれば，テレビゲームで遊ぶ理由の第1位は「ゲームそのものが楽しい」ためであり，長時間に及ぶゲームは他の遊びをする時間も奪っている．子どもの運動不足が指摘され久しいが，社会的な状況はさらに悪化し続けている．そのため，運動療法実施は食事療法以上に困難を伴うことが多い．

（1）運動療法の効果

2型糖尿病患者の運動は，食事療法の併用により耐糖能を改善させる．この耐糖能の改善は体重の減少前から認められ，主としてインスリン感受性の改善による．この血糖改善効果以外にも運動には冠動脈疾患のリスクファクターを減少させることが証明されている．すなわち，脂質代謝異常，高血圧，凝固異常を改善させる働きがある[9]．さらに，長期の運動は体脂肪，とくに内臓脂肪を減少させる．また，ストレスの軽減や免疫力を高めるなどの作用が報告されている．

（2）望ましい運動

a．運動量

AHA（米国心臓学会）によれば，運動の恩恵を受けるには，余暇時間の週700 kcal以上の運動が必要としている[10]．

b．種類

運動を酸素利用度から分類すると有酸素運動と無酸素運動に分類される．有酸素運動がより，インスリン感受性を改善させるために望ましい．有酸素運動にはウォーキング，ジョギング，水泳，なわとび，

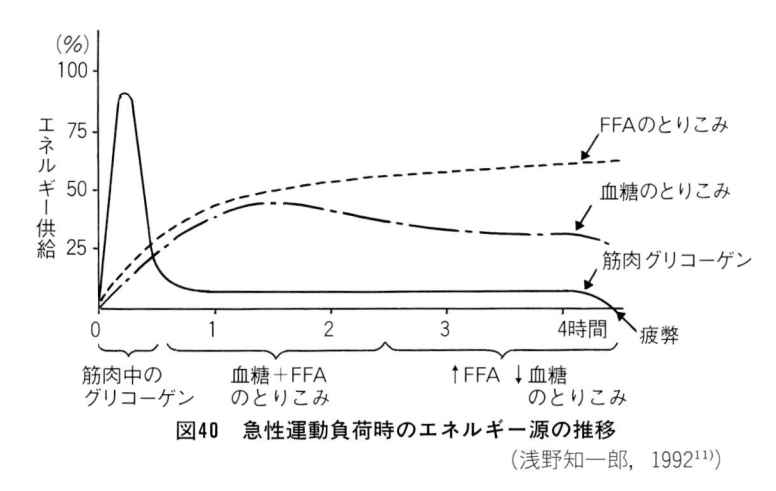

図40 急性運動負荷時のエネルギー源の推移
（浅野知一郎，1992[11]）

自転車（エルゴメーター），ダンスなどがある．

c．時　　間

糖尿病患者に限らず，食後30分から1時間が最も血糖値が上昇する．安静時には，この上昇した血糖は脂肪として蓄積される．運動による，筋へのブドウ糖の取り込みによる高血糖抑制と，脂肪蓄積の防止の理由で食後1～2時間の運動のほうが，食前の運動より望ましい．

d．持続時間

運動開始時には筋肉内グリコーゲンが主としてエネルギー源として利用されるが，10分以上経過すると血液中の糖分と脂肪がエネルギー源に利用されるようになる（図40）[11]．運動を続けると脂肪利用率がさらに高まるため，1回の運動は20分以上が望ましいとされている．

e．頻　　度

運動による効果は2，3日で消失するために[12]，毎日実施することが望ましい．効果を得るためには少なくとも週3日以上行うことが必要である．

f．禁　　忌

ケトーシスを認める場合は，運動によって血糖値はさらに上昇するために運動は控える必要があるが，小児では合併症を有していない限り運動の制限は不要である．

（3）運動処方の実際

1日摂取カロリーの10％以上の運動量が望ましいとされている．運動量の評価には，表31[13]の運動別エネルギー消費量が目安になる．個人の嗜好に応じた運動が実施できることが望ましいが，実際には小児2型糖尿病の運動療法は運動不足対策となることが少なくない．運動

嫌いの患児では，生活のなかの運動を強化するなどの対策で日常生活での身体活動を増やす工夫が必要となる．例えば，登下校時には，他人に抜かれないスピードで歩く，階段を使用する，バス停を一つ歩くなど日常生活中の運動強化を確実に実施するように指導する．万歩計，カロリーカウンターの使用や筋力，体脂肪測定などによる評価が継続に有効なこともある．家事の手伝いをさせる，食直後に横にさせないなどのまめに動く習慣を形成させるような家族の支援も重要である．

（4）特殊な状況下での運動不足による2型糖尿病

文部省の調査によれば，平成7年度に「学校嫌い」を理由に年間50日以上欠席した児童生徒数は，81,591人で増加しつつある．不登校の子どもは極端な運動不足であることがほとんどで，2型糖尿病が発症すると治療に苦慮することが多い．復学で耐糖能が改善することもある（図41）．

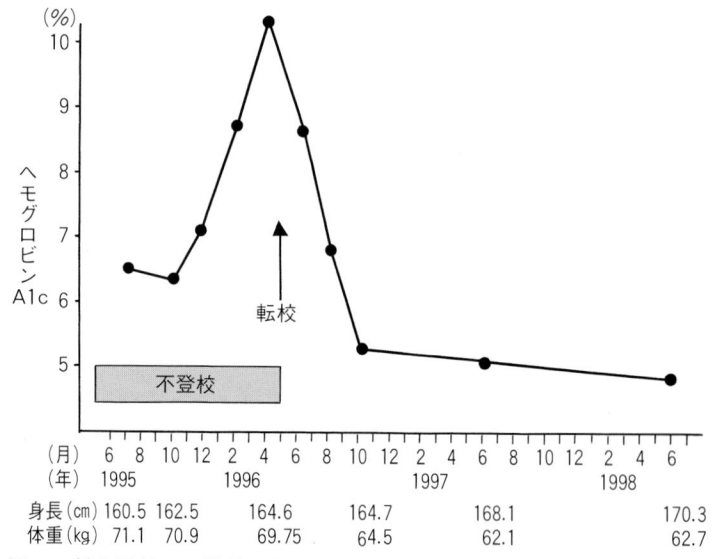

図41 対人関係で不登校となり，コントロール困難であった2型糖尿病
転校による復学後に速やかに HbA_{1c} 値が正常化した　（12歳，男児）

3）薬物療法

はじめに

薬物療法はインスリン分泌不全とインスリン抵抗性の解消による正常血糖維持（少なくとも HbA_{1c} 7％以下）を目的として治療は行われる．種々の作用を持つ糖尿病薬が存在するため，薬剤の作用に熟知し患者の病態に応じた治療法の選択が必要である．2型糖尿病の病態に

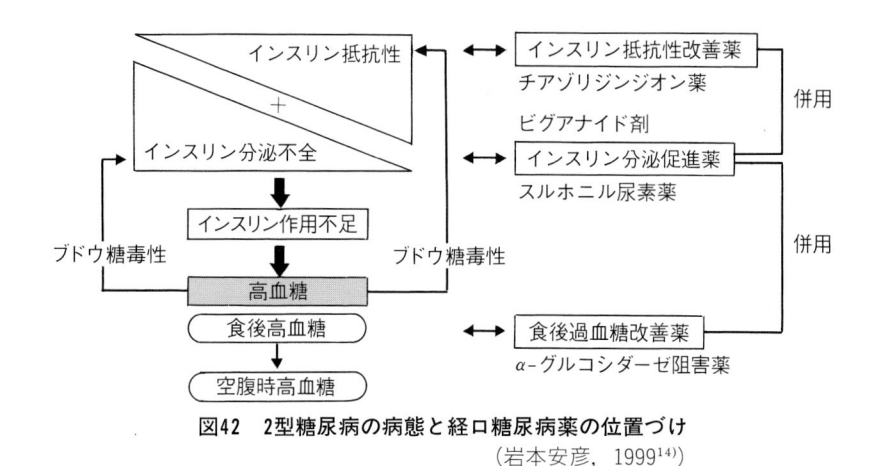

図42　2型糖尿病の病態と経口糖尿病薬の位置づけ
(岩本安彦, 1999[14])

応じた糖尿病薬の位置づけを図42[14]に示した．

2型糖尿病に対する薬物療法（表42）

a．α-グルコシダーゼ阻害薬

小腸に存在する二糖分解酵素の阻害薬である．二糖類の分解を抑制し，消化吸収を遅延させるため，食後高血糖の改善が期待できる．空腹時血糖値140mg/dl以下で食後血糖値が200mg/dl以上の高血糖を呈する症例が，よい適応となる．空腹時高血糖を示す症例には単独投与では不十分なため，経口血糖降下薬やインスリンと併用されることもある．副作用として腹部症状（下痢・鼓腸など）を認めることが多いが数週間の継続投与で次第に消失する．単独投与では低血糖が出現しないことや，副作用が軽微であることなどより使用しやすい薬剤である．

本邦ではアカルボース（グルコバイ）とボグリボース（ベイスン）

表42　2型糖尿病に対する経口薬の特徴

	よい適応	低血糖 （単独投与時）	使用を避けるべき状態	主な注意すべき副作用
αグルコシダーゼ阻害薬	食後高血糖を呈する2型糖尿病	非常に稀	炎症性腸疾患，腹部手術の既往	腹部膨満感，放屁の増加，下痢，イレウス
インスリン抵抗性改善薬	肥満型2型糖尿病	非常に稀	肝機能異常，インスリン使用者	浮腫，貧血，肝障害
SU薬	成長終了後の空腹時高血糖を呈する非肥満2型糖尿病	あり ときに重症	肥満患者，成長期	肝障害，造血器障害
ビグアナイド	肥満型2型糖尿病	なし	肝機能異常者，腎機能異常者，心疾患，成長期	消化器症状，乳酸アシドーシス
中枢性食欲抑制薬	高度肥満2型糖尿病	なし	精神疾患を有する患者	依存性，消化器症状，睡眠障害，精神症状

の2種類がある．アカルボースはαアミラーゼに対する阻害作用を有するが，ボグリボースはアミラーゼ阻害作用を持たない違いがある．ボグリボースのみインスリンとの併用が認められているが，インスリンや経口血糖降下剤との併用では低血糖が出現することがある．この場合は砂糖の摂取ではなく，グルコースの摂取が必要であることを十分に教育しておく必要がある．

b．インスリン抵抗性改善薬

末梢組織（筋肉・脂肪）におけるブドウ糖利用促進，肝臓における糖新生抑制などによりインスリン抵抗性を改善するとされている．インスリン作用増強によって高血糖，高脂血症，高インスリン血症を改善する．肥満が高度なほど，空腹時インスリン値が高値なほど有効性が高いことが判明している．このため，よい適応となる2型糖尿病は肥満を認めるか，空腹時インスリン高値の症例である．身体所見で黒色表皮腫を認める症例では奏功することが多い．単独投与では低血糖が出現することがまずないが，体重増加を認めることが多く注意を要する．チアゾリジン系のトログリタゾンとピオグリタゾンの2種類が認可されているが，インスリンとの併用は保険診療上は認められていない．

トログリタゾンはresponderとnon-responderが存在することが臨床的に知られているが，投薬前に確実に判定することは不可能である．有効な症例のほとんどは1ヵ月の投与で血糖値やHbA$_{1c}$の改善が認められる．数ヵ月（3ヵ月程度）投与しても耐糖能が改善しない症例ではその後も無効なことが多いため，すみやかに治療を変更すべきである．

トログリタゾンの市販後に，重篤な肝障害がいくつか報告[15)16)]され，トログリタゾン投与中は月1回の肝機能の検査が義務づけられている．この月1回の肝機能チェックの指導後は死亡例の報告はないようであるが，投与は肝機能異常を認めない症例で，十分な説明と肝機能のフォローアップを確実にできる症例に限るべきである．ピオグリタゾンも同様の注意が必要であろう．

c．経口血糖降下薬

スルフォニル尿素系薬剤（SU薬）　食事療法が遵守されていても，コントロール不良の非肥満2型糖尿病が対象となる．少量でも低血糖が出現することがあるため，作用の弱いものを少量（半錠）から開始し，血糖値を参考にしながら徐々に増量していく．比較的作用の弱い

ものとしてトルブタミド，グリクラジドなどがあり，強力なものとしてグリベンクラミドなどがある．クロルプロパミドは作用時間が長いために遷延性の重症低血糖のリスクが高く，使用すべきではない．肥満を認める場合は，本薬剤投与により空腹感が増大し肥満が悪化し著しい治療抵抗性となることがあり，禁忌と考えたほうがよい．自験例では二次無効の割合が成人に比し高く，成長期や極量投与を要する症例ではインスリンを導入したほうが確実な効果を期待できる．

ビグアナイド系薬剤 近年，メトフォルミンがその膵外作用より肥満を伴う2型糖尿病の治療薬として再評価され[17]，英国で行われた大規模な prospective Study の UKPDS では，肥満2型糖尿病のメトフォルミン投与が合併症を減少させたと報告されている[18]．しかし，いずれも日本で使用が認められている極量の2～3倍投与されており，日本での投与量の再検討が待たれている．小児科領域での使用経験は少ないが，肥満を伴う2型糖尿病では有効なことが多い．やはり投与後の肥満悪化に注意が必要である．

インスリン療法 インスリンは1型糖尿病のみならず2型糖尿病に対しても効果的な糖尿病治療薬である．インスリン療法以外の治療でコントロールが得られない場合に開始することが多いが，多飲・多尿・体重減少などの症状が強い場合にインスリンを診断時より使用することもある．2型糖尿病のインスリン治療では，内因性インスリン分泌が残存しているため病態に応じた治療法が存在する．また，1型糖尿病に比べ，同じレベルのコントロールであっても低血糖が少ない．

治療が奏効すると糖毒性の解消などによりインスリン治療が不要になることも少なくない[19]．治療開始後，すみやかに耐糖能が改善し2週間前後でインスリン不要となることもあり，治療開始時は確実にSMBGを実施することと低血糖の教育が不可欠である．

強化インスリン療法：Kumamoto Study により強化インスリン療法は2型糖尿病でも血管合併症の発症や悪化を抑制することが証明されている[20]．2型糖尿病でも基本的なインスリン療法である．まず，食前に速攻型0.1U/kg程度の投与を行い，血糖値を参考にインスリン量を増減する．

速効型インスリン毎食前投与法：2型糖尿病ではコントロール不良でも基礎分泌は比較的保持されてることが多いため，追加分泌の補充をメインにした方法である．他の治療から切り替える場合には，0.1U/kg/回程度で開始する．検査値を参考に眠前の中間型インスリンある

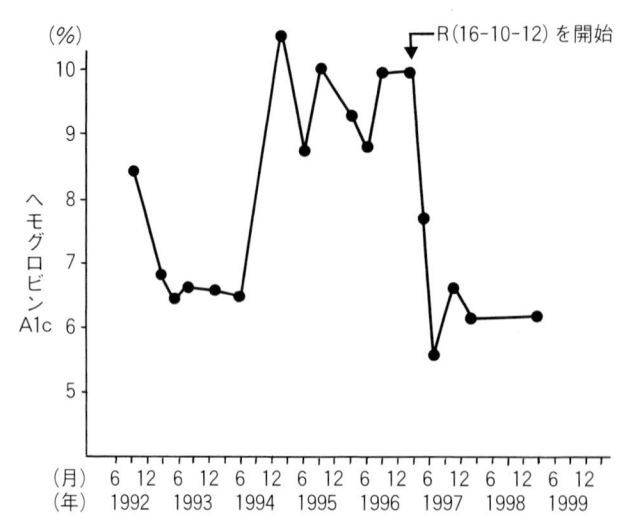

図43 当初,食事運動療法でコントロール可能であったが,ふたたびコントロール不良となった2型糖尿病患者
尿中Cペプチドで63μg/日とインスリン分泌は十分認められたため,17歳時に各食前の速効型インスリン治療を開始した.インスリン開始後は,コントロールの急激な改善を認めている.

いはSU剤を加えることもある.図43に実際の症例を示した

　1日2回法：速効型インスリン毎食前投与法が不可能な場合の方法.朝食・夕食前にpre-mix製剤あるいは混合注射を用いる.例えば,30Rで0.3U/kg/日程度の量から開始する.

　1日1回法：インスリンの生理的分泌を模倣することは不可能であるため,特殊な場合を除き実施すべきではない.

　その他：超速効型インスリン製剤や非SU系のインスリン分泌薬(速効型インスリン分泌促進薬：ナテグリニドが1999年に認可された)が開発されているが,小児2型糖尿病への適応は今後の検討課題である.

4）その他の療法（心理的アプローチ）

　糖尿病の治療は患者サイドのセルフケアによって成り立っている部分が大きい.食事療法や運動療法の実施は,患者自信の意志に影響される.そのため,糖尿病およびその治療法を十分に教育する必要がある.しかし,「聞く耳を持たない患者」や「分かっているが,実行できない患者」などに対しては,教育的アプローチだけでは不十分であることが明らかになった.そのため,行動変容を促す心理的なアプローチが導入されてきている[21)22)].ADAの「糖尿病診療のための臨床心理

ガイド」[23]は，1型糖尿病を含めた糖尿病への心理的アプローチのガイドであり，小児糖尿病の診療に携わる医師に一読を勧めたい．

5）治療の評価・判定

治療の評価・判定は最終的には合併症の予防によって行われる．合併症を予防するためには，血糖のコントロールの他に，いくつかの大規模 prospective study の結果，血圧・脂質代謝異常などの併発する疾病の管理も重要であることが判明している．しかし，2型糖尿病の合併症予防のための知見が集積しているにもかかわらず，高血糖があっても無症状から放置され，重症合併症が出現する患者が少なくない．このため，いかに患者の治療中断を防いでいるかを評価することが最も重要であると思われる．

治療中断（ドロップアウト）

1994年から1998年に横浜市立大学で診断し，治療を開始した103名を検討すると，19名（18.6％）が治療中断していた．ドロップアウトがいつ起こりやすいのか検討する目的で Kapler-Meier 法にてフォローアップ率を検討した（図44）．

a．診断直後（診断後6ヵ月以内）のドロップアウト

受診後数ヵ月の短期間に約10％がドロップアウトしている．この時期にドロップアウトした患者の平均 HbA_{1c} は7.5％（5.0〜13.8)でほとんどの患者は治療が必要なレベルにありながら，具体的な治療に踏み込めないまま通院が中断していた．この時期に通院中断する患者は，「血糖値が高くても私（あるいはうちの子）は大丈夫」「元気だから治

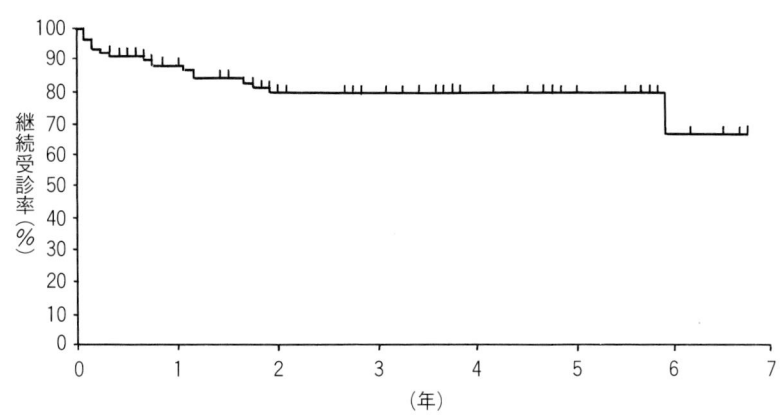

図44 小児期発症2型糖尿病患者の受診率の推移

療は必要ない」「何年も先の合併症のことなど関係ない」などと糖尿病に無関心なことが多い．検診で異常を指摘されても医療機関を受診しない症例の多くもこのタイプと思われる．糖尿病の複雑な病態をや治療の意義を説明し，治療への同意を得ることは多くの時間を必要とする．そのため，短期間で治療の同意を得ることには容易ではない．つまり，この時期の治療中断は医療サイドの努力だけでは解決困難で，社会への啓蒙活動や教育なども必要である．

b．治療開始後早期（6ヵ月～2年）のドロップアウト

この時期は，約10％がドロップアウトしていた．この時期にドロップアウトした患者の平均 HbA_{1c} は6.2％（5.0～10.9）で，それなりに食事療法や運動療法が奏功し，ほとんどが良好な血糖コントロールを達成している．この時期の中断例には，「治った」と自己判断しているケースと，自己血糖測定（SMBG）などにより，「病院にいかなくても糖尿病の状態は自分で分かる」と自己判断し，通院が中断する2つのタイプが存在する．高血糖の危険性を理解し，治療に同意したと思われる患者でも，通院に要する時間的経済的デメリットが通院によるメリットよりも大きいと判断すれば，通院は中断する．十分な教育がこの時期の治療中断の予防に最も必要である．

c．診断後2年以降

この時期の治療中断は少ない．この時期まで通院する患者は十分に医療機関で糖尿病について教育を受け理解しているためかもしれない．治療中断を防ぐには，2年を目安に治療を継続することと，それまでの治療・教育のプランが糖尿病治療チームで共有していることが大事であろう．

d．内科への移行期

1型糖尿病でも「いつ内科に転院するのか」については，いまだ解決されていない．成人以降に合併症の出現率が高まることもあり，内科への移行は重要な問題である．しかし，若い社会人は平日の受診は，学生時代より困難で，実際に治療中断は就職後に認められることが少なくなかった．近くのかかりつけ医との病診連携などの若い社会人が通院を継続できるようなシステムを構築することが必要かもしれない．

最後に

小児期発症2型糖尿病の治療はライフスタイルの改善を必要とする

ため，ときにすさまじい戦いを必要とする．かつ，治療が中断しないような配慮も不可欠である．2型糖尿病で合併症を出現させないためには，患者・家族はもちろん，治療者も努力することが必要である．

[菊池 信行]

3．その他の糖尿病

その他の糖尿病の治療の基本はインスリンの作用の伝達にかかわる遺伝子異常，すなわち高度のインスリン抵抗性を示す糖尿病以外は他の糖尿病と同じである．1型糖尿病の病態を一部の糖尿病では示すが，基本的には2型糖尿病である．おのおののセクションに記載されているので，ここでは治療の基本のみに止め，とくにインスリン抵抗性糖尿病について詳しく述べることとする．

1）肥満を有しない思春期・思春期前の学童

MODY，3243変異によるミトコンドリア遺伝子異常による糖尿病が含まれる．インスリン治療を原則とする．思春期が完成した時点でインスリン治療を中断し，経口血糖降下薬に変更する可能性を話しておく．多くの症例ではインスリン分泌能は1型糖尿病のように低下していないことが多いが，1型糖尿病の病態をとる症例，例えばミトコンドリア異常症，Wolfram症候群，一部のHNF-4αには1型糖尿病の治療に準じて行う．

2）肥満を有する思春期・思春期前の学童

運動，食事療法をまず行い，血糖が十分にコントロールされないときは，たとえ少しの肥満があってもインスリン治療を行う．思春期完成後に経口血糖降下薬などに変更することは，先に述べたとおりである．成長が完成した時点で，より厳格な食事療法に変更する．

3）思春期完成後の学童

2型糖尿病の治療に準じて行う．

4）インスリン抵抗性糖尿病

インスリン受容体異常症が明らかなタイプA，B，C，Leprechaunism，Rabson-Mendenhall症候群が対象になる．脂肪萎縮性糖尿

病，Prader-Willi症候群，Angelmann症候群などは頻度も多くやや病態が異なるので別に述べる．

（1）食事・運動療法

Leprechaunism以外はある年齢まで食事・運動療法でコントロールされることが多い．また，病態は多様で血糖降下薬でコントロールされている症例もある．多くの症例は思春期を境に糖尿病が顕性になってくる[1〜3]．黒色表皮腫，男性化などの身体所見も顕著になってくる．

（2）インスリン治療

糖尿病が顕性になってインスリン治療を開始しても，十分な効果が得られないことが多い．超大量のインスリン治療の報告はある．

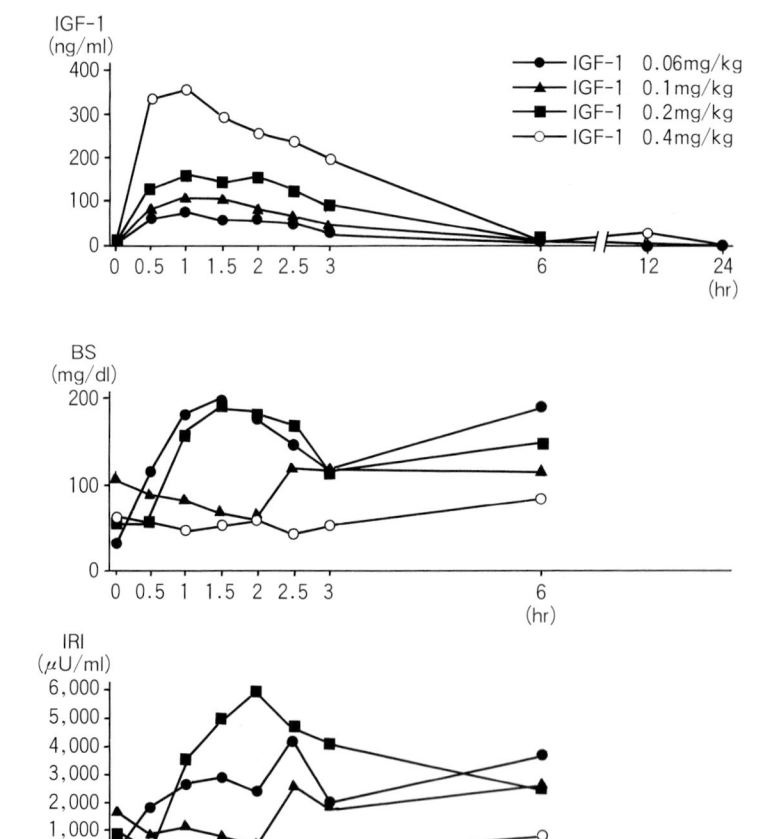

図45 Leprechaunismに対するIGF-1皮下投与時の血清IGF-1，インスリン，血糖の変動
　容量反応性に血清IGF-1値は上昇し，内因性インスリンは抑制されている．

（3）合成ヒト IGF-1（ソマゾン）

合成 IGF-1 が治療に用いられるようになり，インスリン受容体異常ならびに脂肪萎縮性糖尿病で診断基準を満たした症例に使用可能である[3]．一般に 0.1〜0.2 mg/kg を 1 日 1〜2 回皮下に投与されている[3〜5]が，作用時間が短いため静脈点滴注射[6]や CSII と同じように用いた報告もある．Leprechaunism が最も糖尿病の症状が重く，乳児期早期から使用されている[6]．図 45 は Leprechaunism に投与量を変更しながら合成 IGF-1 を投与したときの血中 IGF-1，血糖，血清インスリン値の推移を示したものである．IGF-1 投与とともに，著しく高い血中インスリン濃度は抑制され，血糖は低下する[4〜6]．IGF-1 受容体は筋肉に比して脂肪細胞には少なく，脂肪萎縮に対する効果は少なく，脂肪組織の発達はあまり改善しない．

重篤な副作用の報告はないが，低血糖をきたすのはインスリンと同様である[3]．また，めまい，蒼白，頭痛，気分不良，男性化症状の増悪[4]などの副作用が報告されている[3]．腎メサンギウム細胞には IGF-1 受容体が存在することから，腎症を促進させるのではないかと危惧する人もいる．IGF-1 治療後網膜症が悪化したとの報告もある[3]．

1 型糖尿病の患者でインスリン抵抗性が増強した思春期に使用して有効であったとの報告もある[7]．また，脂肪組織に対する作用が弱いところから，インスリン抵抗性を有する 2 型糖尿病に対する有効性を強調した報告もある[8]．非常に興味ある薬剤ではあるが，現状では非常に高価であり，とくに合併症を促進する可能性が否定されていないところから，著しいインスリン抵抗性糖尿病以外には使用は差し控える．

（4）経口血糖降下薬

われわれが報告したインスリン受容体異常症タイプ A の症例の母親は同じ遺伝子異常が確認され，経口血糖降下薬でコントロールされている[1]．また，本人も思春期が完成した後 IGF-1 治療を中止しても糖尿病はさらに悪化することなく，経口血糖降下薬で治療可能になった．経口血糖降下薬のインスリン分泌以外の作用機序にて血糖コントロールが改善されるものと思われる．

5）脂肪萎縮性糖尿病

脂肪萎縮性糖尿病はインスリン受容体遺伝子異常の症例に比し頻度が高い．乳幼児期から高脂血症，肝機能障害を伴い，この時期は食事療法で改善する．思春期に入って黒色表皮腫が増悪し，インスリン抵

抗性の糖尿病を発症する[9)10)]．高脂血症，高遊離脂肪酸血症を伴い glu-cose-脂肪酸サイクル（Randle's cycle）によりインスリン抵抗性はさらに増強すると考えられる．高脂血症に対する低脂肪食ならびに薬物療法により糖尿病が改善したとの報告がある[9)]．インスリン治療は非常に困難で，大量の注射が必要である．脂肪萎縮性糖尿病の頻度は他の抵抗性糖尿病より多いことから，合成 IGF-1 治療が最も多く使用されていると思われる．血糖コントロールは改善するが，皮下脂肪の発達は期待できない[3)]．

6）その他のインスリン抵抗性糖尿病

Prader-willi 症候群，Angelmann 症候群，Down 症候群のインスリン抵抗性は肥満だけで説明できないものもあるが，その機序は不明である．多くは肥満を有し，知的発達の遅れのために病識が乏しく治療に難渋する．幼少時から将来の発症が予測できるので，この時期からの治療が必要である[11)]．

（1）食事・運動療法：良い食生活習慣の確立

治療の基本ではあるが，病識が乏しく難しい．われわれの経験では糖尿病が発症していない幼少時より食事療法を行い，良い食生活習慣を指導し，肥満の予防が糖尿病発症を防止するうえで重要である．甘い食べ物を避け，甘味に慣れさせないようにすることが重要である．

（2）インスリン療法

インスリン抵抗性が強く，これだけで良いコントロールが得られることは少ない．Angelmann 症候群のように高度な精神運動発達遅滞のある症例には中間型インスリン1日2回の治療を行い，副作用とくに低血糖が出現せず，糖尿病の症状が出ない範囲で行う．

（3）インスリン抵抗性改善薬

Prader-willi 症候群にインスリン抵抗性改善薬（ノスカール）を使用した症例の治療経過を図46に示した．大量のインスリン注射でコントロールができなかった症例である．ノスカール単独では不十分で，少量のインスリン併用にて血糖値，HbA_{1c} 値は非常に改善した（図46）．神経障害の症状も改善してきた．現在の保険制度ではインスリン注射とノスカールの併用は認められていないが，特殊な症例については意見書に十分内容を記載して試みて良いと考える．これに合わせて運動・食事のコントロールをしなければ，体重増加が進行する．中枢性食欲抑制剤の併用もある程度過食，盗食を抑制するのに効果的であ

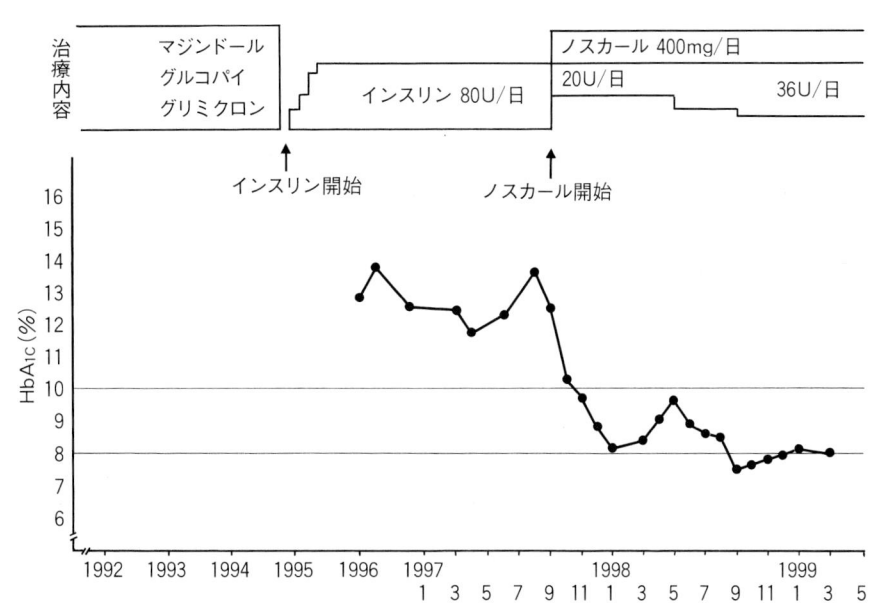

図46 Prader-willi 症候群におけるインスリン抵抗性改善薬とインスリン併用療法の効果
20歳代の Prader-willi 症候群で食事，食欲抑制薬，インスリン注射など併用するも十分な効果は得られなかった．インスリン抵抗性改善薬単独では十分にコントロールできなかったが，少量のインスリン注射の併用で著明な改善がみられた．

る[12]．Angelmann 症候群の行動異常，とくに睡眠障害に少量メラトニンの有効性も報告されている[13]．

[松 浦 信 夫]

文　献
[1．1型（インスリン依存型）糖尿病]
1) Amemiya S, Asayama K, Najjar JL, et al: Diabetes Mellitus. In: Pediatric Textbook of Fluids and Electrolytes (Ed, Ichikawa I), pp352-369, Williams & Wilkins, Baltimore, 1990.
2) Sperling MA: Diabetes mellitus. In: Nelson's Textbook of Pediatrics (Eds, Berman RE, Kliegman RM, Arvin AM), 15th ed pp1646-1666, WB Saunders, Philadelphia, 1996.
3) Rosenbloom AL, Hanas R: Diabetic Ketoacidosis (DKA): Treatment Guideline. Clin Pediatr 35: 261-266, 1996.
4) Australian Pediatric Endocrine Group: The management of diabetiketoacidosis. APEG HANDBOOK on Childhood and Adolescent Diabetes (Ed, Silink M), 1st ed, pp36-45, Australian Pediatric Endocrine Group, Parramata, 1996.
5) Luzi L, et al: Metabolic effects of low-dose insulin therapy on glucose metabolism in diabetic ketoacidosis. Diabetes 37: 1470-1477, 1988.
6) Krentz AJ, Halle PJ, Singh BM, et al: The effect of glucose and insulin infusion on the fall of ketone bodies during treatment of diabetic ketoacidosis. Diabet Med 6: 31-36, 1989.
7) Wiggam MI, O'Kane MJ, Harper R, et al: Treatment of diabetic ketoacidosis using normalization of blood 3-hydroxybutyrate concentration as the endpoint of

emergency management : a randomized controlled study. Diabetes Care 29 : 1347-1352, 1997.
8) Amemiya S : Constant infused glucose regimen during the recovery phase of diabetic ketoacidosis in children and adolescents with IDDM. Diabetes Care 21 : (4) : 676-677, 1998.
9) Home PD : Insulin therapy. INTERNATIONAL TEXTBOOK OF DIABETES MELLITUS (Ed, Alberti KGMM, Zimmet P, Defronzo RA), 2nd ed, pp899-928, Wiley, Chichester, 1997.
10) 生井一之, 金澤康徳：インスリン製剤－概論－. 日本臨牀 725（増刊）糖尿病 2：235-232, 1997.
11) 葛谷 健：インスリンリスプロ（LY275585）の臨床. 日本臨牀 25（増刊）糖尿病 2：298-305, 1997.
12) Australian Pediatric Endocrine Group : Insulin injections. APEG HANDBOOK on Childhood and Adolescent Diabetes (Ed, Silink M), 1st ed, pp30-35, Australian Pediatric Endocrine Group, Parramata, 1996.
13) Fleming DR, Fitzgerald JT, Jacober SJ, et al : The safety of injection insulin through clothing. Diabetes Care 20 : 244-247, 1997.
14) 佐々木望：インスリン治療. 小児糖尿病；治療と生活（佐々木望編）, pp 5-23, 診断と治療社, 東京, 1995.
15) The Diabetes Control and Complications Trial Research Group : The effect of intensive treatment of diabetes on the development and progression of long-term complications in insulin-dependent diabetes mellitus. N Engl J Med 329 : 977-986, 1993.
16) Diabetes Control and Complications Trial Research Group : Effect of intensive diabetes treatment on the development and progression of long-term complications in adolescents with insulin-dependent diabetes mellitus : Diabetes Control and Complication Trial. J Pediatr 125: 177-188, 1994.
17) Skyler JS, Skyler DL, Seigler DE, et al : Algorithms for adjustment of insulin dosage by patients who monitor blood glucose. Diabetes Care 4 : 311-318, 1981.
18) Santiago JV, White NH : Diabetes in childhood and adolescence. International textbook of diabetes mellitus, pp1095-1122, John Wiley & Sons, 1997.
19) Mazze RS, Etzwiler DD, Peterson K, et al : Staged diabetes management ; Toword an integrated model of diabetes care. Diabetes Care 17 (suppl 1 : 56-66, 1994.
20) Kobayashi K, Amemiya S, Sawanobori S, et al : Role of IGF binding protein-1 in the dawn phenomenon and glycemic control in children and adolescents with IDDM. Diabetes Care 20 : 1442-1447, 1997.
21) Crier PE, Frier BM : Hypoglycemia. International textbook of diabetes mellitus, pp1193-1214, John Wiley & Sons, 1997.
22) 小林修平：日本人の栄養所要量（第 5 次改定）について. 日本臨牀 723（増刊）糖尿病 3：791-800, 1998.
23) Ameican Diabetes Association : Nutrion recommendations and principles for people with diabetes mellitus. Diabetes Care 21 : s32-s35, 1998.
24) Ameican Diabetes Association : Standards of medical care for patients with diabetes mellitus. Diabetes Care 21 : s23-s31, 1998.
25) 北村信一：食品交換表（第 5 版）について. 日本臨牀 723（増刊）糖尿病 3：803-809, 1998.
26) 長谷川克己：食事療法. 小児糖尿病－治療と生活－（佐々木望編）, pp 24-79, 診断と治療社, 東京, 1995.
27) 日本糖尿病学会編：糖尿病食事療法のための食品交換表, 第 5 版, 文光堂, 1993.
28) Australian Pediatric Endocrine Group : Nutrion in the management of childhod diabetes. APEG HANDBOOK on Childhood and Adolescent Diabetes. (Ed, Silink M), 1st ed, pp54-60, Australian Pediatric Endocrine Group, Parramata, 1996.
29) Zimman B, et al : Glucoregulation during moderate exercise in insulin treated diabetics. J Clin Endocrino Metab 45 : 641-652, 1997.
30) Devlin JT, et al : Enhanced peripheral and splanchnic insulin sensitivity in NIDDM men after single bout of exercise. Diabetes 36 : 434-439, 1987.
31) Schneider SH, et al : Studies on the mechanism of improved glucose control during

regular exercise in type 2 (non-insulin-dependent) diabetes. Diabetologia 26 : 355-360, 1984.
32) Zimman B, et al : Comparison of the acute and long-term effects of exercise on glucose control in type 1 diabetes, Diabetes Care 7 : 515-519, 1984.
33) American Diabetes Association. : Diabetes Mellitus and Exercise. Diabetes Care 21 : S40-44, 1998.
34) Laurie JG, et al : Exercise and diabetes (Eds, C Ronald K, Gordon CW), 13th ed, pp451-459, Joslin's Diabetes Mellitus Lea & Febiger, 1994.
35) Wasserman K, et al : Detecting the threshold of anaerobic metabolism in cardiac during exercise. Am J Cardiol 14 : 844-852, 1964.
36) 日比逸郎ほか：こどもの糖尿病（インスリン依存性）ガイドブック，形成社，1992．
37) 今田　進；運動と糖尿病，小児糖尿病：治療と生活（佐々木望編），pp 80-86，診断と治療社，東京，1995．
38) 沢登恵美，雨宮　伸，石橋俊秀ほか：青少年期インスリン依存方糖尿病の運動時消費熱量と補食量の検討．日児誌 101：1571-1577，1997．
39) International Society for Pediatric and Adolescent Diabetes (ISPAD) et al : St Vincent and Kos Declarations ; Consensus Guideline for The Management of Insulin-Dependent Diabetes Mellitus in Childhood and Adolescence 1995.
40) 雨宮　伸ほか：IDDM 児の sick day への対応．小児内科 28：793-797，1996．
41) Cryer PE : Hypoglycemic unawareness in IDDM. Diabetes Care 16 (suppl 3) :40-47, 1993.
42) Amiel SA, et al : Physiological respondses to hypoglycemia ; Counterregulation and cognitive function 16 (suppl 3): 48-55, 1993.

[2．2型（インスリン非依存型）糖尿病の治療]
1) 厚生省保健医療局（地域保険・健康増進栄養課生活習慣病対策室監修），平成10年版国民栄養の現状．第一出版，1998．
2) American Diabetes Association : Nutrition reccomendations and principles for people with diabetes mellitus. Diabetes Care 21 : s32-35, 1998.
3) 池田義雄：肥満症．今日の治療指針1987年度版．医学書院，東京，1987．
4) 大和田操：小児期発症インスリン非依存型糖尿病，小児慢性特定疾患マニュアル（柳沢正義監修），p 299，診断と治療社，1999．
5) 日本糖尿病学会（編）：「食品交換表」を用いる糖尿病食事療法指導のてびき．文光堂，1998．
6) 岸　恵，大木由加志，折茂裕美ほか：思春期肥満児における，超低カロリー食との組み合わせによる短期入院減量療法の有用性について－長期入院との比較－．日児誌 99：777-783，1995．
7) 平成10年度　我が国の文教施策（文部省編）．大蔵省印刷局，1998．
8) 厚生白書（平成9年版）．厚生省，p 67，ぎょうせい，1997．
9) 最新糖尿病の運動療法ガイド，ADA 米国糖尿病学会（中尾一和監訳），メジカルビュー社，1997．
10) Fletcher GF, Froelicher VF, Hartley LH, et al : A statement for health proffessionals from the American Heart Association (Exercise Standards). Circulation 82 : 2286-322, 1990.
11) 浅野知一郎．運動療法－理論的背景－．診断と治療 80：1513-1517，1992．
12) Delvin JT : Effevts of exercise on insulin sensitivity in humans. Diabetes Care 15 : 1690-1693, 1992.
13) 佐々木望：小児糖尿病．治療と生活（佐々木望編），p 81，診断と治療社，1995．
14) 岩本安彦：糖尿病治療のストラテジー．医学のあゆみ 188：472-476，1999．
15) 広瀬慎一，鴨井久司，佐々木英夫：トログリタゾンによる重篤な肝障害の1例．糖尿病 41：291-299，1998．
16) Shibuya A, Watanabe M, Fujita Y, et al : An autopsy case of troglitazone-induced fulminant hepatitis. Diabetes Care 21 : 2140-2143, 1998.
17) DeFronzo RA, Goodman AM : Efficacy of metformin in patients with non-insulin-dependent diabetes mellitus. N Engl J Med 333 : 541-549, 1995.
18) UK Prospective Diabetes Study (UKPDS) Group : Effect of intensive blood-glucose control with metformin on complications in overweight patients with type 2 diabetes (UKPDS 34). Lancet 352 : 854-65, 1998.

19) 菊池信行, 徳弘悦郎：小児期発症 NIDDM に対する短期インスリン療法. 小児科 36：1487-1494, 1995.
20) Ohkubo Y, Kishikawa H, Araki E, et al : Intesive insulin therapy prevents the progression of diabetic microvascular complications in Japanese patients with non-insulin-dependent diabetes mellitus-a randamized prospective 6-year study-. Diab Res Clin Pract 28 : 103-117, 1995.
21) 石井　均：糖尿病患者の心理・患者教育に関する最近の知見. 医学のあゆみ 188：543-547, 1999.
22) 石井　均：糖尿病患者の指導に困ったら－心理的アプローチ. Medicina 35：1982-1984, 1998.
23) Anderson B, Rubin RP : Practical Psychology for Diabets Clinicians. Alexandria, VA, American Diabetes Asssociation, 1996（邦訳：中尾一和, 石井均（監訳）：糖尿病診療のために臨床心理ガイド, メジカルビュー社, 1997).

[3．その他の糖尿病]

1) Fukushima N, Matsuura N, Nohara Y, et al : Insulin resistance with acanthosis nigricans nigricans. A case of report. Tohoku J Exd Med 144 : 129-138, 1984.
2) Odawara M, Kadowaki T, Yamamoto R, et al : Human diabetes associated with a mutation in the tyrosine kinase domain of the insulin receptor. Science 245 : 66-68, 1989.
3) Kuzuya H, Matsuura N, Sakamoto M, et al : Trial of insulin-like growth factor 1 therapyfor patients with extreme insulin resistance syndoromes : Diabetes 42 : 696-705, 1993.
4) Ishihama H, Suzuki Y, Muramatsu K, et al : Long term follow up in type A insulin resistant syndrome treated by insulin-like growth factor 1. Arch Dis Child 71 : 144-146, 1994.
5) Zenobi PD, Glata Y, Keller A, et al : Beneficial effects of insulin-like growth factor 1in patients with severe insulin-resistant diabetes type A. J Endocrinol 131 : 251-257, 1994.
6) Backeljauw PF, Alves C, Eidson M, et al : Effect of intravenous insulin-like growth factor 1 in two patients with Leprechaunism. Pediatr Res 36 : 749-754, 1994.
7) Cheetham T, Connors M, Clyton K, et al : The relationship between overnight GH levelsand insulin concentrations in adolescents with insulin-dependent diabetes mellitus (IDDM) and the impact of recominant human insulin-like groth factor 1 (rhIGF-1). Clin Endocrinol 46 : 415-424, 1997.
8) Moses AC, Young SC, Morrow LA, et al : Recombinant human insulin-like growth factor 1increase insulin sensitivity and improve glycemic control in type 2 diabetes. Diabetes 45 : 91-100, 1996.
9) Panz VR, Wing JR, Raal FJ, et al : Improved glucose tolerance after effective lipid-lowering therapy with benzafibrate in a patient with lipoatrophic diabetes mellitus : a putative role for Randle's cycle in its pathogenethisi? Clin Endocrinol 46 : 365-368, 1997.
10) Robert JJ, Rakotoambinina B, Cochet I, et al : The development of hyperglycemia in patients with insulin-resistant generalizes lipoatrophic syndrome. Diabetologia 36 : 1288-1292, 1993.
11) 永井敏郎：Prader-Willi 症候群の自然歴. 日児誌 103：2-5, 1999.
12) Selikowitz M, Sunman J, Pendergast A, et al : Fenfluramine in Prader-Willi syndrome : a double blind, placebo control trial. Arch Dis Child 65 : 112-114, 1990.
13) Zhdanova IV, Wurtman RJ, Wagstaff J : Effects of a low dose of melatpnin on sleep in children with Angelman syndrome. J Pediatr Endocrinl Metab 12 : 57-67, 1999.

IV 小児糖尿病の予後

1) 糖尿病の合併症の機序

　糖尿病特有の細小血管障害を引き起こす主たる原因は，長期にわたる高血糖である．糖尿病発症時から，ヘモグロビンA_{1c}を平均で6.5〜7.0％未満に管理した場合，まず一生涯確実に細小血管障害の発症を予防できる．しかしながら，臨床上遭遇する症例として，相当不良な血糖コントロールが長期間続いているにもかかわらず，まったく合併症の出現をみない事実が少なからずある．糖尿病患者の約20％はこの群に属するともいわれ，ここに遺伝子レベルでの"合併症保護"がかかっている可能性が考えられている[1]．現在遺伝子―合併症の関連を調べる研究は進行中であるが，しかし合併症の原因遺伝子は同定されていない．

　高血糖が組織障害・合併症発症を導く機序は各項にて述べる．

2) 網　膜　症
（1）病　　態

　糖尿病性網膜症は，高血糖に基づく細小血管症の一端として起こる．図47にその進展を示す．高血糖による細小血管壁細胞の壊死・細小血管壁細胞の基底膜の肥厚により網膜内の細小血管は障害を受け，毛細血管瘤・点状および斑状出血・硬性白斑を形成する．また高血糖による血液粘度や血小板凝集能の亢進は細小血管の閉塞をきたす．細小血管の閉塞により，無血管野ができ，網膜内細小血管異常（IRMA）・軟性白斑が生じる．このようにして，網膜の虚血に基づく変化が広範囲に及んでくると，その部に接して新生血管が発生し，これは硝子体中や網膜前面へ発育する．新生血管はきわめて脆弱で，牽引や血管内圧の上昇で容易に破綻し硝子体出血をもたらす．出血とその吸収の繰り

図47 糖尿病網膜症の進展

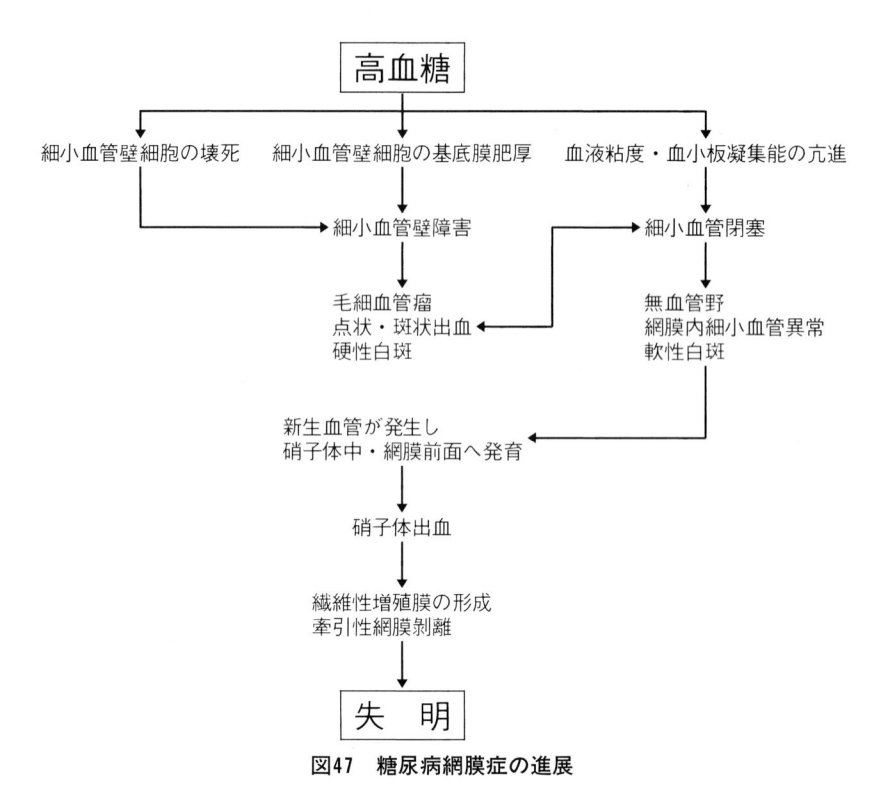

返しは繊維増殖膜の形成や牽引性網膜剥離をきたし，この進行により視力を奪われる結果となる．

(2) 病　　期

　糖尿病性網膜症の病期分類は，その考え方により異なる．広く用いられているのは，単純網膜症と増殖網膜症の2分類である．Davis分類ではこれを3つに分け，単純網膜症は，毛細血管瘤，点状・斑状出血，

表43　糖尿病性網膜症の病期分類：福田分類

A1：毛細血管瘤または点状出血
A2：しみ状出血，硬性白斑
A3：陳旧性の新生血管
A4：陳旧性の硝子体出血
A5：陳旧性の増殖網膜症

B1：網膜内細小血管異常（IRMA），軟性白斑，網膜浮腫，線状・火焔状出血
B2：乳頭に直接連絡しない新生血管
B3：乳頭に直接連絡する新生血管
B4：網膜前出血，硝子体出血
B5：硝子体中に立ち上がる新生血管
B6：糖尿病性網膜症に起因する網膜剥離

(Fukuda M, 1994[2])

硬性白斑の状態，前増殖網膜症は，軟性白斑・網膜浮腫・網膜内細小血管異常・無血管野の状態，増殖網膜症は新生血管出現後の状態とする．Scott 分類では Ia, IIa が単純網膜症に，IIIa, Ib が前増殖網膜症に，IIIb 以降が増殖網膜症にほぼ相当する．

福田分類を表 43 に示す[2]．糖尿病性網膜症の単純を A，増殖を B とし，増殖網膜症も増殖停止性に落ち着けば A とする．光凝固療法および硝子体手術による増殖網膜症治療後の状態は，AIII(p)，AIV(v) のごとく，括弧の付加記号で表す．治療が向上し，増殖網膜症の活動性停止をみることが多くなった昨今では，便利な分類法といえる．

（3）網膜症の内科的な予防と治療

単純網膜症は，HbA_{1c} 7％未満の厳格な血糖コントロールにより消失し，網膜症なしの状態に戻りうる．したがって，小児糖尿病者の一生において，罹病期間の長期化に伴い単純網膜症の出現を認めた折は，より厳格な血糖コントロールを取り入れる重要な時期といえる．

どのくらいの HbA_{1c} で，いかに増殖網膜症の進展が抑えられるかを図 48 に示す[2]．324 名の 1 型糖尿病患者の約 7 年間の平均 HbA_{1c} が 8.0％以上（POOR 群）では，罹病期間 18 年で 55％（累積罹患率）はすでに増殖網膜症に至っている．一方，その平均 HbA_{1c} で 6.5％以下（GOOD 群）では罹病期間 25 年を過ぎても増殖網膜症は 20％未満に抑えられている．この研究は糖尿病発症時からの完全な前向きコホー

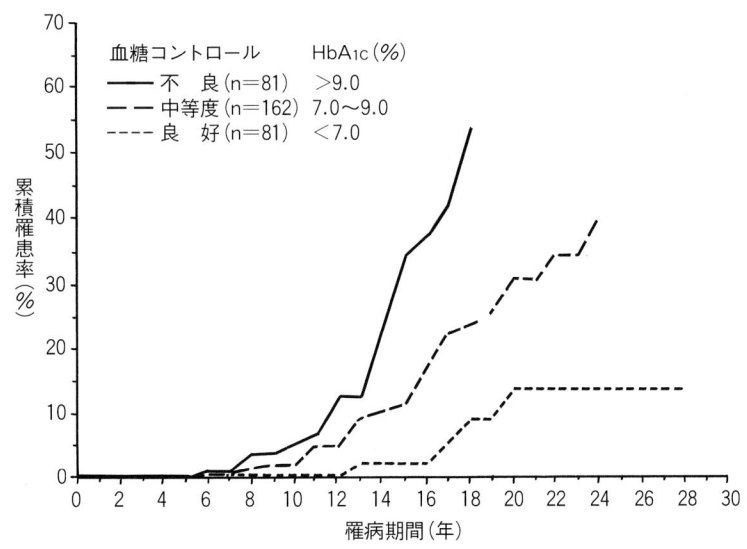

図48 インスリン依存型糖尿病者における増殖網膜症の進展と血糖コントロール（n＝324） （Yokoyama H ら，1995[3]）

ト研究ではないので，観察を開始する以前の不良なコントロールがGOOD群を0％に抑えていない可能性が考えられる．しかし，長期血糖コントロールが網膜症発症へ及ぼす影響の差異を見るには十分である．すなわち，発症よりHbA_{1c}を6.5〜7.0％未満にコントロールすると，まず単純網膜症の発症すら100％抑止されると考えられる．逆に発症時よりHbA_{1c}が8％以上で経過すると，図よりももっと高率な増殖網膜症への進展が予期できる．

　網膜症発症へ及ぼす血糖コントロール以外の因子として，血圧があげられる．とくに，若年糖尿病者では，高齢糖尿病者に比べ，わずかな血圧上昇が，単純網膜症を増殖網膜症へ進める大きな因子として考えられる．この効果は血糖コントロールの影響から独立して重要な危険因子と考えられる．近年，JNC-VI Report でみられるように，正常血圧130/85以下の厳格な血圧コントロールは，とくに若年糖尿病者へは重要な課題と考えられる．次に，性差があげられる．わが国の1型糖尿病では，女性―しかも思春期以降の女性は増殖網膜症進展率が，男性に比べて高率である．おそらく妊娠による血小板凝集能および血液粘度の亢進と，生理周期による血糖コントロール不良が関与していると考えられる．次項で述べる生理周期を考慮したインスリン調整を参照したい．

［メモ1］　単純網膜症は血糖コントロールにより消失する．
［メモ2］　発症よりHbA_{1c}を6.5〜7.0％未満にコントロールすると，単純網膜症の発症すら100％抑止される．
［メモ3］　若年糖尿病者では，高齢糖尿病者に比べ，とくにわずかな血圧上昇が，単純網膜症を増殖網膜症へ進める大きな因子である．

（4）網膜症の眼科的な予防と治療

　予防上最も重要な一つとして，定期的な眼科医による眼底精査がある．眼底精査は，網膜症を認めなくとも年に1回，単純網膜症の出現をみた場合は3〜6ヵ月に1回の受診が必要である．

　毛細血管瘤の出現を多数認め，前増殖網膜症への進行が疑われる場合，フルオレセン静注による蛍光眼底検査が必要となる．蛍光眼底検査により，無血管野の局在の同定ができ，黄斑周囲の血管床の状態および新生血管の観察・同定ができる．光凝固療法を行う場合にきわめて有用な情報となる．ただし，副作用として悪心・嘔吐，稀にショッ

クを起こすことがあり，検査前に内科と眼科の医療連携による情報交換が重要である．

　光凝固療法の導入は，糖尿病性網膜症の進行阻止に画期的な効力を示している．これは，焼灼により，網膜新生血管を退縮させ発生を阻止し，また黄斑浮腫を減少させることによる．したがって，その適応は，前増殖網膜症，増殖網膜症および黄斑浮腫である（表44）．

　一方，硝子体手術は，硝子体出血や牽引性網膜剥離など直接視力障害となっている病変の除去が目的となる．硝子体出血や牽引性網膜剥離は，網膜と硝子体の境界面付近に発生した増殖病変が基本病態であり，これを手術的に除去できれば，硝子体中の出血や混濁の除去と同時に再出血予防や網膜剥離を復位させることができる．その適応は，長期間（3～6ヵ月）自然吸収の認められない硝子体出血や，繊維血管性増殖膜による牽引で網膜が眼底より剥離する牽引性網膜剥離が対象となる（表44）．

表44　糖尿病性網膜症に対する眼科的治療の適応

1）網膜光凝固術の適応
　・前増殖網膜症：網膜内細小血管異常（IRMA），血管床閉塞
　・増殖網膜症
　・糖尿病性黄斑症，黄斑浮腫
2）硝子体手術の適応
　・高度な硝子体出血および硝子体混濁
　・牽引性網膜剥離
　・活動性の線維血管性増殖
　・大量の黄斑部網膜前出血

［メモ4］　眼底精査は，網膜症を認めなくとも年に1回，単純網膜症の出現をみた場合は3月に1回必要である．
［メモ5］　フルオレセン蛍光眼底検査は，無血管野の局在の同定，黄斑周囲の血管床の状態および新生血管の観察・同定を可能にし，光凝固療法を行う場合にきわめて有用な情報となる．

3）腎　　症
（1）糖尿病性腎症が抱える大きな問題点

　糖尿病患者の著増に伴い，糖尿病性腎症に至った患者が激増している．1995年度わが国では，糖尿病性腎症により新たに8,236名が透析へ至り，ついに全透析患者の32％は糖尿病が原因で透析に至った

(1996 年度は 9,351 名, 33％, 1997 年度は 9,939 名, 34％)（図 49）.
2000 年には慢性糸球体腎炎による腎不全患者数を凌駕して, 腎不全の原腎疾患として 1 位になる. ちなみに欧米ではすでに糖尿病性腎症が腎不全の原腎疾患として 1 位である. 患者 1 人あたり透析医療費は年間 500〜1,000 万円かかり, 今や糖尿病性腎症の増加は社会的問題である. 糖尿病性腎症は, その罹患に相まって高血圧の併発, 動脈硬化性血管疾患の進行も非常に多い. さらにいったん罹患すると腎機能の低下が非常に速い. したがって, 糖尿病性腎症の予防と進行の抑制は, きわめて重要な課題である.

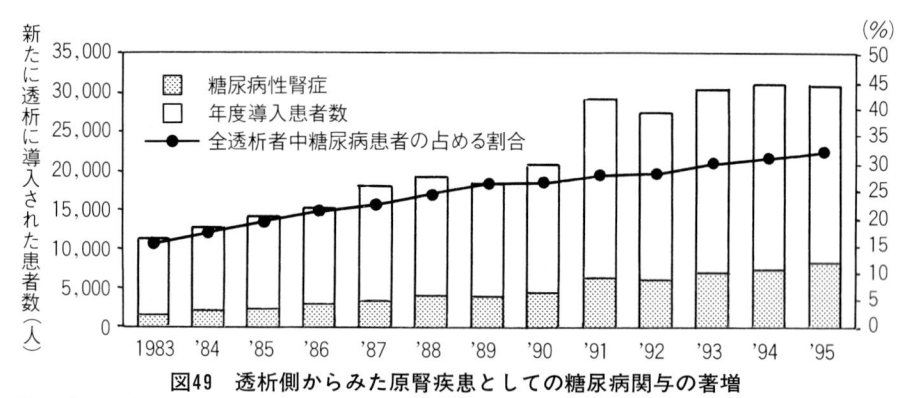

図49 透析側からみた原腎疾患としての糖尿病関与の著増

糖尿病性腎症による1995年度新規透析導入患者数：8,236人（新規導入25,858人の31.9％）
糖尿病性腎小児よる1995年度未透析患者数：31,080人（全透析患者152,373人の20.4％）
一人あたり年間外来透析費用：¥520万
一人あたり年間入院透析費用：¥1040万
透析医療費/総医療費：5％
（日本透析療法学会誌 30：1-25, 1997）

[メモ 6] 糖尿病性腎不全の患者が急増しており, 必要とされる透析医療費は莫大である.

（2）糖尿病性腎症の発症機序（図 50）

腎症の発症は, 糖尿病罹病期間で 30 年を過ぎるとまずない. さらに血糖コントロールが不良でも腎症に罹患しない症例がある. ここに, 腎症罹患に遺伝子の関与が考えられている. ACE 遺伝子多型などをはじめ, その候補遺伝子が研究されているが, 同定に至ってはいない. 遺伝子がすべてではなく, gene-environmental interaction が腎症を引き起こすと考えられる.

environmental factor として, 血糖コントロールが占める重要性は

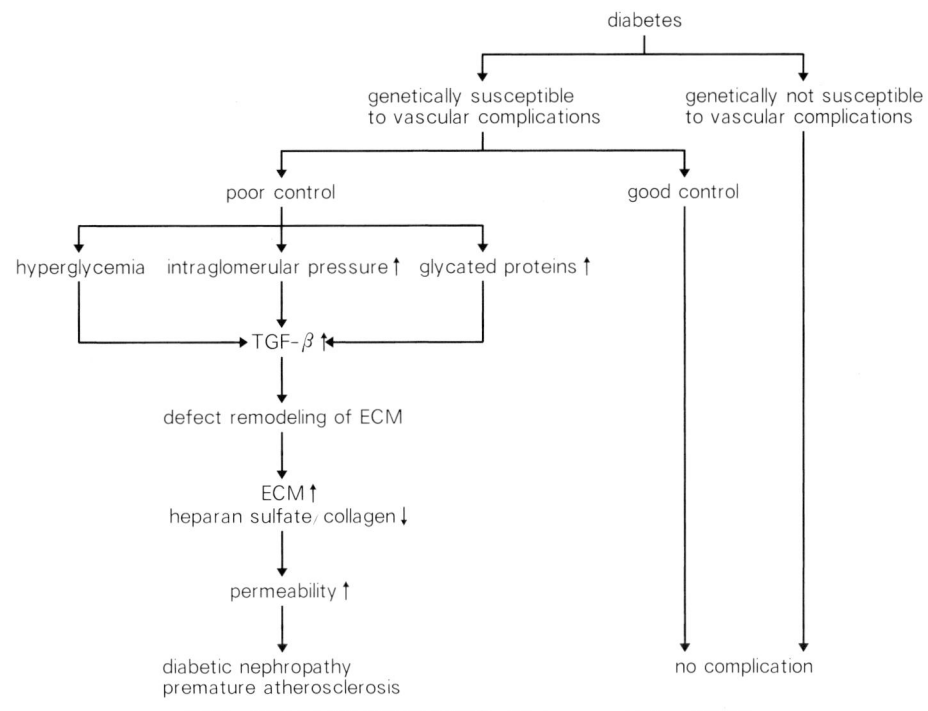

```
                              diabetes
                    ┌────────────┴────────────┐
          genetically susceptible    genetically not susceptible
          to vascular complications   to vascular complications
                    │                         │
              poor control              good control
        ┌───────────┼───────────┐
   hyperglycemia  intraglomerular  glycated proteins↑
                  pressure↑
        └───────────┬───────────┘
                 →TGF-β↑←
                    │
           defect remodeling of ECM
                    │
                   ECM↑
           heparan sulfate/collagen↓
                    │
               permeability↑
                    │
           diabetic nephropathy        no complication
          premature atherosclerosis
```

図50 糖尿病性腎症の発症機序（Yokoyama H ら, 1996[4])）

きわめて大きい．高血糖が糸球体高血圧（糸球体過剰濾過）をきたし，あるいは糖化蛋白を増やし，これらがサイトカインの表現を刺激していると考えられる．サイトカインとして，TGF-β とアンギオテンシノーゲンが有力視されている．これらは，糸球体内の細胞外器質蛋白（collagen IV など）の増生をきたし，糸球体基底膜の肥厚，メサンギウム領域の拡大を導き，糸球体硬化に至る．この過程のなかで，アルブミン尿漏出を防いでいるヘパラン硫酸の脱落・変性が引き起こされ，尿アルブミンが増加していき，重症例ではネフローゼ型になると考えられる[4]．

（3）糖尿病性腎症の病期と臨床的診断

　糖尿病性腎症の臨床病期分類を図51に示す．糖尿病性腎症の診断は，古くより持続性蛋白尿により判定されてきた．蛋白尿試験紙の測定感度は30 mg/dl であり，受診時尿で常にこれを超える濃度で蛋白尿が漏れていることが基準であった．24時間蓄尿では500 mg/日以上が基準であった．近年微量の尿蛋白として尿アルブミンを測定できるようになり，糖尿病性腎症の診断は，尿アルブミン排泄率で300 mg/日もしくは200 ug/min 以上により判定されるようになった（メモ7）．し

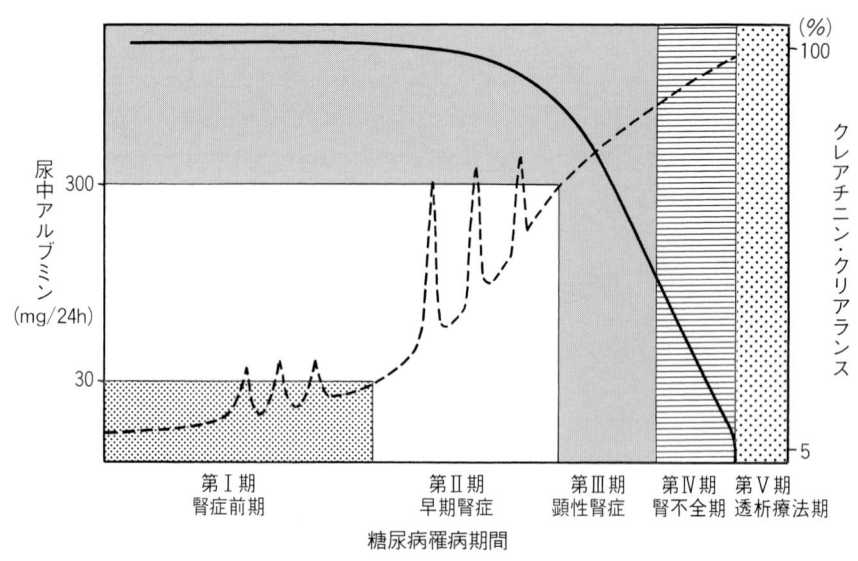

図51 糖尿病性腎症の段階的進展（臨床病期）

表45 糖尿病性腎症病期分類

病期	臨床的特徴 尿蛋白（アルブミン）	臨床的特徴 GFR（Ccr）	病理学的特徴（参考所見）		備考（提唱されている治療法）
第1期（腎症前期）	正常	正常 ときに高値	びまん性病変	なし〜軽度	血糖コントロール
第2期[*1]（早期腎症期）	微量アルブミン尿	正常 ときに高値	びまん性病変 結節性病変	軽度〜中等症 ときに存在	厳格な血糖コントロール 降圧治療[*2]
第3期-A（顕性腎症前期）	持続性蛋白尿	ほぼ正常	びまん性病変 結節性病変	中等度 多くは存在	厳格な血糖コントロール 降圧治療・蛋白制限食
第3期-B（顕性腎症後期）	持続性蛋白尿[*3]	低下	びまん性病変 結節性病変	高度 多くは存在	降圧治療・低蛋白食
第4期（腎不全期）	持続精蛋白尿	著明低下（血清クレアチニン上昇）	末期腎症		降圧治療・低蛋白食 透析療法導入[*4]
第5期（透析療法期）	透析療法中				透析療法・腎移植

*1 診断にあたっては，糖尿病性腎症早期診断基準（厚生省平成2年度糖尿病調査研究報告書，251頁）を参照．
*2 第2期では正常血圧者でも血圧上昇を認めることがあり，また微量アルブミン尿に対し一部の高圧薬の有効性が報告されている．
*3 持続性蛋白尿薬1g/日以上，GFR（Ccr）約60ml/分以下を目安とする．
*4 透析療法導入に関しては，長期透析療法の適応基準（厚生省平成2年度糖尿病調査研究報告書，252〜256頁）を参照．

（平成3年度，糖尿病調査研究報告書，320頁，厚生省）

たがって，図51のごとく，正常アルブミン尿期をⅠ期，微量アルブミン尿期をⅡ期，顕性アルブミン尿（持続性蛋白尿）期をⅢ期，腎機能低下（血清クレアチニン2.0mg/dl以上）をⅣ期，透析に至った末期腎不全をⅤ期と，糖尿病性腎症の病期は細かく分類されている．表45にその病期分類を示す．

糖尿病性腎症の診断は，厳密には上記の尿アルブミン値による判定とともに生検による組織学的診断を必要とする．しかし，通常糖尿病性腎症の診断にあえて組織生検は行わない．かわりに，糖尿病性網膜症の存在および腎障害を起こす他の原腎疾患の除外を行えば，糖尿病性腎症の臨床的診断は十分であるとされている[5]．

[メモ7]　・糖尿病性腎症とは？
　　　　　　持続性蛋白尿で定義される．
　　　　　　　尿蛋白試験紙法にて，受診時いつも陽性（＞30mg/dl）
　　　　　　　一日蓄尿：蛋白尿＞0.5g/24h
　　　　　　尿アルブミン排泄量が，
　　　　　　　一日蓄尿＞300mg/24h
　　　　　　　早朝第一尿＞300mg/gcr
　　　　　　（尿アルブミン排泄量の正常値＜30mg/24h）
　　　　・早期腎症とは？
　　　　　　尿アルブミン排泄量が，30〜300mg/24h（20〜200μg/min）

（4）糖尿病性腎症への進展

通常，糖尿病性腎症は糖尿病発症10年未満では起きない（図52）．糖尿病発症15年前後が腎症に罹患する最も危険な時期となる．糖尿病を発症して25〜30年を過ぎても腎症を併発してなければ，一生腎症とは無縁な人生を送れると考えても過言ではない．10年未満で蛋白尿が認められる場合，糖尿病以外の原因による腎疾患を考えるべきである．

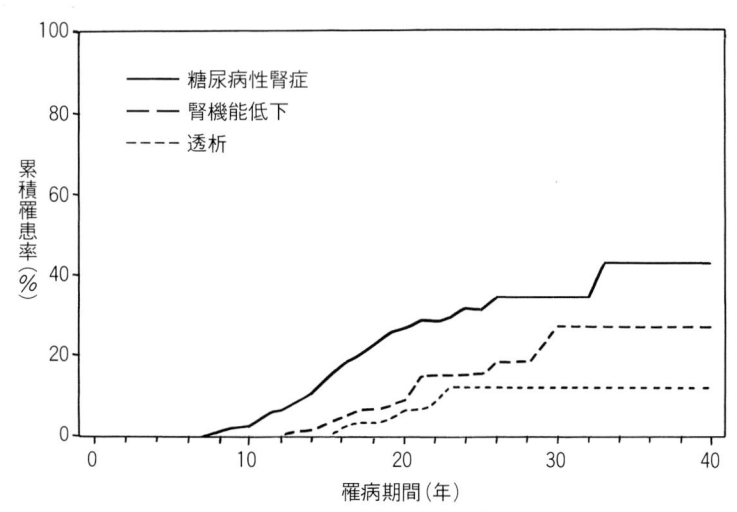

図52　日本人1型糖尿病モデルでみた糖尿病性腎症の発症と進展
(横山宏樹ら，1997[6])

IV. 小児糖尿病の予後

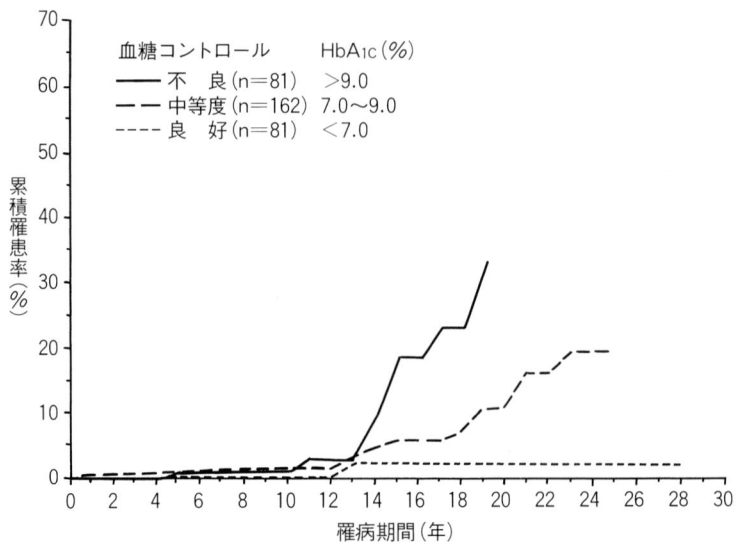

図53 インスリン依存型糖尿病者における腎症の進展と血糖コントロール
 (n＝324) (Yokoyama Hら, 1996[4])

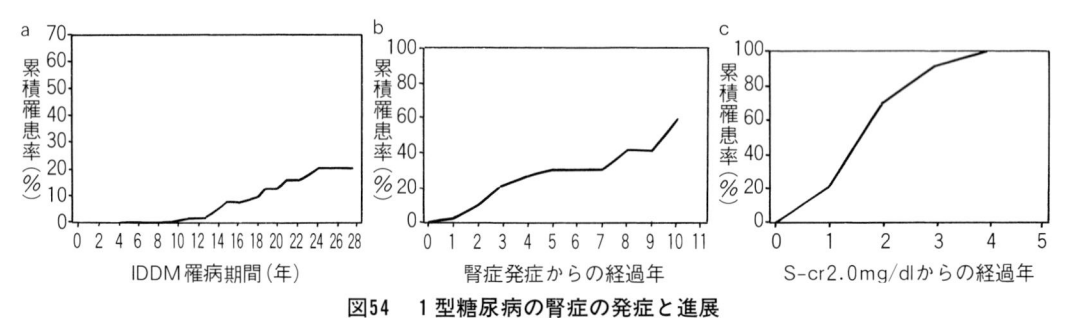

図54 1型糖尿病の腎症の発症と進展
a：1型糖尿病発症から腎症への進展（1型糖尿病373名→57名が腎症を発症）
b：腎症発症からS-cr2.0mg/dlへの進展（腎症57名→21名がS-cr2.0mg/dl）
c：S-cr2.0mg/dlから透析への進展（S-cr2.0mg/dl21名→21名が透析）

　糖尿病性腎症の進展に血糖コントロールがいかに重要であるかを図53に示す[4]．この成績はDCCTの成績ともほぼ一致している．1年間のHbA$_{1c}$の平均を毎年算出し，5～10年のHbA$_{1c}$の平均が7％以下であれば，まず腎症進展へのリスクは相当に低いと考えてよい．一方，その平均が9％を超えると腎症進展のリスクはきわめて高くなる．
　大きな集団で，腎症の累積進展率をみると，1型糖尿病では罹病期間30年で約30％（20～40％）であり，この成績は，わが国でも欧米でも同様である（図52）[6]．腎症罹患から腎機能低下（血清クレアチニン2.0mg/dl）へは5年で30％，8年で50％が進行し，血清クレアチ

ニンが 2.0 mg/dl に至ると，平均 2 年間で透析療法を必要とする末期腎不全に至る(図 54)．欧米の 1 型糖尿病での腎機能低下速度は，GFR で 5〜10 ml/min/yr と述べられている[7]．このように，糖尿病性腎症の特徴の一つに，いったん腎症が出現すると他の慢性糸球体腎炎などに比べ，腎機能低下が速いことがあげられる．実際，2 型糖尿病においても同様な速い腎機能低下が認められており[8]，これは近年の糖尿病性腎症に起因した透析患者の著増をきたしている一端を担っている．

[メモ 8] 糖尿病発症 15 年前後が腎症に罹患する最も危険な時期
[メモ 9] 糖尿病性腎症にかかると，腎機能の低下は速い

(5) 腎不全進行の速度と危険因子

ここで重要な点は，糖尿病性腎症による腎機能低下速度は症例によりかなり差異がみられるということである．逆に言えば，各症例に合った内科的治療(血糖，血圧，尿アルブミン etc の管理)がきわめて重要であると言えるかもしれない．血清クレアチニンが 1.5 mg/dl になってから，すなわちクレアチニンクリアランスで約 40 ml/min 程度から透析に至るまでの大きな集団でみた累積透析到達率を図 55 に表す[8]．Group 1 は高血圧を合併しアンギオテンシン変換酵素阻害薬

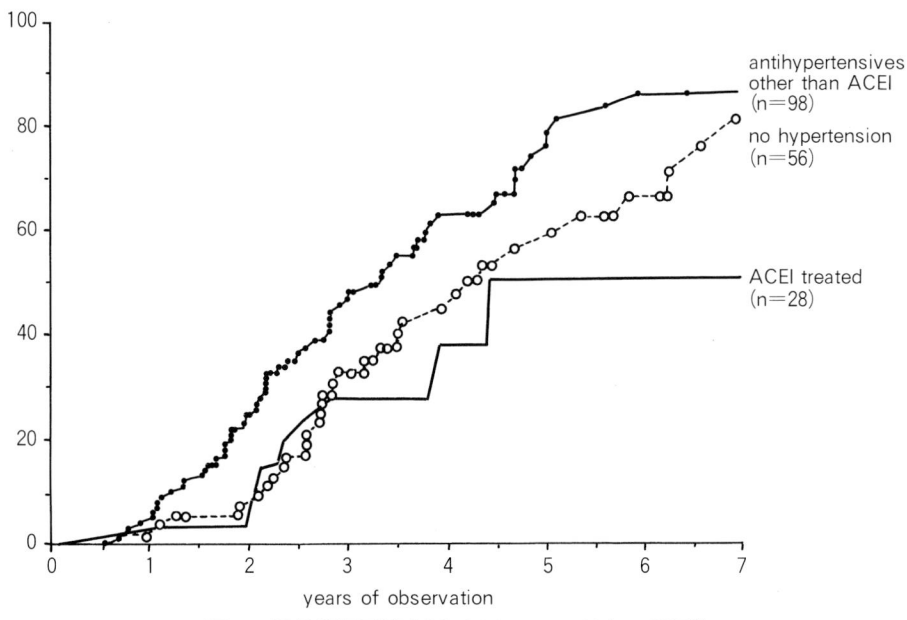

図 55　累積透析到達率(1) (Yokoyama H ら，1997[8])

図56 累積透析到達率(2)

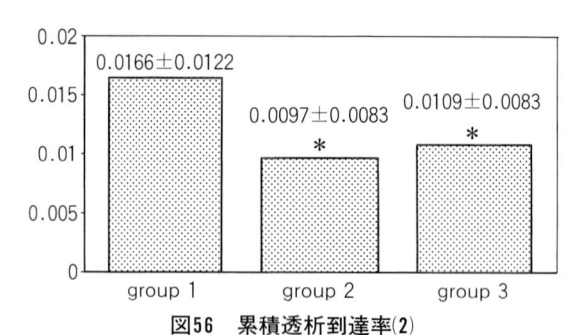

例えば，Scr1.5から8.0までの期間は，group 1：2.7年 group 2：4.7年 group 3：4.2年である．
＊ p<0.01 vs group 1

(ACE-I)以外の降圧剤服用中，Group 2 は ACE-I 服用中，Group 3 は高血圧がない患者群である．ACE-I が，腎不全の進展を抑制するのに有効であることがわかる．腎不全に進行する例では，血清クレアチニンが1.5mg/dlから透析に至るまでの期間は平均約3年といえる（図56）．

腎不全を進める危険因子として，尿蛋白排泄率，血圧値，高血圧の家族歴，低アルブミン血症，喫煙が高脂血症あげられる（図57）．ACE-I に反応して尿アルブミン排泄率が抑制・改善している症例では，腎機能低下はきわめて効果的に抑制されると考えられる．

[メモ4] 腎不全を進める危険因子：尿蛋白排泄率，血圧値，高血圧の家族歴，低アルブミン血症，喫煙，高脂血症
[メモ5] 血清クレアチニン1.5mg/dlから透析まで，平均3年
[メモ6] 血清クレアチニンが上がっても，全例が透析に至るわけではない．危険因子に対する積極的な治療が透析を防ぎ得る．

(6) 各腎症病期における治療の要点（表46）と処方例
【I期・II期】

より厳格な血糖コントロールかつ1型糖尿病各個人の生活に合ったインスリン投与法として，

処方例：各食前・就寝前に，(R, R, R, N)
　　　　昼食から夕食の時間が7～8時間以上あく日は，(R, 50R, R, N)

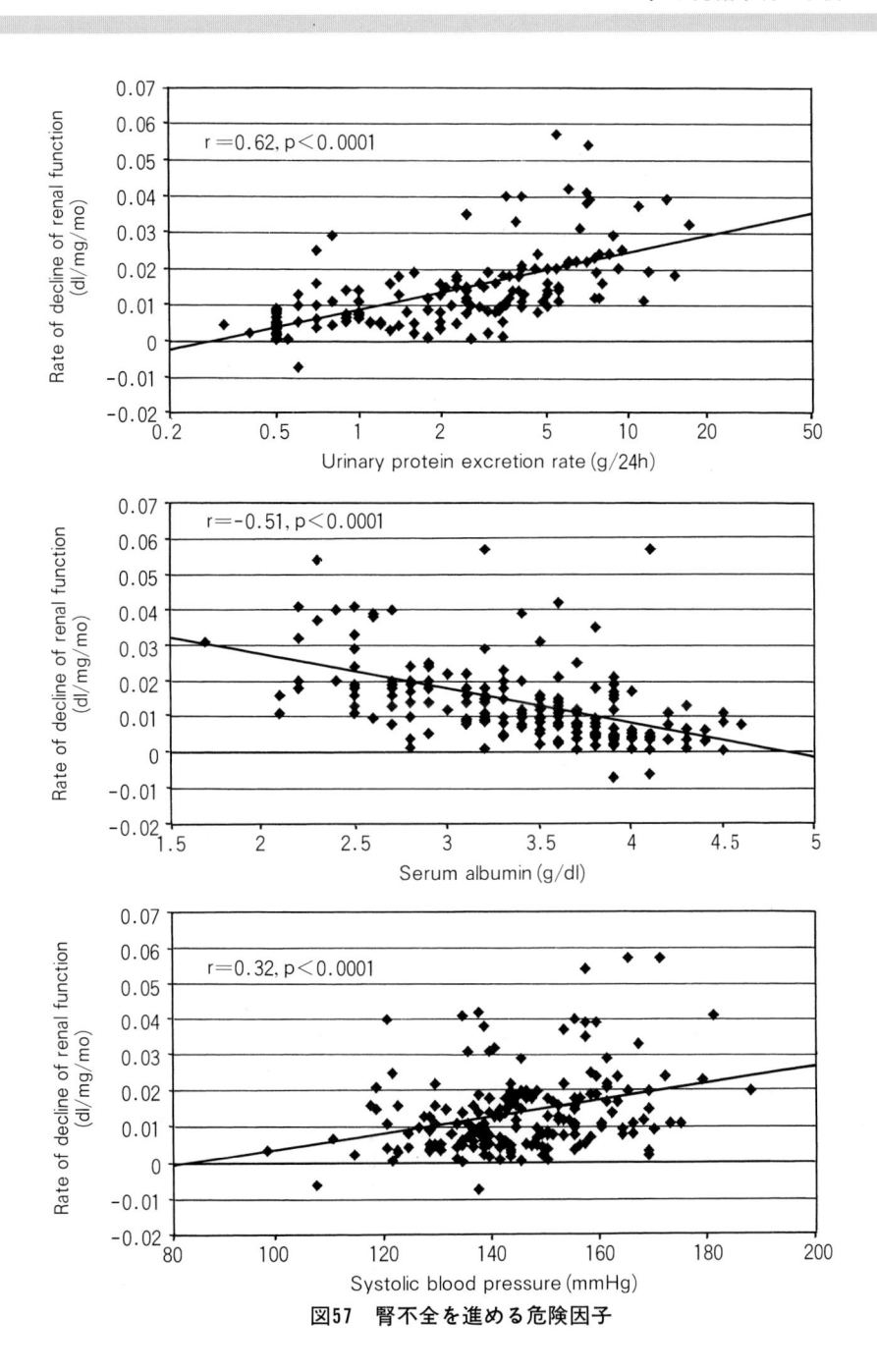

図57 腎不全を進める危険因子

表46　糖尿病性腎症の予防と治療

第Ｉ期(腎症前期)	第Ⅳ期(腎機能低下)
血糖コントロール	高カロリー低蛋白食
第Ⅱ期(早期腎症)	塩分制限と血圧コントロール
より厳格な血糖コントロール	血糖コントロール
血糖コントロール	
アンデオテンシン変換酵素阻害薬（ACE I）	第Ⅴ期(透析)
第Ⅲ期(顕性腎症)	高カロリー食
高カロリー低タンパク食	塩分・水分制限
塩分制限と血圧コントロール	血圧コントロール
アンギオテンシン変換酵素阻害薬（ACE）	血糖コントロール
血糖コントロール	

●ノート●

・4回法では基本的に，（R10, R10, R10, N10）のごとく各インスリンは同量か，朝食前が少し多いくらいがコントロールしやすい．
・土日など休日には，その生活にあった投与方法・量を薦める．運動量が多い日はあらかじめ少し量を減らして，後で血糖値を確認し今後の指標にする．
・女性では生理開始予定の1週間位前（基礎体温高温期後半）には，各インスリン注射時においてその量を2～4単位ずつ増量する（女性ホルモン分泌増加に伴うインスリン抵抗性に対して）．

より厳格な血圧コントロールを行う．JNC-VI報告(Joint National Committee on Detection, Evaluation and Treatment of High Blood Pressure)による正常血圧は，130/以下かつ/85以下であり，若年糖尿病者ではととくにこれ以下を目標にする．正常血圧より高い場合，あるいは早期腎症（Ⅱ期）に進展した場合は，積極的にアンギオテンシン変換酵素阻害薬を開始する．

　処方例：カプトリルR　1cap　1×朝前（あるいは夕前）

【Ⅲ期・Ⅳ期】

腎機能温存が主眼となる．この目的のため，腎庇護食，血圧コントロール，高脂血症の是正が基本となる．生活指導の一つに，食後30～60分は足を枕分挙上した安静臥位を薦める．腎血流を保つのに有効である．運動はあえて制限しない．

　処方例：腎庇護食　30～35calory/kg，蛋白0.6～0.8g/kg(kgは理想体重)，塩分5～7g

> ●ノート●
> ・塩分制限の実施は容易ではない．食パンなどにも塩は入っており，患者自身がかなり気を配らないとできない．味噌・醤油を極力抑える努力を要する．5ml あたり塩 0.28g の減塩醤油がキッコーマンから販売され，市販まで至ってはいないが，ヘルシーフード（tel 042-581-2152）から取り寄せることができる．ヘルシーフードでは，他にも減塩味噌や低蛋白製品も取り扱っている．

　降圧療法の第一および第二選択薬として，アンギオテンシン変換酵素阻害薬と長時間作用型カルシウム拮抗薬があげられる．この2者でも正常血圧を達成できない場合，β遮断薬，α遮断薬，サイアザイド系利尿薬，中枢性交感神経抑制薬があげられるが，おのおのに長短があり，注意を要する．
　処方例：カプトリルR　1cap　1×朝前（あるいは夕前）
　　　　　ノルバスク　1tab　1×朝前

> ●ノート●
> ・アンギオテンシン変換酵素阻害薬では，降圧効果は弱いことが多い．咳は約30％に見られ，増殖網膜症が不安定な時期には好ましくない．血清クレアチニン 2.0mg/dl 頃までは，比較的GFRに悪影響なく使用できる．また妊婦へは，安全性が確立されていないので避ける．
> ・長時間作用型カルシウム拮抗薬として，ノルバスクやランデル，コニール，ニバジールが使用される．稀に紅潮・動悸などあるが，比較的安全に緩やかで確実な降圧が得られる．輸出細動脈を開き，糸球体高血圧によい影響を及ぼすことがいわれている．

　β遮断薬は徐脈に注意を要するが，降圧効果は良い．耐糖能への悪影響は顕著でないことが多い．
　　　　　カプトリルR　1cap　1×朝前（あるいは夕前）
　　　　　ノルバスク　1tab　1×朝前
　　　　　テノーミン　1tab　1×朝前
　降圧難治例にはα遮断薬の追加を行う．中枢性交感神経抑制薬（アルドメット）と同様に起立性低血圧をきたしうるので，低量・就寝前からの投与が安全である．
　　　　　カプトリルR　1cap　1×朝前（あるいは夕前）
　　　　　ノルバスク　1tab　1×朝前
　　　　　テノーミン　1tab　1×朝前
　　　　　デタントールR　1tab　1×就寝前

高コレステロール血症の併発の場合,
　　　リポバス　1 tab(5 mg)　1×夕後
　　あるいは
　　　メバロチン　1 tab(10 mg)　1×夕後
高中性脂肪血漿の併発の場合,
　　　ベザトールＳＲ　2 tab(200 mg)　2×朝夕後

---●ノート●---
・上記高脂血症の薬剤を使用する場合, 必ず CPK をみる. とくに腎機能低下例では, 高 CPK 血症 (横紋筋融解症) が出現することがある.

【Ｖ期】
透析に導入後は, 高蛋白高カロリーを摂取でき, 塩分・水分・カリウムに注意を要する. 透析間体重増加が, dry weight の 5％以内に抑えることが肝要である.

4) 神経障害

糖尿病性神経障害は, 糖尿病性ケトアシドーシスによる1型糖尿病発症当初に膝蓋腱反射低下などで認められながらも, 血糖コントロールにより回復することが多く, 以降, 軽度神経障害では自覚症状も少ないため比重が軽いように思われがちである. しかし, 神経障害の進展により, 糖尿病性自律神経障害, 有痛性神経障害, 糖尿病性壊疽を起こし, これらは quality of life (QOL) ひいては生命予後をも脅かし, 小児糖尿病患者の管理のうえでもきわめて重大な合併症である.

(1) 糖尿病性自律神経障害

糖尿病性自律神経障害は, 心血管系障害を始め, 胃腸運動障害, 無力性膀胱, インポテンツをきたす.

ａ．心血管系障害による突然死

若年糖尿病患者のなかで, 原因がはっきりしない突然死をみることは稀でない. この突然死の原因として, 1) hypoxia に対する正常な反応が欠如し, 無呼吸のまま, 呼吸開始をみない, 2) 不整脈, 3) sleep apnea, 4) 低血糖, 5) 起立性低血圧が考えられる. 無自覚低血糖 hypoglycemic unawareness は, 低血糖時の epinephrin の分泌反応が低下し, 発汗・ふるえ・動悸などの低血糖症状がみられず, 昏睡に至るものである. 夜間あるいは一人暮らしの場合, 自律神経障害を有していると急死の原因になりかねない. あらかじめ立てる低血糖予

防策が最も重要である．起立性低血圧例では，臥位高血圧がない場合は $\alpha1$ 刺激薬メトリジン 2～4 mg 分 1～2，臥位高血圧を有する場合はカルビスケン R 20 mg またはインデラール LA 60 mg 分 1 を投与する．

b．糖尿病性胃腸麻痺

自覚症状に乏しく，腹部単純写真や胃カメラで偶然発見されるものを胃アトニー gastric atony という．

一方，悪心・嘔吐・腹痛・腹部膨満をきたし，しばしば突然に嘔吐の発作をきたすものを糖尿病性胃腸麻痺 gastroparesis diabeticorum という．精神的要因が誘因となっている場合もあるが，とくに誘因なく自己制御の余地もなく患者を苦しめることも少なくない．自律神経障害の進行例にみられ，しばしば糖尿病性腎症も合併していることが多い．

処方例：アセナリン 3～6 錠　分 3

で，無効であれば

エリスロマイシン 200 mg/30 min 静注もしくは 600 mg 分 3．これはモチリン拮抗作用による胃腸管蠕動促進作用により，奏効例をみる[9]．

（2）有痛性神経障害

若年糖尿病では 1 型糖尿病においても 2 型糖尿病においても，血糖コントロールが長期にわたり不良であった患者を非常に苦しめる合併症である．しばしば，長期不良であったコントロールが急に改善したときにみられることが多い (painful post-treatment neuropathy)．やせの進行に伴うことが多く，男性に起こりやすく，ときに陰囊部に激しい頭痛を訴えるものがある．治療上重要なこととして，

"血糖コントロールが改善したことが悪いことではない．良いコントロールにより末梢神経が再生し回復に至り，痛みは必ず取れる．良いコントロールを維持すれば症状は必ず取れる．しかしすぐに取ることは難しく，神経の再生には数ヵ月から数年単位の時間を要する．その間，疼痛緩和のためにも対症療法が必要である"

という内容の説明に基づいた，精神的な支援がきわめて重要である．

メチコバールやキネダックは，糖尿病性神経障害の発症の予防には有用である．したがって，血糖コントロール困難な患者の神経障害を予防する目的では価値がある．しかし，両者とも，有痛性神経障害の治療には効果は少ない．

[メモ13] 長期間血糖コントロールが不良であった例では，painful post-treatment neuropathy に注意して，徐々に血糖コントロールする（HbA_{1c} の改善で月1％以内）．

[メモ14] painful post-treatment neuropathy の治療は，血糖コントロールを基本として長期間かかることを十分に説明する．

処方例：1）日中気になる痛みやしびれ（コンスタン3錠　分3）
　　　　2）下肢末梢のしびれ感・不快感（メキシチール 150〜300 mg　分3）
　　　　3）2）でも我慢できないしびれ感・痛み（フルメジン 1〜2 mg，トフラニール 25〜50 mg　夕食後）

5）長期予後

　わが国の1型糖尿病患者の生命予後は，1970年以前の発症例では欧米他国と比較して不良であった．糖尿病性ケトアシドーシスなどの急性合併症と腎死で70％を超しており，インスリン自己注射の普及が遅れていたこと，透析療法普及の遅れと糖尿病患者の透析への受け入れが遅れていたことが，主な原因であった[10]．近年では，インスリン自己注射もペンシステム導入を軸にして血糖コントロールは改善し，これに伴う長期予後の改善が結果として現れることが期待される．糖尿病専門施設における予後研究では良好な結果がみられている[11]．

6）若年発症1型糖尿病と2型糖尿病の合併症予後の比較

　表47に若年発症1型糖尿病と2型糖尿病の特徴を示す．1型糖尿病の管理に残されている課題はきわめて多いが，2型糖尿病の若年者は，

表47　若年発症1型糖尿病と2型糖尿病の特徴

1型糖尿病
1）わが国は諸外国に比べ，その発症率は低い
2）若年者に急激に発症し，血糖コントロールは難しく，若くして合併症をきたし，生命予後は不良である．
3）思春期の精神的・肉体的発育にも悪影響を及ぼしかねない
4）近年では，血糖コントロールのモニタリングの普及・インスリン治療の進歩に伴い，1型糖尿病の管理は向上している．

2型糖尿病
1）若年非肥満者に2型糖尿病がみられるのは，欧米人にはみられない日本人の特徴である．
2）とくに病初期には高血糖に基づく症状がない
3）患者自身に糖尿病としての知識・病識を欠くことが多い

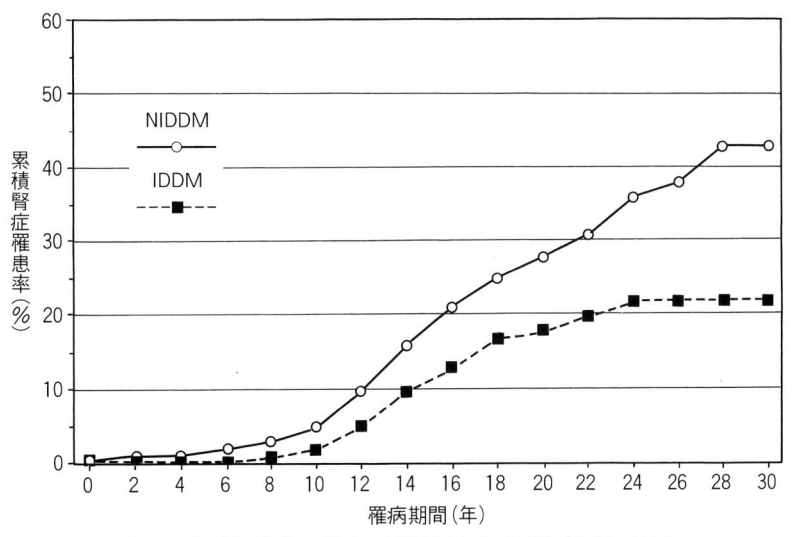

図58 腎症罹患率の若年1型糖尿病と2型糖尿病の比較

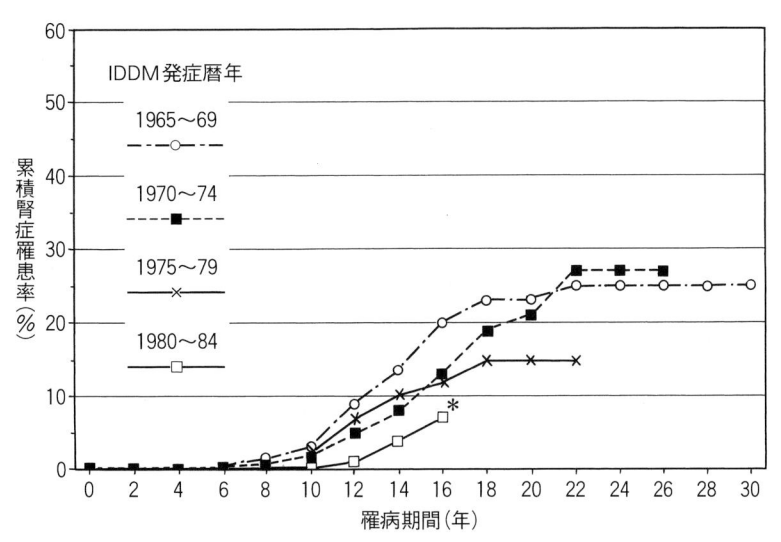

図59 近年発症1型糖尿病にみる腎症発症の改善

今後その絶対数の増加と合併症症例の増加が危惧され，大きな注意を要すると考えられる．現在，最も生産性が高い20代，30代の2型糖尿病の青年が，少なからず糖尿病性末期腎不全や失明に至り，多大な医療費を消費している実態がある[12]．糖尿病性腎症の罹患に関しても，図58のごとく，同じ糖尿病罹病期間で，2型糖尿病のほうが1型糖尿病に比べて2倍以上高い．

近年発症1型糖尿病は，糖尿病専門施設での現在までの調査では，

1970以前発症の1型糖尿病に比べ，腎症発症の改善が認められてきている（図59）．Swedenでは，近年発症1型糖尿病の腎症発症改善が，HbA$_{1c}$の改善に伴い，もっと顕著にみられていると報告されている[13]．

一方，若年2型糖尿病では，近年発症も1970年以前発症も，腎症発症の高値が持続している（図60）．若年2型糖尿病の頻度の増加と，その腎症罹患率の高値は，1型糖尿病との比較上，今後の若年2型糖尿病の腎症合併例をさらに増やすと考えられ，その予防・管理の重要性はきわめて大きい．

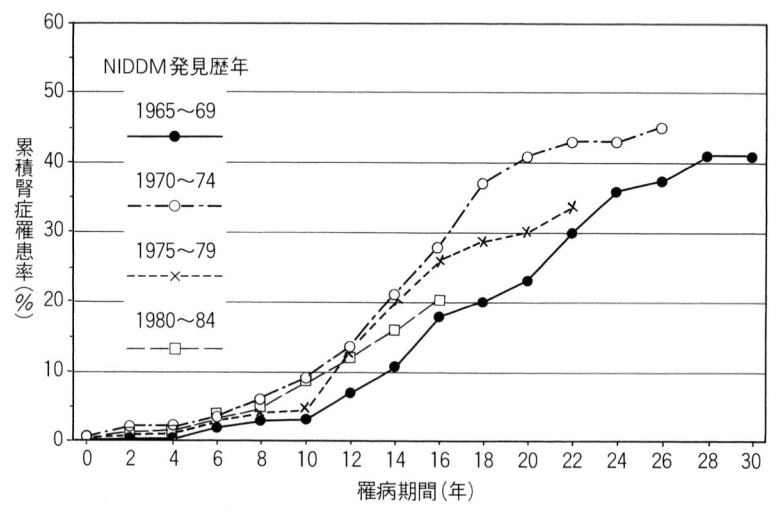

図60　若年2型糖尿病にみる持続高値の腎症発症率

文　献

1) Raskin P, Rosenstock J : The genesis of diabetes complications. Blood glucose and genetic susceptibiloty. Intenational Textbook of Diabetes Mellitus. (Eds, Alberti KGMM, Defronzo RA, Keen H, et al), pp1225-1244, John Wiley & Sons Ltd, Chichester, 1992.
2) Fukuda M : Classification and treatment of diabetic retinopathy. Diabetes Res Clin Pract 24 suppl : S171-176, 1994.
3) Yokoyama H, Uchigata Y, Otani T, et al : Metabolic regulation and microangiopathy in a cohort of Japanese IDDM-patients. Diabetes Res Clin Pract 29 : 203-209, 1995.
4) Yokoyama H, Deckert T : Central role of TGF-β in the pathogenesis of diabetic nephropathy and macrovascular complications. A hypothesis Diabetic Med 13 : 313-20, 1996.
5) Parving HH, Osterby R, Anderson PW, et al : Diabetic nephropathy. In The Kidney. Brenner BM Ed, pp1864-1892, Philadelphia, WB Saunders Company, 1996.
6) 横山宏樹，大森安恵：わが国の糖尿病性腎症――一施設のIDDMモデルから―糖尿病 40：213-217，1997．
7) Parving HH, Rossing P : The use of antihypertensive agents in prevention and treatment of diabetic nephropathy. Current Opinion in Nephrology and Hypertension 3 : 292-300, 1994.

8) Yokoyama H, Tomonaga O, Hirayama M, et al : Predictors of the progression of diabetic nephropathy and the beneficial effect of angiotensin-converting enzyme inhibitors in NIDDM patients. Diabetologia 40 : 405-411, 1997.
9) Janssens J, Peters TL, Vantrappen G : Improvement of gastric emptying in gastroparesis by erythromycin : preliminary studies. N Engl J Med 322 : 1028-1031, 1990.
10) Sarah L Patrick，田嶋尚子，Ronald E RaPorte，北川照男，DERI 研究班：小児期発症インスリン依存型糖尿病における腎症による死亡の国際比較―日本と米国（アルゲニ郡，ペンシルベニア州）―．糖尿病 35：993-1000，1992．
11) 丸山明子，横山宏樹，青木かを里ほか：30 歳未満発症 IDDM 患者の生命予後に関する研究―hospitalbased study―．糖尿病 37：599-606，1994．
12) Yokoyama H, Okudaira M, Otani T, et al : Existence of early-onset NIDDM Japanese demonstrating severe diabetic complications. Diabetes Care 20 : 844-847, 1997.
13) Boestig M, Arnqvist HJ, Hermansson G, et al : Declining incidence of nephropathy in insulin-dependent diabetes mellitus. N Engl J Med 330 : 15-18, 1994.

［横山　宏樹］

V 患者・家族への教育（家族問題）

はじめに

　小児糖尿病サマーキャンプがはじめて開催されたのは1963年で，丸山博による東京サマーキャンプであった．参加人数は8名であった．1969年には平田幸正による福岡サマーキャンプが始まり，その後全国に続々とサマーキャンプが開かれるようになった．ここにおいて1型糖尿病，いわゆる小児糖尿病の治療が全国に広まっていくことになった．1型糖尿病自体がめずらしく全国のどの病院でも治療できるという環境ではなかったので，小児糖尿病サマーキャンプの普及が果たした役割は大変大きいものといえる．まだレンテインスリン1回注射が主流で，速効型インスリンは大変貴重なインスリンという認識の時代であった．

　以後35年間の日本の小児糖尿病治療の向上には目を見張るものがある．それはDERI(Diabetes Epidemiology Research International)班の日本人1型糖尿病死亡率が，過去30年間で大きく改善しているという報告をみても頷ける[1]．

　日本人1型糖尿病の死亡率を高くしていた第一の原因は，ケトアシドーシスによる死亡であった．ケトアシドーシスの治療の進歩により，今ではケトアシドーシスで死亡することは稀となった．しかしながら，それではそれだけ血糖コントロールが全員うまくなったかというと，答えは否である．

1) 1型糖尿病治療黎明期の1型糖尿病患児に対する両親の態度

　1型糖尿病自体が珍しい30年前は，1型糖尿病とともに子ども達が生きていくことが奇跡であった．この頃は主治医から，『この子は命が

長くありません』とたいてい告げられていたという．家族は短い子どもの寿命に愛情を十分注ぐべく，必死の覚悟で患児を育てた．溺愛するのではなく，早く一人前の社会人になれるようにとかえって厳しく育てた．

　戦後，日本経済のいまだ不安定な時期にもかかわらず，保険では買えない高価なインスリンバイアルを，家計をやりくりして買い求めた．自己注射がまだ法律では認められないけれども必死に患児に注射した．そして，世間に認められるような一人前の社会人をめざして，育児したのである．

　ディスポーサル注射器もない時代であった．自宅で鍋を用いてガラス注射器や太い注射針を繰り返し煮沸消毒する時代であった．注射針も太く（23Gくらいか），何回も使用するので，切れ味も悪く皮膚には注射跡が残りやすかったという．

　HbA_{1c}などの検査や自己血糖測定も普及していない．ベネディクト試薬を用いて尿糖を検査することが唯一の血糖コントロールの指標であった．ただ家族の必死な育児態度は現代の家族より，ある意味では純粋で素朴であったといえるかもしれない．

　上記に述べたことは，いわゆる日本人1型糖尿病の第一世代と呼ばれる患児に対する家族の接し方であった．東京女子医科大学糖尿病センターには，この第一世代の人たちの何割かが今でも通院している．どの人も立派な社会人で独立心も強い．合併症の発症率も第二世代の1型糖尿病児よりかえって低い．今の小学生，中学生の1型糖尿病患児より独立精神が旺盛かもしれない．

　現代の両親が1型糖尿病患児を持って1年くらいあるいは3～4年経過したときの現状は以下のようである．子どもが糖尿病を発症してはじめは無我夢中だったが，落ち着いたら今度は家庭で患児にどのように対処したらよいかわからない，親のいうことを聞かなくなり血糖コントロールも悪くなり，どうしてよいかわからない．このような心配事のために，両親がよく医療相談に来られる．前者は初診医が両親の心構えをよく教育していないから起こってくる問題であり，後者は子どもが1型糖尿病があるがゆえに親の子離れがうまくいかない例といえるかもしれない．

　上記に述べた内容をふまえながら，現在の患者家族への教育方針について以下に書いてみる．

　患者家族への教育には2つの大きな柱がある．一つは1型糖尿病が

発症してはじめて病院を初診した日の患者家族への教育（簡単にいえばムンテラ）である．2つは，思春期を中心にした時期（つまり第二反抗期）の患者と家族への教育である．

2） 1型糖尿病と病院ではじめて言われたとき

　はじめて自分の子どもが糖尿病であると言われる．『どうして大人の病気が子どもに？』と仰天するやいなや，今度は『一生インスリン注射です』といわれ，両親は再度カウンターパンチをあびる．『注射？』とたいていの両親は聞き直す．まさしく晴天の霹靂だ．

　動揺している両親を含めた家族に，初日に話さなければならないことを順次箇条書きにする．

①大人型の糖尿病（いわゆる糖尿病）とは別の若い人の糖尿病があること．

②食べ過ぎとか母親の育児が悪かったとか家族の血が悪いとか，家族の誰かの糖尿病がうつって，お子さんが糖尿病になったのではない．

③10万人に1〜2人しか発症しない小児の糖尿病というものがある．たまたま交通事故にあったようなものだ．

④近眼の人が眼鏡やコンタクトレンズをするように，体に足りないインスリンというホルモンを補っていく治療になる．これを注射で補うことになる．

⑤インスリン注射を小さい子に毎日何回かしなければならないことになったことは大変なことであるが，大事なことはインスリン注射を続けることより，糖尿病性合併症というものを起こさせないことである．

⑥これからは患児をとくに厳しくしつけてほしい．なぜなら，両親はどうしても『不憫だ』という気持ちから，甘かすことになりやすい．叱るべきところも，つい甘くなってしまう．このように育てると，将来一番困るのが本人である．わがまま放題に育つと，学校生活のなかで浮いてしまい，兄弟のなかでもしっくりいかなくなる．両親が自分たちの気持ちのなかで甘やかしたことが，結局成長した後，本人が他の人から差別されることにつながる．

⑦甘やかさないと思っても子どもを自分の懐のなかに抱え込んでしまうこともよくあるので，少し突き放す気持ちがとにかく大事．

　以上のことを初日に繰り返して両親や家族によく説明して納得して

もらわねばならない．恐れを植えつけるのではなく，一緒に歩んでいくのだ，分からないことはわれわれがすべて引き受けるという態度で説明する力量が必要となる．

　これから親がよく考えなければならないことは，世間体を繕うことではなく，患児に対して親として何ができるのか？何を子どもの将来のためにしてあげればよいのか？を患児の立場に立ってよく考えることである．

　日本糖尿病協会発行の月刊誌『さかえ』の1997年1月号に，アメリカの1型糖尿病治療の代表的（糖尿病）センターであるジョスリン糖尿病センターが紹介されている[2]．また1998年の2月号[3]と3月号[4]にはヨーロッパにおける代表的糖尿病センターであるデンマーク・ステノ糖尿病センターが紹介されている．

　いずれのセンターも1型糖尿病治療の根本は，『患児の人生に敬意を払いながら指導する，子どもは親の従属物ではない』ということであろう．『患者さんたちは命令や指示を受けに来ているのではありません．アドバイスを受けるために来ています．彼らの人生，生活は患者さんのものであり，その人生はいかなる血糖コントロールであれ敬意を払うべきであります．子どもたちに血糖コントロールの自己管理責任を預けるからには，子どもたちが私達のすすめに従わなくても怒ってはいけません．患者さんが血糖コントロールに失敗したら，それは患者さんの責任ではなく，医療チームの失敗なのです』とステノ糖尿病センターのイエスパー・ヨハンセン医師は述べている．

　親といえども子どもの人生に敬意を払わなければならないのである．いかなる血糖コントロールであれ，敬意を払うべきなのである．

3）患児が思春期にさしかかったとき

　患児が思春期にさしかかったとき，家族はどのような問題にぶつかるのか？　この項は次の章「Ⅵ．思春期の糖尿病治療」とともに読んでほしい．

　まず自分が特別の人間ではないか？　皆と違う人間なのではないか？と自分を否定しにかかる．自分だけは兄弟のなかで両親の子ではなく橋の下で拾われたと思ってよく悩む子がいるが，これと似ている．思春期に入る頃から"自分だけが皆と違う"ことがさらに大変な重荷になるのである．例えば給食は全部食べてよいのだろうかと悩む，女の子を好きになってよいのだろうか，などなど．1型糖尿病などない

普通の小学生，中学生はこんなことで悩まない．
　１型糖尿病患児が，このように一人で悩むことのないようにしたい．
「給食は食べられるのか？」
「もちろんおかわりして下さい[5]」．
「女の子を好きになってよいですか？」
「もちろんです，あたりまえです．」女の子を好きにならない男の子のほうがおかしいのではないか．
　一人で悩むことのないように，先走りしてこちらから先にアドバイスするのもよい方法である．
「先生，給食はどうすればよいのですか？」という質問をされる前に，給食について話しておく．
「給食はしっかり食べるのですよ」と，まず心配する前に説明する．そうか自分だけ心配していると思っていたら，先生は分かっているのだ，自分の子どものことをよく考えてくれていると，両親に思ってもらえるチャンスでもある．
　「どう変わりない？」と外来で聞いている限りは絶対に上記のことは話してくれない．こちらから誘うような問いかけをしないと話してくれない．中学生や高校生になるとたいてい無口になって何も話してくれない．「どう元気？」と話してもまったく心配事を話してくれない．
「彼女を今度連れて来てくれない？」
「彼女いないですよ」
「いない？待ち合い室を見てごらん．何人も彼女を連れてきているでしょ」
「…………」
「もてないのかな」
「そんなことないスヨ」
「よーし今年中に彼女を連れてくる，約束だ」
「えー，そんな」
「だれでもいいのヨ，イヤになったら他の子に声をかければいいじゃない」この辺でソーカ，ソーカといった和らいだ表情になる．
　この時期に自我の確立がなされる．自己評価が形成される．自分が劣っている，自分はたいした人間ではない，自分だけが皆と違う，両親から期待もされていない，両親や兄弟のなかで邪魔者なのかもしれないという疑心暗鬼は自己評価を低くする．そして自己評価はほぼ一生を通じて低いままに終わっていくことになりやすい．

1型糖尿病を持ってしまったからといって大事な大切な人間である．いかなる血糖コントロールであれ，子どもの人生に敬意を払って糖尿病治療をしなければならない．

文　献
1) Nishimura R, Matsushima M, Tajima N, et al : Diabetes Epodemiology Research InternationalGroup : A major improvement in the prognosis of individuals with IDDM in the past 30 years in Japan. Diabetes Care 19 : 758-760, 1996.
2) ボール・マデン（内潟安子訳）．アメリカのヤング糖尿病とその家族の展望．さかえ 37(6)：89-12，1997．
3) イエスパー・ヨハンセン（横山宏樹，内潟安子訳）．デンマーク・ステノ糖尿病センターのインスリン依存型糖尿病治療の基本的な考え方と実際（上）．さかえ 38(2)：20-23，1998．
4) イエスパー・ヨハンセン（横山宏樹，内潟安子訳）．デンマーク・ステノ糖尿病センターのインスリン依存型糖尿病治療の基本的な考え方と実際（下）．さかえ 38(3)：19-21，1998．
5) ジョアンナ・エリオット（内潟安子，村山寿美子訳）．子供の糖尿病なんでも相談, pp 105-107，医歯薬出版，1994．

[内　潟　安　子]

VI 思春期の糖尿病治療(10歳前後からの糖尿病治療)

はじめに

ここでは，思春期発来前後の年齢からの糖尿病治療ということで述べる．

男性は10歳，女性は9歳頃から成長ホルモン，性ホルモンのスパートがある[1]こと，血糖コントロールが悪いとき，この年齢からの罹病期間が単純網膜症や増殖網膜症の発症に強く影響を与える[2,3]ことから，9歳から10歳の時期からの治療が患児とわれわれの"勝負"の時期といえる．

この時期に，家族とではなく患児と1対1のコンタクトがどれだけとれているか，どれだけとれうるかが血糖コントロールに大きく響いてくる．

この年齢に入ったらこれまで以上に血糖コントロールをよくしなければならない．この年齢に達したらすぐ血糖コントロールをよくしようと考えても，一度身についた習慣は直せないので，当然のことであるが，発症時にレベルの高い教育を十分にしておかねばならない．この年齢に達してから自己血糖測定しようとか，血糖コントロールをよくしろとか"命令"しても，血糖コントロールはよくならない．この後ずっと血糖コントロールは悪化の状態で20代後半まで続くことが多い．将来の合併症発症がここですでに約束されたものとなる．初診時の医療，患者教育がとても大切な理由がここにある．

1）思春期前からの糖尿病治療のポイント

思春期の糖尿病治療のポイントは，
①食事カロリーを国民栄養所要量と同等に十分摂らせること[4]，
②低血糖になるかもしれないと思うくらいの十分なインスリン注射

量を早め早めに指示すること，
③1週間の生活を2つか3つにパターン化することを教える（インスリン治療方法の項参照）．
④女性には性周期を教えること，性周期と血糖値の関係を教えること（インスリン治療の項参照）

　図61は8歳発症で11歳時に当センターを初診した1型糖尿病女子である．主訴は血糖コントロールを良くしたいということであった．発症後 HbA₁c 6％台だったのが，確かに徐々に悪化してきている．1997年6月（10歳時）前医でインスリン注射量を増量（朝 R6+N8，夕 R8+N4）しているが，やはり HbA₁c が上昇してきた．主治医は食事が問題だと言うので，母親は 10～11 歳の子どもに極力油を使わない料理を涙ぐましいを努力して作っていた．しかしそれでも血糖は上昇してきて（当然のことであるが），やむなく当センターを受診したというわけである．

　初診時 HbA₁c 8.8％，身長 141.4 cm，体重 35.5 kg と細身であった．両親，子どもとも明るく，糖尿病であることの受け入れはよく，血糖コントロールをよくして子どもによい将来を迎えさせたいという希望であった．

　初診時すぐ R8-R8-R8-N6 の4回注射に変更，責任インスリンの考

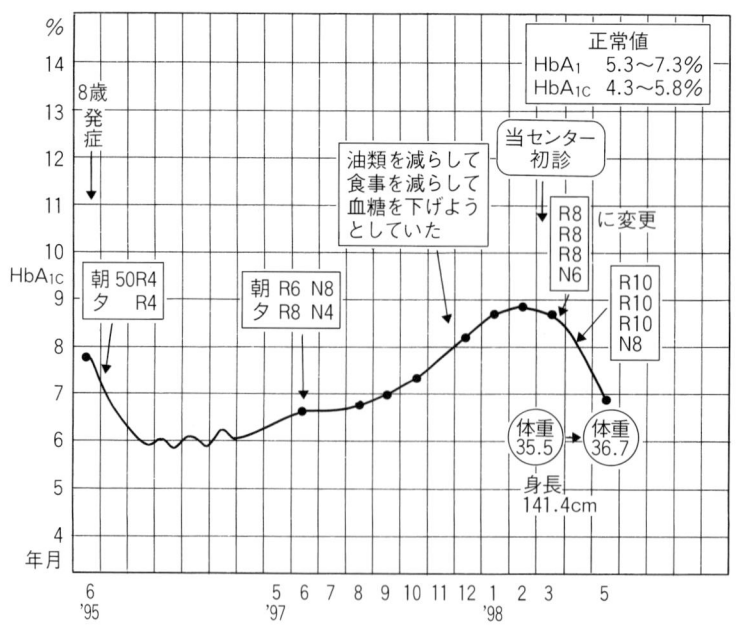

図61　8歳発症　2型糖尿病女児（11歳）

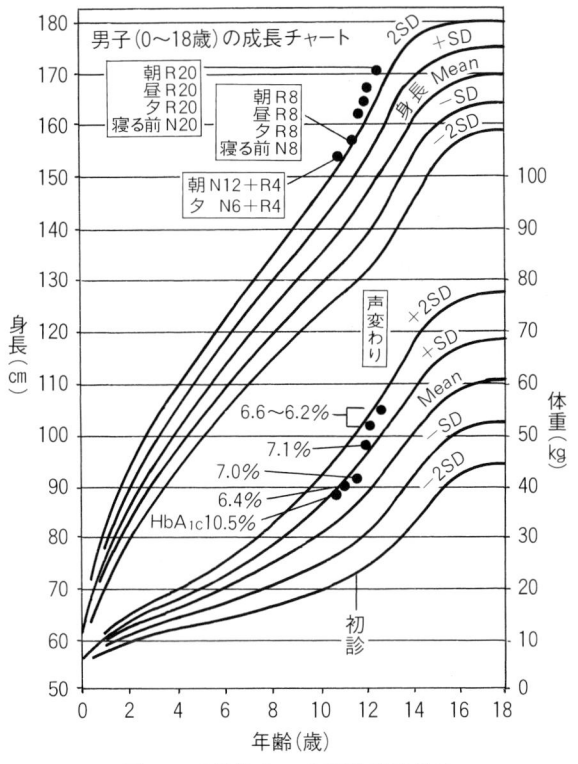

図62 10歳発症 2型糖尿病男性

え方を教え、1週間だけ4回/日のSMBG（Self-monitoring of blood glucose：血糖自己測定）施行をお願いした（学校の日は昼のSMBGは不要）。

1ヵ月後母親が教えてくれたインスリン注射量はR10-R10-R10-N8であった。確かにこの量で食前100前後、寝る前150前後となった。2ヵ月後体重は36.7 kgと増加、HbA$_{1c}$は6.8%と良好になった。母子とも喜んだことは言うまでもない。給食もおかわりをするようにお願いしている。

この頃に食事カロリーを十分増やさないとどうなるであろうか。当然身長、体重の伸びが悪くなる（図62）。もう一つ大事な弊害がある。摂食障害を起こすことである[5)6)]。

2）摂食障害について

思春期および思春期以後の血糖コントロール不良1型糖尿病女性でインスリン注射量が2単位/kg以上なら、ほぼ全員摂食障害を合併するといってよい。

摂食障害には拒食が主のAnorexia nervosa（食思不振症），だらだら喰いのBinge eating disorder，さらに食べることが止まらず代償行為を伴うBulimia nervosa（過食症）がある．血糖コントロールが悪くなるのは，Binge eating disoderとBulimiaである．Anorexia nervosa合併は血糖コントロールがあまり悪くはならない．逆に低血糖をよく起こすことがあるので，血糖コントロールはHbA$_{1c}$が6％台を切ることもある．1型糖尿病患児にはAnorexia合併は最近増加はしてきているが，上記2つの疾患より現状では頻度は少ない．

　また，一見摂食障害合併例のように，血糖コントロールの悪化する心療内科的疾患としては境界型人格障害がある．摂食障害ほど多くはないが，数％にみられる．このタイプは血糖コントロールがたいへん難しい．医療者と治療関係を作りにくい．

　経験した限りのだらだら喰いや過食症合併1型糖尿病女性の全員が思春期前および思春期に発症していた．1型糖尿病発症時に厳格な食事制限を指示されており，またそれを遵守しようとする女性であった．

　最近，Anorexiaを合併する1型糖尿病女性が増加してきていることは上述した．Bulimia発症以前にAnorexiaの時期が存在することも多い．1型糖尿病発症1〜2ヵ月後よりインスリン必要量が減少してくるHoney Moon期があるが，よく問いただしてみるとAnorexia nervosaであったことを経験した．1型糖尿病を受容する過程でAnorexiaを発症してしまうのかもしれない．

　Anorexiaの時期を過ぎてBulimiaになるとインスリン注射量が増えることになる．1型糖尿病発症後のAnorexiaをHoney Moon期と誤診しないようによく観察する．

　Bulimiaは食べてしまう，太るかもしれないなどと心配なことがあるので，本人は困っていることが多いが，Anorexiaは太るという心配がないので本人の病識が乏しい．

　もちろん摂食障害を発症する根底には自己評価の低いことがある．BulimiaやAnorexiaは1型糖尿病をきちんと治療できる心療内科医による1対1対応の入院治療で好転することが多い．心療内科的手法をもたないわれわれでも，患者に対する敬意の気持ちだけで，精神病理の浅い患者の血糖コントロールは好転する経験を持っている[7]．

3）インスリン治療のポイント

　インスリン治療方法と考え方については以下に述べる[8]〜[10]．

(1) ファースト・ステップ
a. 1日血糖の動き
1日の血糖値を時間を追って考えてみる.

朝食前血糖値が高いとき
①前日の夕食のカロリーが多すぎたかあるいは寝る前の補食が多すぎたか. 外食や, 自宅で食事しても洋食の場合, オーバーカロリーになりやすい. 寝る前に低血糖症状があると, 補食のとりすぎになることが多い.
②深夜に無自覚の低血糖状態があってかえって高血糖になったのか (ソモジー効果).
③前日の夕食または寝る前の中間型または持続型インスリン量が摂取カロリーに比して少なかったか.
④以上があてはまらないとき, または不規則に血糖値が高くなるとき, 昨夕のインスリン注射部位が吸収の悪い場所であったか.
　患者はどうしても注射のしやすい場所ばかりに偏って注射する傾向がある. 年に1度は少なくとも注射している部位を触診すべきである. インスリン治療が長期になり似通った場所にばかり注射していると, この部位に脂肪が異常にたまったり, 逆に皮下組織が固くなったりする. 注射部位から吸収が悪くなる. 部位によって効き方が異なってくる.
　効き方が異なるもう一つの可能性はとくに中間型インスリンの場合, 結晶化したインスリンの溶解が一定しないことが考えられる. 吸収と溶解度の不安定さにより, 中間型インスリンは注射量の25〜50％のインスリン作用のバラツキが起こるといわれる.
⑤朝寝坊して8〜9時頃測定したとき, 高血糖ならば暁現象を反映しているのか.
　血糖コントロールのよい患者ほど, またインスリン治療している2型糖尿病より1型糖尿病患者のほうが起こしやすい. 血糖値が土曜日や日曜日に高くなりやすいとき, また空腹の状態で外来受診するとき考慮すべきである.

朝食前血糖値が低いとき　上述の①から④までの逆の考えをすればよい.

朝食後2時間値や昼食前血糖値が高いとき
①朝食前血糖値がすでに高かったか.
②その日の朝食のカロリーが多すぎたか.

③朝食前の速効型インスリンが足りなかったか．朝食前インスリンが中間型インスリンのみならば速効型インスリンが必要である．
④午前中の補食をとりすぎたか．
⑤注射部位の吸収の問題

朝食2時間や昼食前血糖値が低いとき　上述の逆を考える．

昼食後2時間値や夕食前血糖値が高いとき
①昼食前の血糖値がすでに高値だったか．
②昼食前に注射した速効型インスリン量が不足していたか．
③朝食前注射した中間型または持続型インスリン量が不足していたか．
④昼食のカロリーが多すぎたか
⑤午後に間食を多くとりすぎたか．
⑥②または③の注射部位の吸収の問題．

食後2時間値は高いが次の食前血糖値は低くなりすぎるとき
①インスリン注射と食事との間隔が短いか．速効型インスリンといえども作用発現までには約30分かかる．
②血糖値の上がりやすい食物や消化の良すぎる食物が多くなかったか．糖鎖が短いほど吸収がよく，血糖が上がりやすい．この場合，上述のものを除き，さらに分食を試みるのもよい．ここにα-glucosidase阻害剤を使用するとなかなかよい[11]．このほうがQOLにはよい．

夕食前血糖値が低いとき　同様に逆を考える．

眠前血糖値が高いとき
①夕食前血糖値がすでに高かったか．
②夕食のカロリーが多すぎたか．
③夕食前に注射した速効型インスリン量が足りないか．
④③の注射部位の吸収が悪かったか．またこの時点の血糖値が低いときは上述の①から④の逆のことを考慮するとともに入浴の有無や，夕食後の運動が多すぎていないかも考えるべきである．

深夜2〜3時に低血糖を起こすとき
①夕食のカロリーが少なかったか．
②就寝前血糖値が低く補食をとるも少なかったか．
③就寝前中間型インスリン量が多すぎたか．

HbA$_{1c}$が6.0％以下の19歳の1型糖尿病患者であるが，夕食前速効型インスリン注射のあと3時間以内に眠前中間型インスリンを注射す

ると必ず深夜の2～3時に低血糖発作を起こす症例があった．

b．1週間の血糖値の動き

次に1週間のパターンを考える．

①週日か，週末か．週末のほうが体の動きが少ないので，血糖値は上がり気味になる．週末はインスリン量を増やすことも考慮してよい．

②体育のある日か，仕事を終えてからスポーツをする日か．その時間帯の血糖値に対する責任インスリン量を前もって考慮する．

③アルバイトのある日か，塾に行く日か．

食事の時間がどのように変わるのかを考慮する．

c．1ヵ月の血糖の動き

さらに1ヵ月間の血糖値の動きも大事となる．高温期である黄体期には1日血糖全体が高めになる傾向になる．高温期の後半から高めになることもあるが，成熟した女性では排卵とともに一日中高めになる．ときに排卵日だけ朝食前血糖が低くなることもある[2)4)5)]．

生理が始まると，逆に血糖は全体に低めになる．第1日から低くなることが多いが，第3日頃から低くなることもある．各患者のパターンを基礎体温とともに毎月診ていくことが大切である．生理前の血糖の高いときはインスリンを増やす必要がある．

(2) セカンド・ステップ

インスリン調節の考え方には，血糖値をみてすぐ次のインスリン注射量を決める sliding scale 法（インスリンスケールともいう）と，現在の血糖値の責任インスリンをさかのぼって考え，今後のインスリン使用量を決める Skyler らの algorithm 法がある．

sick day や妊娠中は sliding scale が必要になるが，それ以外の日常の血糖コントロールには algorithm を基礎に考えてよいと思われる．平田幸正著の『糖尿病の治療』（追補）の406～407頁に詳しく記載してある．

まず，これまでにそれぞれの項目で述べたように，ソモギ効果ではないこと，暁現象で高値になったのではないこと，食事のカロリーや内容が適切であることを確かめる．確かめた後インスリンの変更を考える．食前血糖は120 mg/dl 以下，食後2時間血糖は150 mg/dl 以下をめざしてインスリン量を考える．

ポイントは

①責任インスリンはどれか．

中2女子IDDM（身長159cm, 体重54kg, 2,500kcal）サマーキャンプ時の血糖値と予測値
（市立札幌病院　福島直樹先生から供与）

平成9年度		血糖	(予測)	尿糖/ケトン
8月1日	夕食前	248	120	+++/
	インスリン	LyR	16	右腕
	就寝前	68	112	－/－
	間食	1.0		
	補食	0.5単位		
	インスリン	N20 (22：50)		
	AM0:00	157	100	(補食)
	AM3:00			(補食)
8月2日	朝食前	132	110	－/－
	インスリン	LyR 8		右大腿
	昼食前	222	250	＊/＊
	インスリン	LyR 10		右大腿
	PM3 間食	ポップコーン1/2強		
	夕食前	98	100	－/－
	インスリン	LyR	16→⑭	左上腕
	就寝前	82	90	－/－
	間食	1.0		
	補食	1.0単位		
	インスリン	LyN⑳		
	AM0:00	139	100	(補食)
	AM3:00			(補食)
8月3日	朝食前	120	100	－/－
	インスリン	LyR 8		
	昼食前	149		
	インスリン	LyR 10		
	PM3 間食	すいか2ケ		
	夕食前	114	150	－/－
	インスリン	LyR 14		
	就寝前	81	150	－/－
	間食	1.0		
	補食	1.0		
	インスリン	N20		
	AM0:00	66		(補食) 2
	AM3:00	74		(補食)
8月4日	朝食前	66	100	/
	インスリン			
	昼食前			
	インスリン			

HbA₁c 7.0%
LyR：超速効型インスリン
N：中間型インスリン

図　63

② 2日以上高値が続くなら，責任インスリン量を2単位増やす．
③ 逆に低めなら，責任インスリン量を2単位減らす．
④ 各食前値が200mg/dlを超えるならその場で2～4単位の速効型インスリンを追加する（狭義の sliding scale）．

4）Self-monitoring of blood glucose（SMBG）（血糖自己測定）はどうしても必要か

　SMBGを1日何回やればよいのかとよく聞かれる．回数が多いほど血糖コントロールがうまくゆくのかと聞かれる．測定回数が多いほどコントロールが良くなるということはない．肝腎なことはポイントを押さえたSMBGを教えることであり，実施することである．

　まず小児と妊婦はSMBGの血糖値をみてインスリン必要量を決めるので，SMBGが必要である．その一方で，SMBGの値に振り回されてはいけない．測定中毒になってしまってはいけない．SMBGの究極の目的は自分の体で血糖値を知る感覚を養うことであろう．4回注射している1型糖尿病患者で，SMBGをしなくてもいつもHbA₁cが6.0%以下の人は沢山いる．

　ただし，sick day のときは頻回のSMBGが必要なことはいうまでもない．コントロールがいつも良い状態であると，sick day のとき血糖が高くなりにくく，コントロールもやりやすい．

　SMBGで得た数値は過去のことを表しているのであって将来を表しているわけではないこと，つまり将来の血糖値を予想するための材料でしかないことをよく頭の中で理解す

ることである．たとえば高ければどうして高くなったのかを考えること，低血糖症状だったらどうして低血糖を起こしたのかを考える．

　この感覚を養うためにはSMBGをする前にどのような数字が出るのかと血糖値を予測することをやってみるとよい（図63）[8]．予測してから血糖を測るようにする習慣をつけていくと，HbA$_{1c}$ 6％前後にもっていくことは小児から大学生，社会人まで難しいことではない．

　数字に一喜一憂するようになるといわゆるブリットル型になりやすい．SMBGをすることを金科玉条のように考えている患者は，以下のようにブリットル型になっていく．たとえば食後血糖を測る．この行為自体は正しいことであるが，そのとき自分の期待しないような高い数字が出ると，我慢しきれず速効型インスリンを注射する．少量の注射ならばまだよいが，ときどきR6から8単位を食後1～2時間の高血糖時に追加注射する．すると次の食事までの間に低血糖を起こす．そこでまた食べる，高血糖になる，また注射する．ブリットル型になっていく．この状態から抜け出させるために，なぜ高血糖値が出現したのかをよく考えることを習慣づけることが必要である．そうでないと測ることだけに満足して上記のようになる．どうしてもSMBGに頼ってしまう患者には，SMBGをしない，させない治療も必要となる．もう一度書くが，SMBG値は一つの目やすにすぎないという考えで行うことである．

文　献

1) 谷内原功,大野素夫,東郷実昌ほか：思春期と女性ホルモン　思春期の内分泌．小児科Mook 34：91-103, 1984．
2) 樋上裕子：日本人小児期発症インスリン依存型糖尿病の発症年齢から考察した網膜症出現に関する研究．東京女子医科大学雑誌66(5)：323-329, 1996．
3) Yokoyama H, Uchigata Y, Otani T, et al : Development of proliferative retinopethy in Japanese patients with IDDM : Tokyo Womens Medical College Epidemialogy study. Diabetes Res Clin Prac 24 : 113-119, 1994.
4) 内潟安子：小児・思春期のIDDM．臨床医19(8)：58-62, 1993．
5) 瀧井正人,野添新一,古賀浩幸ほか：IDDMに摂食障害を合併し行動療法が奏効した1例．糖尿病38(10)：823-830, 1995．
6) 内潟安子：思春期における糖尿病．内分泌，糖尿病科5(2)：124-129, 1997．
7) 佐藤明子,内潟安子：糖尿病(2)小児糖尿病患者の心理特性．日本臨牀55(増刊)：558-562, 1997．
8) 内潟安子：IDDMのQOLを考慮したインスリン療法のすすめ方．プラクティス14(6)：599-605, 1997．
9) 内潟安子：キャリーオーバーした小児糖尿病の管理．小児内科28(6)：853-857, 1996．
10) 内潟安子：血糖検査・自己血糖測定値の実践的活用．綜合臨牀43(10)：2582-2586, 1994．
11) 奥平真紀,佐伯明子,武藤和子ほか：摂食障害合併例を含むインスリン依存型糖尿病におけるαグリコシダーゼ阻害剤の有効性．糖尿病39(11)：843-848, 1996．

［内潟　安子］

VII 進学・就職(社会問題)

はじめに

　1型糖尿病患者が高等学校や大学に入学，あるいは専門学校に進学することはまったく問題がない．また就職も問題がない．以前アメリカではインスリン注射している患者はパイロットの免許だけは取得できなかったが，最近はこれも許可しようとする動きになっている．1992年に東京近郊の15歳未満発症の20歳に達した1型糖尿病女性の就職状況を調べたが，学生を除けば正社員や主婦が多く，フリーターという人は大変少なかった[1]．

1) 高校，大学，専門学校への入学

　高校入学の際，中学校から内申書がまわるので，血糖コントロールが HbA_{1c} 6％以下でかつこれまで学校で糖尿病が原因のトラブルを起こさなかった患児でも，糖尿病であることは高校に知らされる．しかし，何らかのポリシーを持つ学校でない限り，糖尿病であることで高校入学を断わられることはない．

　大学，専門学校入学も糖尿病であることで断わられることはない，私自身の患者では断わられた経験がない．『私は糖尿病があることで，入社を断わられた』という患者もいると思う[2]が，糖尿病でインスリン注射していることが会社にとってマイナスであるという内容で断わられたのか，自分は糖尿病だから夜勤はできないと言ったために断わられたのか，低血糖を起こすかもしれないのでよろしくとはじめから言ったから断わられたのか，実態は分からない．

　日本糖尿病協会の調査研究費を受けて，日本小児内分泌学会，小児糖尿病委員会は松浦信夫委員長の指導のもとに，平成6，7年度に，18歳未満発症の1型糖尿病患者で現在18歳以上に達している患者の社

会的適応および生活実態の全国調査を実施した[2]．1,013名の回答が得られた（回収率55.9％）．失業中または働けないとの回答は男6.5％，女6.8％であった．本採用されている者は男74.8％，女65.7％だった．収入の面においては男性では同性の兄弟より収入が少ないと回答するものも多かった．疾患を理由に採用を拒否された，あるいはそう思うとする者が男35％，女36％にみられた．

表48 実態調査の解析結果

就職状況［全症例］

	男性	女性	男女
就職	207(61.1%)	348(55.9%)	558(55.9%)
自営業	15(4.4%)	15(2.5%)	30(3.0%)
主婦		51(8.4%)	51(5.1%)
学生	83(24.5%)	129(21.1%)	214(21.4%)
失業中	15(4.4%)	21(3.4%)	36(3.7%)
具合が悪く働けない	6(1.8%)	19(3.1%)	25(2.5%)
その他	12(3.5%)	27(4.4%)	39(3.9%)
合計	338	610	948

（その他：浪人，嘱託，研究生，準社員，休学中，家事手伝いなど）

3歳以上は離れていない同性の兄妹と比較して収入は
（男性）

	兄	弟	兄弟
収入が多い	7(17.9%)	9(39.1%)	16(25.8%)
収入が同じ	3(7.7%)	2(8.7%)	5(8.1%)
収入が少ない	29(74.4%)	12(52.2%)	41(66.1%)
合計	39	23	62

女性

	姉	妹	姉妹
収入が多い	14(25.6%)	16(34.6%)	30(48.4%)
収入が同じ	8(16.3%)	10(22.7%)	18(29.0%)
収入が少ない	27(55.1%)	18(40.9%)	45(72.6%)
合計	49	44	93

糖尿病を理由に採用を拒否されたことがありますか

	男性	女性	男女
拒否された	49(20.9%)	107(23.8%)	156(22.6%)
多分糖尿病が理由と思う	33(14.1%)	56(12.4%)	89(12.9%)
拒否されたことはない	152(65.0%)	287(63.8%)	439(63.7%)
合計	234	450	684

（日本小児内分泌学会，小児糖尿病委員会「ヤング糖尿病の現状とヤングたちの声」から抜粋）

回答が得られた年代が平均男24歳，女24.9歳で罹病期間が10〜20年の患者が70％近く占める1型糖尿病患者であることを考えると，治療の年代的背景が大きく影響していると思う．1970年以降，糖尿病治療をとりまく環境に大きな変化が起こった．1970年代の中ごろ，小児慢性特定疾患の制定，学校検尿の普及，サマーキャンプの全国化という変革があった．インスリン自己注射が健康保険適応になったのが1981年，血糖自己測定が普及し始めたのが1980年以降，1985年には日本糖尿病学会が糖尿病認定医制度を発足，1986年には血糖自己測定指導加算が健康保険で承認され，さらに普及するといった大きな糖尿病治療の変革がなされた．

　よって，1985年以降発症の1型糖尿病患者にこのような調査をすればまた違った結果が出ると思われる．すべてにおいて好転した結果が出ると予想できる．

　最近の話であるが，血糖コントロールもよく明るい前向きの高校3年生の1型糖尿病女性が看護学校を受験した．ところが第1希望の看護学校は不合格となった．もしかして糖尿病であることが災いしているのかと思ったが，入学者のなかに慢性の血液疾患を持った女性や気管支喘息の女性がいたことが判明した．糖尿病があるということで断わられたのではないと考えた．大卒の1型糖尿病女性でも総合職で入社して，バリバリ働いている方もいる．公務員一種試験を通ってキャリアとして働いている方もいる．自動車教習所の実地の教官をしている1型糖尿病男性はいつもHbA_{1c}6％以下のコントロール良好な方であるが，休日私用で運転中低血糖が原因で事故を起こしたことがあった．教習所の所長はこれを重大に考え，インスリンは劇薬である，劇薬を使用している者を教官にすることはできないと相談に来られた．2時間あまり，1型糖尿病のこと，彼は大変仕事熱心であること，仕事中は1回も低血糖は起こしていない事実をお互い再確認することができた．快く彼の人柄を理解して頂くことができた．もちろん彼は同じ職場で働いている．学業でまず頑張り，人柄がよければ，糖尿病があっても，今は認めてもらえる時代と思う．

2）就職時の面接において

　私は，1型糖尿病であることはやはり一つのハンデイキャップであると考えているし，患者にそのように話をする．たとえば，入社試験で合格線上に何人か並んでいた場合，読者だったらどの人を採用する

だろうか．どの人に合格点をあげるだろうか．提出された内申書や健康診断書から判断して無難な人を採るのが普通の考え方であろう．1型糖尿病であるから勉強しなくてよいという考えはまったくおかしい．いいかえるならば，合否すれすれの学業ではやはりダメであるということである．

10年前は外来で『来年卒業なんですが，どうしたらよいのでしょうか』とよく聞かれた．当センター通院中の昨今の1型糖尿病患者には，『あれ，卒業したの？』とわれわれが逆に聞くことが多い．『はい，もう勤めています』という返事が返ってくる．

このようにうまくいくには健康診断書作成時に血糖も正常域，尿糖もマイナスにしておかねばならない．つまり，血糖コントロールを良くして健康診断を軽くパスする血糖コントロールをしっかり身につけていなければならない．健康診断書は一般の病院や開業医で作成してもらうので，患者の健康状態をそのまま記載してもらう．インスリンを注射している体だから尿糖は陽性になってもしかたがないという考えはおかしい．

面接のときは自分から糖尿病であることを言う必要はないと話している．面接のときに「私は糖尿病を持っています」と話すことは，「私はコンタクトをしています」とか「私の胸にホクロがあります」と面接者に唐突に話をするようなものである．

就職してから何らかの機会に糖尿病であることが分かれば「そうなの」と答え，自分の糖尿病について説明すればよい．もちろん説明するだけの知識を持っていなければならない．

さらに，就職してからどんな時間帯の仕事になっても血糖を乱さず仕事ができる血糖コントロールの技術を患者と主治医がともに持ちあわせてなければならない[3]．

めざすインスリン治療は"レディメード"ではなく"ティラーメード"のインスリン治療といえよう．つまりお仕着せのレジュメを作って患者にこれでやりなさいと命令するのではなく，個々の生活に合わせたインスリンの種類と量を患者と医者の両方で作り上げていく（仮縫いから作り上げていく）"ティラーメード"のインスリン治療でなければならない（参考となるやり方は日本糖尿病協会発行月刊誌『さかえ』のつぼみの日記参照）．「第VI章．思春期の糖尿病治療」（p 163）のところにインスリン注射量の考え方を述べたので参考にして頂きたい．

インスリン治療をしていない人と同じ生活ができますよと医者は軽く話をし，患者もそのように望んでいながら，夜間の仕事はしてはいけないとか，時間外はしてはいけないという主治医はおかしい．もう一度述べるが，どんな時間帯の仕事でも，血糖を乱さず仕事をすることができる血糖コントロール技術を患者と主治医が共に模索して作り上げていかねばならない．これが"ティラーメード"のインスリン治療である．

文　　献
1) 内潟安子：女性 IDDM の問題, pp 207-210, 医学図書出版, 糖尿病記録号 1993.
2) 青野繁雄, 松浦信夫, 雨宮伸ほか：18 歳以上に達した小児発症インスリン依存型糖尿病患者の社会的適応および生活実態に関する疫学的検討. 糖尿病 40：547-557, 1997.
3) 東京女子医科大学糖尿病センター小児ヤンググループ編：ヤング糖尿病－青春を生きる－第 7 章糖尿病と就職と仕事, pp 115-136, 医歯薬出版, 1993.

［内潟　安子］

VIII 結婚と妊娠

1. 糖尿病と妊娠の問題

　インスリンの発見や糖尿病治療の進歩により糖尿病妊婦の周産期死亡率が改善されて以後,すでに10年以上が経過した.しかし,児の奇形や母体の糖尿病合併症など解決すべき問題も多い.ここでは元東京女子医科大学糖尿病センター所長 大森安恵先生が残した業績をもとに15歳未満発症の糖尿病妊婦の実態を示し,問題点を明らかにすると同時に,治療についても述べる.

1) 15歳未満発症糖尿病女性における妊娠

　1969〜1998年の30年間における当センターでの15歳未満発症糖尿病妊婦の全妊婦に占める割合は16.5％（118/713例）であった.この30年間を,①1969〜1978年,②1979〜1988年,③1989〜1998年の三期に分けると,15歳未満発症糖尿病妊婦の割合は,①6.0％（3/50例）,②9.1％（20/219例）,③21.4％（95/444例）と増加している.
　この増加はとくに1型糖尿病妊婦で顕著で,15歳未満発症糖尿病妊婦は,①13.3％,②25.0％,③44.2％であったが,2型糖尿病妊婦においても,①2.9％,②2.0％,③8.2％と軽度の増加が認められた.このような増加は,糖尿病治療の進歩や小児科医の努力に負うところが多く,また糖尿病の治療をきちんと行うことにより妊娠・出産が可能であるということが普及したことも寄与していると考えられる.
　図64に1989〜1998年に出産した15歳未満発症糖尿病妊婦の発症年齢の分布を示したが,1歳発症糖尿病の女性も元気な児を出産しており,糖尿病罹病期間が長くとも,血糖コントロールおよび糖尿病合併症が安定していれば妊娠出産は可能である.

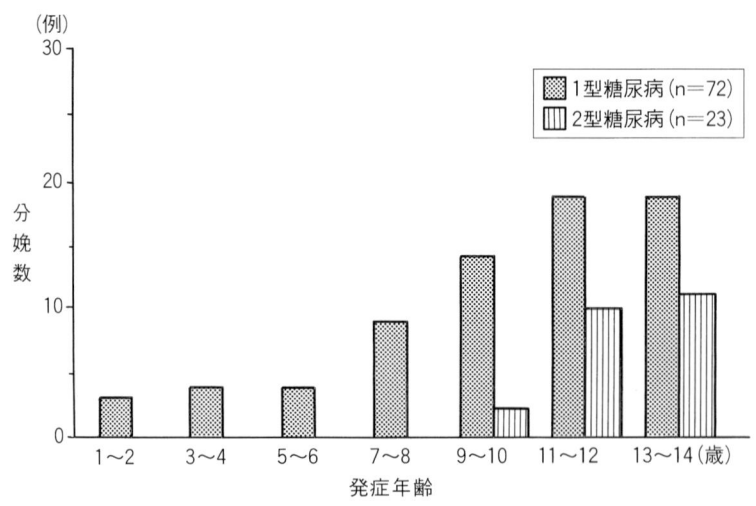

図64　15歳未満発症糖尿病妊婦における発症年齢の分布（n＝95）
(東京女子医科大学糖尿病センター，1989〜1998年)

2）高血糖時に出現する母体・児の合併症

　血糖コントロールが不良の場合には，母体は，①ケトーシスやケトアシドーシス，②網膜症・腎症の悪化，③流産・早産．妊娠中毒症，④羊水過多症，⑤尿路感染症を合併しやすい．

　児では母体血糖コントロールが不良の場合には，①奇形，②巨大児，③低血糖，④高ビリルビン血症(黄疸)，⑤多血症，⑥低カルシウム血症，⑦呼吸障害を合併しやすく，最悪の事態は児の子宮内死亡である．

3）計画妊娠

　計画妊娠[1]は，児の奇形予防と母体糖尿病性合併症の悪化防止のために，妊娠前から血糖コントロールを良好に保ち，母体糖尿病性合併症が妊娠時に悪化しない状態であることを確認したうえで妊娠を許可することである．

　15歳未満発症の糖尿病女性の1989年から1998年の最近10年間における妊娠前(prepregnancy)管理の頻度は，1型糖尿病妊婦では65.3％，2型糖尿病妊婦では82.6％であった．妊娠を許可されていた妊婦，つまり本当の意味での計画妊娠の頻度は，1型糖尿病妊婦では44.4％と半数以下と少なかった．一方，15歳未満発症の2型糖尿病妊婦における計画妊娠の頻度は73.9％と1型糖尿病妊婦に比し高率であったが，1型糖尿病女性，2型糖尿病女性を問わず，計画妊娠についての

教育を徹底する必要があると考えられた．

　また，妊娠可能な年齢の糖尿病女性には，避妊法をきちんと教育しておく必要がある．

（1）奇　　形

　児の奇形は妊娠7〜8週までに決定されるとMillsらは報告している[2]．図65に受胎後の器官系における奇形発生の感受性について示したが[3]，妊娠に気づく受胎後3〜4週（妊娠週で示すと妊娠5〜6週）には，すでに中枢神経系や心臓が形成され始めており，この時期に高血糖が持続した場合には児に奇形を合併する確率が高くなる．

　当センターでは1989〜1998年の最近10年間に出産した15歳未満発症糖尿病妊婦から出生した児における大奇形の頻度は3.2％であり，計画妊娠の概念が導入される以前の大奇形の頻度に比し，約1/5に低下している．

　表49に妊娠初期の母体HbA_{1c}と児の大奇形の関係を示した．妊娠前管理を受けていた1型糖尿病母体においても，HbA1c 7〜8％台にて妊娠してしまった場合があるが，幸い奇形児は出生しなかった．しかし，HbA_{1c} 5％台にて2児に口唇裂と心奇形が認められたが，母体が糖尿病であることと関係があるかどうかは不明である．受胎後初診の1型糖尿病母体からは，HbA_{1c} 8％台にて1児に心奇形が認められた．2型糖尿病母体の妊娠初期血糖コントロールはほとんどの母体で良好であり，奇形児の出生は認められなかった．この結果から，妊娠前お

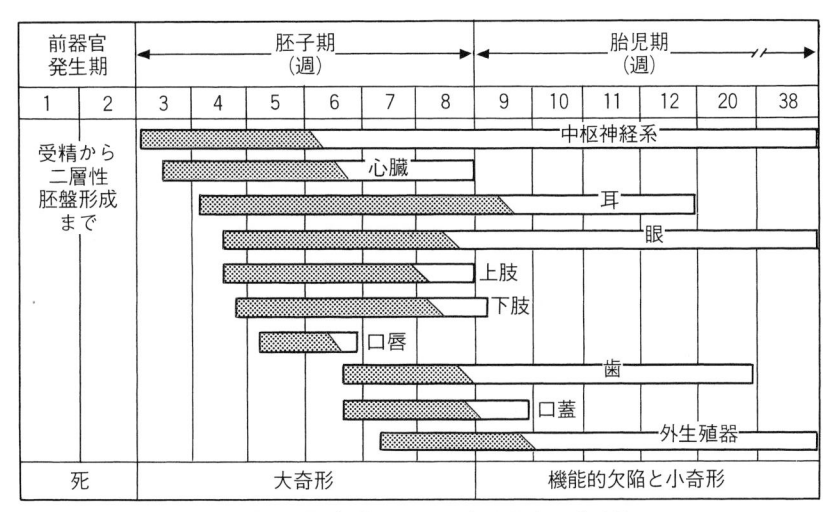

図65　器官系における奇形発生の感受性
▨は感受性の高い時期を示す．

(Sadlerら，1991)

表49 15歳未満発症糖尿病妊婦における妊娠初期HbA₁c と児大奇形

HbA₁c(%)	〜5.9	6.0〜6.9	7.0〜7.9	8.0〜8.9	9.0〜9.9	10.0〜
1型糖尿病母体(69母体72児)						
妊娠前管理 　　(49児)	2/10 *(20.0%)	0/23	0/12	0/4	—	—
受胎後初診 　　(23児)	0/1	0/3	0/6	1/8 (12.5%)	0/3	0/2
2型糖尿病母体(21母体21児)						
妊娠前管理 　　(19児)	0/8	0/9	0/2	—	—	—
受胎後初診 　　(2児)	—	0/1	—	—	—	0/1

*体外受精児　　　　　　　　　　　　　　(東京女子医科大学糖尿病センター, 1989〜1998年)

よび妊娠初期の血糖コントロールが奇形防止のために重要であることを強調することは困難である．しかし1型糖尿病母体出生児の大奇形の頻度が，計画妊娠の概念がなかった，またはあっても普及していなかった1964〜1983年の20年間では17.5％であり，計画妊娠の概念が普及している1984〜1998年における15年間では2.4％であったという当センターの結果を考えると，妊娠前からの血糖コントロールが児の奇形防止のためには重要であるといえる．

(2) 糖尿病網膜症

糖尿病網膜症とくに増殖網膜症は妊娠時に悪化しやすい[4]．網膜症は糖尿病罹病期間が長いほど合併する頻度が高くなるが，15歳未満発症の糖尿病妊婦の場合には，妊娠時の糖尿病罹病期間が10〜20年となる．このため，妊娠前に眼底検査を行い網膜症の有無を調べ，妊娠時に悪化しない状態であることを確かめたうえで妊娠することが重要である．

表50に1989〜1998年の最近10年間に出産した15歳未満発症糖尿病妊婦における妊娠時の網膜症について示した．1型糖尿病母体で妊娠時における網膜症合併率は，妊娠前管理群68.1％，受胎後初診群76.0％と高率であった．2型糖尿病母体においても網膜症合併率は高率であり，妊娠前管理群73.7％，受胎後初診群50.0％であった．

福田分類の悪性網膜症を合併した妊婦は，妊娠前管理群では重症妊娠中毒症を合併した1型糖尿病母体1例のみであった．しかし，受胎後初診群では悪性網膜症の合併は，1型糖尿病母体では28.0％，2型糖尿病母体では50.0％と高率であり，9例中8例が妊娠中に光凝固療法を施行した．ほとんどの症例では妊娠初期のHbA₁cは8％以上であ

表50　15歳未満発症糖尿病妊婦における網膜症

	網膜症なし	良性網膜症	悪性網膜症
1型糖尿病母体　（n＝72）			
妊娠前管理 　（n＝47）	15/47 (31.9%)	31/47 (66.0%) *8/31(25.8%)	1/47 (2.1%)
受胎後初診 　（n＝25）	6/25 (24.0%)	12/25 (48.0%) *5/12(41.7%)	7/25 (28.0%) **7/7(100%)
2型糖尿病母体　（n＝23）			
妊娠前管理 　（n＝19）	5/19 (26.3%)	14/19 (73.7%) *7/14(50.0%)	0/19 (0%)
受胎後初診 　（n＝4）	2/4 (50.0%)	0/4 (0%)	2/4 (50.0%) **1/2(50.0%)

*妊娠前　PC　**妊娠中　PC

（東京女子医科大学糖尿病センター，1989～1998年）

り，児合併症予防のために急激に血糖コントロールを行わなければいけない症例であった．妊娠前に血糖コントロールを改善し，眼底検査を行い必要な場合には眼科的治療をきちんと行い，血糖コントロールおよび網膜症が安定してから妊娠を考えるように指導しなければならない．しかし，妊娠中に網膜症が悪化した場合には光凝固療法は有効であり[5]，直ちに妊娠を終了させる必要はない．

　福田分類の良性網膜症を合併した妊婦は，1型糖尿病母体では高率であったが，ほとんどの妊婦では悪化することなく妊娠・分娩を終了している．とくに妊娠前に悪性網膜症に対し光凝固療法を施行し，その後網膜症が安定していた妊婦では，妊娠中に網膜症が悪化することはなかった．表51に妊娠前に光凝固療法を施行した妊娠前管理群の臨床像を示した[6]．妊娠前に悪性網膜症まで進行しても，光凝固療法の施行により網膜症が安定した場合，妊娠時に網膜症が悪化することはなく，計画妊娠の重要性が再確認された．

表51 妊娠前に光凝固療法を行った妊娠前管理群の糖尿病妊婦(1989〜1998年)

	糖尿病のタイプ	発症年齢(歳)	罹病期間(年)	妊娠初期HbA$_{1c}$(%)	眼底所見(福田分類) 妊娠前	眼底所見(福田分類) 妊娠中	眼底所見(福田分類) 分娩後
1	1型糖尿病	1	26	5.5	AVp	AVp	AVp
2	1型糖尿病	2	32	5.6	AVp	AVp	AVp
3	1型糖尿病	4	26	7.0	AVp	AVp	AVp
4	1型糖尿病	9	21	7.2	AVp	AVp	AVp
5-1	1型糖尿病	10	17	6.1	AVpv	AVpv	AVpv
5-2	1型糖尿病	10	22	6.1	AVpv	AVpv	AVpv
6	1型糖尿病	12	19	6.2	AIIIp	AIIIp	AIIIp
7	1型糖尿病	12	23	6.3	AVp	AVp	AVp
1-1	2型糖尿病	10	23	4.4	AVp	AVp	AVp
1-2	2型糖尿病	10	25	4.9	AVp	AVp	AVp
2	2型糖尿病	11	23	6.9	AVpv	AVpv	AVpv
3-1	2型糖尿病	13	12	3.0	AIVp	AIVp	AIVp
3-2	2型糖尿病	13	14	4.7	AIVp	AIVp	AIVp
4-1	2型糖尿病	14	16	5.7	AIIp	AIIp	AIIp
4-2	2型糖尿病	14	20	6.8	AIIp	AIIp	AIIp

(3) 糖尿病性腎症

小児期発症の糖尿病女性は，妊娠可能年齢時には糖尿病罹病期間が長く，とくに血糖コントロール不良の場合にはすでに腎症を合併している場合がある．腎症合併妊娠では，妊娠中毒症や早産などの産科的合併症が高率に認められ，児も低体重出生児となることが多い[7]．このため，すでに腎症を合併している妊婦，とくに高血圧症を合併している妊婦は妊娠には慎重になるほうがよい．

(4) 妊娠の許可条件

当センターでは血糖コントロールおよび糖尿病性合併症に関して，次の条件に合致したときに妊娠を許容している[8]．

つまり，

①血糖コントロール：食前血糖値100mg/dl以下，食後2時間血糖値120mg/dl以下，HbA$_{1c}$ 6％以下（許容範囲7％以下），

②糖尿病網膜症：福田分類の良性網膜症以下に安定，

③糖尿病性腎症：蛋白尿1g/日以下，クレアチニンクリアランス70ml/分以上，高血圧を合併していないことが必要である．

(5) 妊娠前の教育・治療

妊娠可能な年齢の糖尿病女性には，母体および児の合併症の予防のために，計画妊娠について早い時期から詳しく教育しておくことが非常に重要である．

妊娠可能と判断できるまでは，避妊するように指導し，さらに基礎体温の測定や意義についても教育する．

妊娠前の治療で注意すべきこととして，経口血糖降下薬は胎盤を通過し，児に移行するため[9]，経口血糖降下薬を使用している場合にはインスリン療法に変更する必要がある．

血糖コントロールを良好に保つには血糖自己測定は不可欠であり，血糖自己測定とインスリンの調節方法についても指導を行う．

児の合併症を予防するためには，妊娠中の血糖コントロールと同時に体重コントロールも重要であることも教育し，2型糖尿病女性のみではなく1型糖尿病女性も食事療法を再指導する．

4）妊娠時の治療

（1）妊娠時の母体血糖コントロールと児合併症の関係

母体血糖コントロールが不良の場合，児に種々の合併症が認められることは古くから報告されている．

当センターにおいて1989～1998年の最近10年間に，37週以後に出生した妊娠前管理を受けていた15歳未満発症1型糖尿病妊婦からの出生児44児における新生児合併症と妊娠中平均HbA_{1c}との関係を図66に示した．

妊娠週数に比し，出生時体重の重いheavy-for-dates infant（HFD）は妊娠中の平均HbA_{1c}が～5.9％では7.1％，6.0～6.9％では33.3

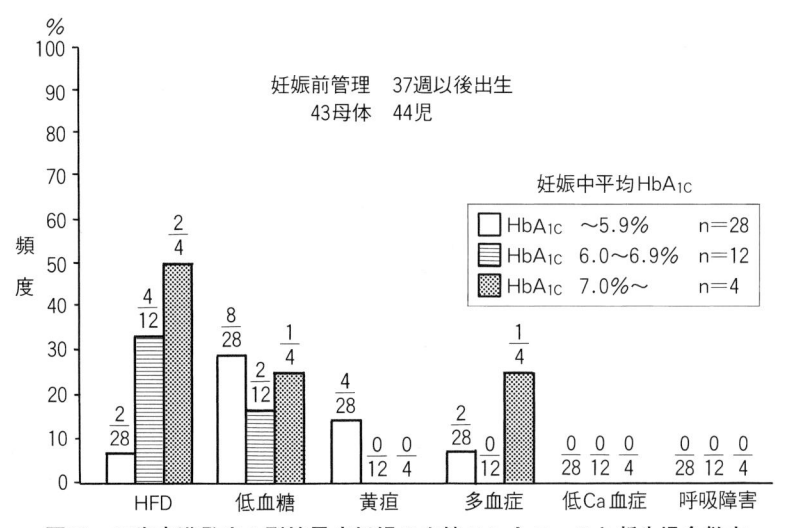

図66　15歳未満発症1型糖尿病妊婦の血糖コントロールと新生児合併症
（東京女子医科大学糖尿病センター，1989～1998年）

％，7.0％以上では50.0％と血糖コントロールが不良の場合，高頻度に認められ，HFD児の予防のためには妊娠中の血糖コントロールが重要であることが再確認された．しかし，新生児低血糖と妊娠中の血糖コントロールとの間には明らかな傾向が認められなかったが，出産時の母体高血糖など他の因子が関与しているとの報告もある[10]．

（2）妊娠時の血糖コントロール

妊娠時には，胎盤でのインスリン拮抗ホルモンの産生やインスリン分解のため，とくに妊娠中期以後インスリン抵抗性となる[11]．

血糖値を正常に保つために，来院時の血糖値，グリコアルブミン（GA），HbA_{1c}，血糖自己測定の結果を参考に，インスリンを的確に増量することが重要である．最大インスリン需要量は1型糖尿病妊婦では非妊娠時の約1.5倍，2型糖尿病妊婦では約2倍となる[8]．

体重コントロールは，母体の産科的合併症予防のためにも重要であり，妊娠中の体重増加は，1型糖尿病妊婦では10kg以下，非肥満2型糖尿病妊婦では8kg以下，肥満2型糖尿病妊婦では6kg以下を目標とする[12]．

摂取カロリーは，妊娠前半：標準体重×30kcal＋150kcal，妊娠後半：標準体重×30kcal＋350kcalとするが，体重増加量を参考に個々調節する．また食事は，食後の高血糖と食前の低血糖を防ぐために分食とする．

（3）妊娠時の糖尿病性合併症

a．糖尿病網膜症

妊娠時には眼底検査は，妊娠初期，中期，後期，産後と定期的に行う．

計画妊娠の場合，糖尿病網膜症は悪化することはほとんどないが，妊娠中毒症を合併した場合には眼底に変化が出現することがあり，眼底検査を頻回に行う必要がある．

血糖コントロールが不良な状態で妊娠した場合には，児の合併症を予防するために急激に血糖値を改善するが，このような場合には眼科医との連絡を緊密にし，眼底検査を頻回に行い，悪化傾向が認められたときには時期を失することなく光凝固療法を行う．網膜症の悪化を食い止められない場合には，早期に分娩させることもある．

b．糖尿病性腎症

計画妊娠の項で述べたが，腎症を合併している場合には母児ともに予後は良好ではなく，蛋白尿の増加や高血圧のために，妊娠早期から

長期間の入院を要することが多い．

　安静を保ち，塩分制限を行う．食事の蛋白質制限に関しては，児の成長には 60～80 g の蛋白質が必要であり，過度の蛋白制限は困難であろうと考えられている[7]．血圧が高い場合には降圧剤（アプレゾリン，アルドメット）を投与する．

5）分娩・産褥

　内科的，産科的合併症がなければ，産徴の発来を待って入院となる．分娩方法は，産科的適応がなければ自然分娩とする．表 52 に 1989～1998 年の最近 10 年間に出産した 15 歳未満発症糖尿病妊婦における分娩方法，分娩週数，早産率について示した．

　1 型糖尿病妊婦における早産の理由は，糖尿病性合併症（網膜症，腎症），妊娠中毒症，切迫早産などであり，2 型糖尿病妊婦においては切迫早産が主な理由であった．

　新生児は出生後直ちに合併症チェックのため neonatal intensive care unit（NICU）へ収容し，新生児科医の診察を受ける．

　胎盤娩出後にはインスリン抵抗性が改善されるため，妊娠中インスリンを使用していた場合にはインスリンを減量または中止する．

　授乳は中止する必要はないが，授乳時期には経口血糖降下薬は使用せず，母乳量 100 ml につき 100 kcal 食事摂取量を増加し，授乳時の低血糖に注意するように指導する．

表 52

	1 型糖尿病母体 （n＝72）	2 型糖尿病母体 （n＝23）
分娩方法 　自然分娩 　帝王切開	 47.2% 52.8%	 60.9% 39.1%
分娩週数	38.4±1.7 週	38.3±1.7 週
早産	12.5%	21.7%

6）糖尿病母体から出生した児の長期予後

　親が糖尿病の場合，その子どもが糖尿病になる率が高いということは古くから報告されている．Pettitt らは 2 型糖尿病の頻度が世界で最も高い人種である Pima Indian において，妊娠時には糖尿病ではなかったがその後に糖尿病になった女性から出生した児よりも，母体が妊

娠中糖尿病であった児のほうが将来糖尿病になる率が高かったことを報告し，妊娠中糖尿病であった母体から出生した児における糖尿病発症には，遺伝的環境よりも子宮内環境のほうがより関与していると結論した[14]．

当センターでは1989年以後毎年，糖尿病母体から出生し10歳以上に成長した児のfollow-up studyを行っている．1989～1998年の10年間に，1964～1988年に出生した288児中139児に耐糖能異常の有無を検査したが（follow-up率48.3％），糖尿病を発症した児は9児いた．うち1型糖尿病母体から出生した1児に1型糖尿病の発症が認められたが，残り8児は2型糖尿病母体から出生した2型糖尿病児であった．

1998年には69児にブドウ糖負荷試験を施行たが，正常型37児（53.6％），境界型32児（46.4％）と軽度の耐糖能異常を示した児が多かった．1型糖尿病母体出生児25児では，正常型18児（72.0％），境界型7児（28.0％）であり，2型糖尿病母体出生児45児では，正常型20児（44.4％），境界型25児（55.6％）と2型糖尿病母体出生児において軽度の耐糖能異常を示した児が多かった．しかし，1型糖尿病母体出生児においても軽度の耐糖能異常を示した児が認められ，妊娠中の子宮内環境や父方の糖尿病遺伝の影響も考えられた．

糖尿病母体から出生した児が将来糖尿病になりやすいかどうかは，両親にとって大きな問題である．現在，糖尿病の遺伝に関しては精力的に研究が行われており，将来に期待したい．われわれに課された課題は，妊娠中の母体血糖値や他の因子を正常妊婦のレベルにコントロールすることである．すなわち，子宮内環境をより改善することにより，児における耐糖能異常を減少させることが可能になることを期待し，妊娠中の血糖正常化を目標に努力することであると考えている．

［佐中　真由実］

2．糖尿病の母親から生まれた新生児

母体糖尿病児（Infant of Diabetic Mother, IDM）とは，妊娠前から糖尿病であった女性が妊娠して出産した場合（pre-gestational diabetes mellitus）と妊娠後にはじめて糖尿病と分かり出産した場合（gestational diabetes mellitus, GDM）を含めて使用されている．

IDMには，表53に示したような問題が生じる可能性がある．本項で

表53 糖尿病母体における胎児・新生児の問題点

流産・死産
先天奇形
新生児仮死
分娩外傷
胎児発育
巨大児（HFD/LFD）
低出生体重児（SFD/LFD）
代謝異常
低血糖
低カルシウム血症と低マグネシウム血症
低マグネシウム血症
高ビリルビン血症
多血症
肺未熟性
呼吸切迫症候群（RDS）
新生児一過性多呼吸（TTN）
心筋症
その他

は，IDMのかかえる病態とその評価および治療に関して概説する．

1）流産と死産

妊娠と糖尿病はともに人体の代謝に大きな変化をもたらす．糖尿病はインスリンの作用不足によりケトアシドーシスになりやすく，妊娠自体もケトーシスになる傾向がある．このことが，子宮内の胎児に悪影響を及ぼし流産・死産を増加させる．Kitzmiller[1]らの総説では，自然流産の定義により発生率に大きな差があり，文献調査での妊娠前より糖尿病と診断されていた糖尿病妊婦の自然流産率は，平均約14％（7～26％）である．

1型糖尿病妊婦における自然流産率に関するMillsらの研究では[2]，コントロール状態が良好な1型糖尿病妊婦の自然流産率は，非糖尿病妊婦と差を認めないものの，コントロール不良例では明らかに自然流産率が高いと報告している．

一方，新生児死亡は減少傾向にあり，ここ20年間に10％台から5％未満に低下している．これは新生児未熟児医療の改善によるところが大きいが，妊娠前からの糖尿病母体管理および分娩管理の進歩による．

2）先天奇形

IDMにおける奇形の発生機序として，器官形成期における高血糖，

低血糖，ないしは糖代謝異常に伴う異常物質，因子の関与が考えられている．

IDM における大奇形の発生率は，一般人口の 2〜3 倍以上多く，6〜10％と報告されている[3]．

IDM に認められる主な奇形を表 54 に示した[4]．これらの大奇形は，器官形成期の妊娠 7 週までに決定され臓器特異性はない．したがって，妊娠前，妊娠初期の血糖コントロールが重要である．しかし，本邦における報告でも，ここ 20 年間の奇形発生率の改善はなく，今後の重要な課題である[5]．

表54 IDM に合併する奇形

1．中枢神経系：無脳症 　　　　　　全前脳胞症 　　　　　　小頭症 　　　　　　脳瘤・脊髄髄膜瘤 　　　　　　その他	4．泌尿・生殖器系： 　　　　　　腎形成不全 　　　　　　囊胞腎 　　　　　　停留睾丸 　　　　　　その他
2．心・血管系：大血管転換 　　　　　　心室中隔欠損 　　　　　　心房中隔欠損 　　　　　　ファロー四徴症 　　　　　　単心室 　　　　　　左心低形成 　　　　　　その他	5．消化器系：臍帯ヘルニア 　　　　　　消化管閉鎖 6．筋・骨格系：多合指症 　　　　　　口唇・口蓋裂 　　　　　　顔面奇形 　　　　　　その他
3．呼吸器系：肺低形成	7．感覚器系：外耳閉鎖 　　　　　　白内障 　　　　　　副耳 　　　　　　その他

(Miller E ら，1981[4] より引用，改変)

3）新生児仮死

IDM は，巨大児，未熟児等々の危険因子を有するため，新生児仮死の頻度が高い．種々の代謝異常や RDS などにより仮死を生じる．

4）分娩外傷

巨大児および Heavy-for-date 児の経腟では，児頭骨盤不適合や肩甲娩出困難により，産科的分娩外傷を生じる可能性がある．

5）胎児発育の問題（巨大児と低出生体重児）

IDM では，巨大児や低出生体重児（SFD 児）などの胎児発育障害を呈しやすい．

IDMでは臍帯血中インスリン，遊離インスリンおよびC-ペプチド濃度と生下時体重が相関することが報告されている[6]．糖尿病母体が慢性の高血糖状態にあり，経胎盤的に児に高濃度のグルコースが移行し，児の血糖制御のため内因性インスリン分泌が盛んになる．その高インスリン血症による過度の同化作用により胎児発育が促進され巨大児となると考えられている．また，最近ではインスリン様成長因子（insulin-lile growth factor 1, IGF-1）やその結合蛋白（IGFBP）が胎児・胎盤発育に関与しているという報告もある[7]．

　一方，IDMでは低出生体重児になることがある．非糖尿病母体からの子宮内発育不全の頻度は3～6％であるが，IDMでは20％にまで増加する[8]．母体の血管合併症，妊娠中毒症などにより，胎盤発育・機能不全となり低栄養，低酸素状態が胎児の子宮内発育不全を引き起こすと考えられている．

6）代謝異常
（1）低血糖
　糖尿病母体の慢性の高血糖状態が，経胎盤的に高濃度のグルコースを児に供給される結果，胎児は高インスリン血症となる．慢性的な内因性インスリンの過分泌状態は，児の膵β細胞の過形成を生じる．出生後，母体からのグルコースの供給が途絶えた後，インスリン分泌が適切に低下しないため，高インスリン血症性低血糖を生じる．

（2）低カルシウム血症および低マグネシウム血症
　IDMの約半数に一過性低カルシウム血症を呈する．これは，母体の慢性高血糖状態が尿中カルシウム排泄を増加させ，二次性の副甲状腺機能亢進症を引き起こす．そのため母体の血中カルシウムが増加し，同時に経胎盤的に胎児の高カルシウム血症を導く．慢性的な胎児の高カルシウム血症は，胎児の副甲状腺機能を抑制し，出生後も抑制がとれるまで副甲状腺機能低下状態のため低カルシウム症が持続する．同様に母体の低マグネシウム血症により児も副甲状腺機能低下による一過性低マグネシウム血症になることがある．治療上，カルシウム製剤を投与してもけいれんが治まらないときには，低マグネシウムの存在にも考慮すべきである．

7）呼吸障害
　IDMでは，呼吸窮迫症候群（RDS），新生児一過性多呼吸症，多血

症（過粘張症候群），心筋症（心不全），新生児仮死により呼吸障害を起こすことが知られている．

母体糖尿病の胎児では，児の高インスリン血症が，肺のサーファクタント合成を阻害しRDSを引き起こすとされている．

IDMに呼吸障害がある場合には，RDSのみならず他の呼吸障害の原因も併発している可能性があるので注意が必要である．

8）心筋症

前述したように母体の慢性高血糖状態は胎児の高インスリン血症をもたらし，その同化作用により内臓肥大が生じることが考えられる．心臓超音波所見では，心室中隔の肥厚が特徴的で，病理学的には心筋細胞の肥大，過形成がみられる．胎児では，一般的に胎齢が早いほど左室後壁に比して心室中隔が厚く，IDMにおける非対称性心室中隔肥厚は，インスリン同化作用による未熟胎児状態の残存とも考えられる[9]．

IDMのうっ血性心不全では，左室流出路障害があり，左室収縮機能は正常以上のことが多い．左室機能が低下している場合には，心筋症以外の心機能障害の原因を考慮すべきである．

通常，IDMにおける心筋症は一過性で，症状は数週間で改善し，中隔の肥大は6ヵ月程度で消失する．

9）多血症と高ビリルビン血症

IDMの約20％に多血症（ヘマトクリット65％以上）を認める．多血症は，心肺機能障害，腎機能低下，腎静脈血栓，壊死性腸炎，中枢神経障害を生じやすい．多血症の原因として，胎児の高血糖，高インスリン血症が，動脈血酸素分圧を低下させ，その結果エリスロポエチン産生増加を介した多血症を生じると考えられている．

IDMでは，高ビリルビン血症の危険性も高い．IDMでは，ビリルビン産生が30％以上多く，肝細胞のビリルビン代謝も障害されているためと考えられている．

[横田　行史]

文　献
[1．糖尿病と妊娠の問題]
1) Steel JM, Parboosingh J, Cole RA ,et al : Pre-pregnancy counselling-a logical prelude to the management of the pregnant diabetic. Diabetes Care 3 : 371-373,

1980.
2) Mills JL, Baker L, Goldman AS, et al : Malformations in infats of diabetic mother occur before the seventh gestational week-implications for treatment. Diabetes 28 : 292-293, 1979.
3) Sadler TW：(野沢十蔵，安田峯生訳)，ラングマン人体発生学，第6版，医歯薬出版，東京，1990.
4) Klein BEK, Moss SE, Kline R : Effect of pregnancy on progression of diabetic retinopathy. Diabete Care 13 : 34-40, 1990.
5) 佐中真由実，大森安恵，清水明実ほか：糖尿病性網膜症と妊娠-光凝固療法の有用であった症例の検討．糖尿病 30：595-603，1987.
6) 佐中真由実，岩本安彦：計画妊娠，光凝固療法にて糖尿病網膜症が増悪しなかった1症例．症例に学ぶ糖尿病合併症－専門医のみるポイント46(河盛隆造ほか編)，メジカルビュー社，東京，1999.
7) Kitzmiller JL, Combs CA : Management and outcome of pregnancies complicated by diabetic nephropathy. Diabetes and pregnancy (Ed, Dornhorst A, et al), pp167-206, John Wiley & Sons, Chichester, 1996.
8) 大森安恵，佐中真由実，清水明実：妊娠・分娩・産褥と内科疾患-糖尿病．最新内科学大系 77，pp 189-200，中山書店，東京，1994.
9) Elliott B, Langer O, Schenker S,et al : Insignificant transfer of glyburide occures across the human placenta. Am J Obstet Gynecol 165 : 807-812, 1991.
10) Andersen O, Hestel J, Scholonker L, et al : Influence of the maternal plasma glucose concentration at delivery on the risk of hypoglycaemia in infants of insulin dependent diabetic mothers. Acta Paediatr Scand 74 : 268-273, 1985.
11) Phelps RL, Metzger BE, Freinkel N : Carbohydrate metabolism in pregnancy. XVII. Diurnal profiles of plasma glucose, insulin, free fatty acids, triglycerides, cholesterol and individual amino acids in late pregnancy. Am J Obstet Gynecol 140 : 730-736, 1981.
12) 佐中真由実，嶺井里美，柳沢慶香ほか：糖尿病患者教育-妊娠．糖尿病の療養指導'98(日本糖尿病学会編)，pp 147-152，診断と治療社，東京，1998.
13) Pettitt DJ, Aleck KA, Baird HR, et al : Congenital susceptibility to NIDDM- role of intrauterine envilonment. Diabetes 33 : 835-851, 1988.

[2．糖尿病の母親から生まれた新生児]
1) Kitzmiller JL, Buchanan TA, Kjos S, et al : Pre-conception care of diabetes, congenital malformations, and spontaneos abortion. Diabetes Care 19 : 514-541, 1996.
2) Mills JL, Simpson JL, Driscoll SG, et al : Incidence of spontaneous abortion among normal women and insulin dependent diaetic women whose pregnancies were identified within 21 days of conception. N Engl J Med 319 : 1617-1623, 1988.
3) Reece EA, Homko CJ, Wu YK, et al : Metabolic fuel mixtures and diabetic embryopathy. Clinics in Perinatology 20 : 517-532, 1993.
4) Miller E, Hare JW, Cloherty JP, et al: Elevated maternal hemoglobin A1c in early pregnancy and major congenital anomalies in infants of diabetic mother. N Engl J Med 22 : 1331-1334, 1981.
5) Omori Y, Shimizu M, Minei S, et al : Congenital malformations from diabetic mothers. Cong Anom 32 : 293-300, 1992.
6) Schwartz R, Gruppuso PA, Petzold K, et al : Hyperinsulinemia and macrosomia in the fetus of the diabetic mother. Diabetes Care 17 : 640-656, 1994.
7) Yan-Jun L, Tsushima Y, Minei S, et al : Insulin-like growth factors (IGFs) and IGF-binding proteins (IGFBP-1, -2, -3) in diabetic pregnancy, relationship to macosomia. Endocrine J 43 : 221-231, 1996.
8) Langer O, Levy J, Brustman L, et al : Glycemic control in gestational diabetes mellitus-how tight is tight enough : Small for gestational age versus large for gestational age ? Am J Obstet Gynecol 161 : 646-653, 1989.
9) Reller S, Kaplan S : Hypertrophic cardiomyopathy in infants of diabetic mothers. J Pediatr 95 : 353-359, 1988.

IX 膵移植

はじめに

　自己免疫機序によって膵 β 細胞からのインスリン分泌が廃絶した1型糖尿病（インスリン依存型糖尿病，IDDM）患者では，生命維持のために，多くの場合，幼少時より生涯にわたってインスリンの皮下注射が必須である．さらに網膜症や腎症などの合併症を予防するためには，強化インスリン療法を長期にわたって継続する必要がある[1]．強化インスリン療法の実施にあたっては，1日数回の血糖自己測定を並行して行うことが前提となるが，実際には良好なコントロールが得られない場合も多く，より正常の血糖維持を目標とするほど重症低血糖の頻度が増加することも事実である[2]．このように現行のインスリン治療は，治療効果のみならず，quality of life（QOL）の点で決して満足されるものではない．

　IDDM の根治療法としての膵移植は，インスリン分泌を再建することによって完全な血糖制御の達成を図るものであり，膵を臓器全体あるいはその一部を移植する膵移植と，膵 β 細胞のみを移植する膵島移植に分類される．現時点では臓器移植である膵移植がすでに欧米を中心に広く行われており，本稿ではその現状，効果に関して概説し，さらにわが国の膵移植における展望についても触れたい．

1）欧米およびわが国における膵・膵島移植の現状

（1）膵島移植の現状

　細胞移植である膵島移植は，最近になって成功例が報告されるようになったが，長期生着にはまだ克服すべき問題が多く，いまだ実験的治療の域を脱していない．International Islet Transplant Registry の報告では，1990年から1998年までに行われた膵島移植267例のうち，

1週間以上インスリン治療から離脱できたのはわずか33例（12％）であったとされている[3]．

（2）膵移植の現状

一方，臓器移植である膵移植は，その黎明期には他の臓器移植に比べ遅れをとっていたが，臓器保存法，手術手技，さらには免疫抑制剤などの進歩に伴い移植成績は向上し，近年欧米では精力的に行われるようになった．International Pancreas Transplant Registry (IPTR) には，1998年までに10,289例の膵移植が登録されており[4]，米国では年間1,000例以上の移植が行われている．

（3）膵移植の分類と予後成績

膵移植はレシピエントの腎症の病期から，腎機能障害のない時期に行う膵単独移植（pancreas transplantation alone：PTA），腎不全に至った後に腎移植と同時に行う膵腎同時移植（simultaneous pancreas and kidney transplantation：SPK），さらに腎移植の後に行う腎移植後膵移植（pancreas transplantation after kidney transplantation：PAK）に分類される．IPTRの統計[4]では，1994年1月から1998年6月までに登録された膵移植3,832例のうち，87.5％が膵腎同時移植であり（図67），腎移植後膵移植や膵単独移植はまだ少ない．膵移植の予後は年々向上しており，IPTRの報告では，図68に示すように，1994年以降に行われた膵腎同時移植の1年生着率は80〜82％と，他の臓器移植に匹敵する成績が得られるようになった．腎移植後膵移植および膵単独移植の成績は，膵腎同時移植に比べると劣っているが（図68），Sutherlandらの報告[5]によると，ミネソタ大学で1986年から1997年までに行われた移植をHLAのミスマッチ数別に比較すると，腎移植後膵移植および膵単独移植ともミスマッチ数が0〜1の場合，良好な1年生着率が得られている（図69）．

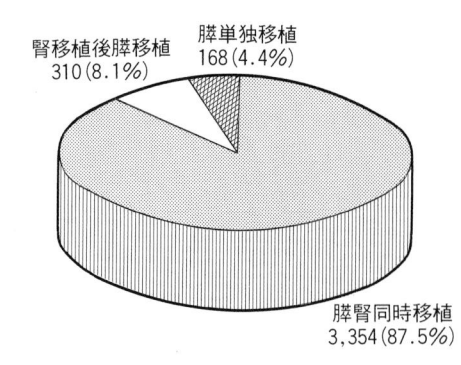

図67 IPTRに1994年1月から1998年6月までに登録された膵移植のカテゴリー別移植数

腎移植後膵移植 310 (8.1%)
膵単独移植 168 (4.4%)
膵腎同時移植 3,354 (87.5%)

(Sutherland DERら，1999[4])

図68 膵移植のカテゴリー別移植成績
IPTR に1994年1月から1998年6月までに登録された膵移植を膵移植のカテゴリー別に1年移植膵生着率を比較．（ ）内は移植数．
(Sutherland DER ら，1999[4])

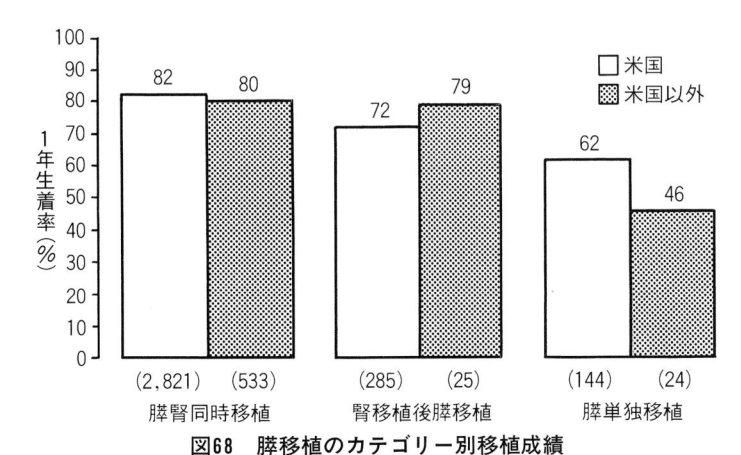

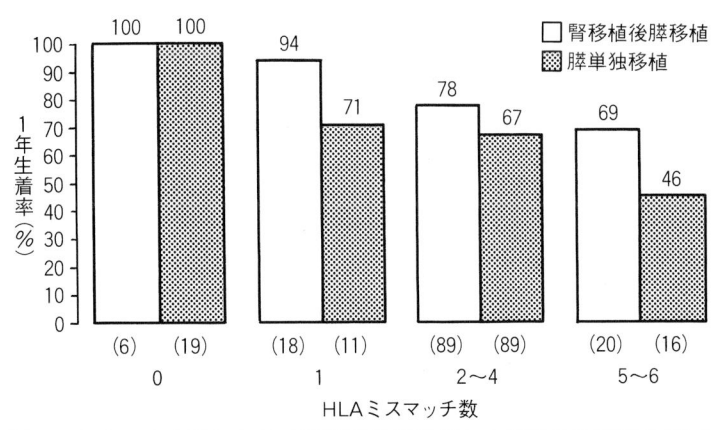

図69 ミネソタ大学における腎移植後膵移植および膵単独移植のHLAミスマッチ数別1年生着率の比較 (Sutherland DER ら，1999[5])

(4) わが国の現状

一方，わが国における初の膵移植は，1984年に筑波大学で脳死者からの膵腎同時移植として行われた．1990年以降は心停止ドナーからの移植が行われるようになり，これまでに計15例の膵移植が実施された（表55）．15例中11例が膵腎同時移植，4例が腎移植後膵移植であり，わが国では膵単独移植の報告はない．2例目以降が心停止ドナーからの移植であることや，HLAのマッチングが悪いことなどからわが国の成績は不良であり，2000年3月現在移植膵が生着し，インスリンから完全に離脱しているのは2例のみである．

表55　わが国における膵移植症例と転帰

	性別	年齢	実施年月日	移植法*	ドナー	実施施設	移植膵転帰	生着期間(月)
1	男	29	1984/ 9/29	SPK	脳死	筑波大学	部分生着→死亡	5
2	女	30	1990/12/25	SPK	心停止	東京女子医科大学	完全生着→拒絶により機能低下	56
3	女	37	1991/ 3/15	PAK	心停止	東京女子医科大学	完全生着	107
4	女	32	1991/ 3/17	SPK	心停止	東京女子医科大学	完全生着→拒絶により機能喪失	11
5	男	40	1991/ 5/19	SPK	心停止	東京女子医科大学	血栓形成（無機能）	0
6	女	35	1991/ 5/23	PAK	心停止	東京女子医科大学	完全生着→死亡	94
7	女	48	1991/ 7/ 3	SPK	心停止	国立循環器病センター	無機能	0
8	女	36	1991/ 9/20	SPK	心停止	岡山大学	不明	―
9	女	30	1992/ 1/30	SPK	心停止	東京女子医科大学	完全生着	97
10	男	31	1992/ 2/26	PAK	心停止	東京女子医科大学	完全生着→機能喪失	4
11	男	27	1992/ 4/ 4	SPK	心停止	東京女子医科大学	血栓形成（無機能）	0
12	女	29	1992/ 6/10	SPK	心停止	東京女子医科大学	血栓形成（無機能）	0
13	男	36	1993/ 5/31	SPK	心停止	京都府立医科大学	完全生着→機能喪失	3
14	男	41	1993/ 8/ 4	SPK	心停止	東京女子医科大学	完全生着→死亡	38
15	男	39	1994/ 8/27	PAK	心停止	東京女子医科大学	完全生着→拒絶により機能喪失	1

*SPK：膵腎同時移植，PAK：腎移植後膵移植

2）膵移植の効果

　膵移植が同種移植である以上，移植後免疫抑制剤の投与が必須である．このうちステロイドはインスリンの感受性を低下させ，シクロスポリンやタクロリムス（FK 506）は膵 β 細胞を直接障害することが知られている．しかし移植膵が生着した場合，直後より血中Cペプチド値は増加し，インスリンの投与が不要となる[6]．頻回のインスリン皮下注射や自己血糖測定，さらに高・低血糖症状から開放されるため，QOLは劇的に向上する．

　一方，膵移植の糖尿病合併症進展阻止効果に関しては，これまで神経障害に関しては改善しうるとの報告が散見されるが，網膜症に関しては改善が見込めず，むしろ進行することも多いとされている．これは，上に述べたように，これまでの膵移植は末期腎不全に至ってから行われることが多く（膵腎同時移植あるいは腎移植後膵移植），網膜症は高度に進行しているためと考えられる．

　一方，糖尿病の合併症がないか，比較的軽度の時期に膵移植（膵単独移植）を行った場合に，合併症の進行を阻止しうるかは重要な課題である．最近Fiorettoらは，軽度から進行した糖尿病性腎症患者8名の膵単独移植において，移植前および移植の5, 10年後に腎生検を行い，糸球体基底膜の肥厚やメサンギウム基質の増加は移植後5年では不変であったが，10年後には改善したことを報告した．

3）わが国における臓器移植法施行後の展開

すでに述べたように，欧米での膵移植数は著しく増加しているが，わが国では現在までに15例の膵移植が行われたに過ぎない．また，その予後はいまだ満足されるものではなく，移植直後の血栓形成や，拒絶が高頻度にみられることが，成績を不良としている（表55）．血栓に関しては，心停止ドナーからの摘出であったため移植膵の虚血が脳死ドナーからの摘出に比べ高度であったことが考えられ，微小循環障害の結果，膵血管内血栓形成に至ったものと推察している．

1997年10月に「臓器の移植に関する法」が施行され，わが国においても脳死下の膵移植が法的に可能となった．移植関連学会合同委員会「膵移植作業班（金澤康徳座長）」において，レシピエント適応基準，膵移植実施施設基準が作製され，これに基づいて全国の13施設が承認され，また，全国の各ブロックにおいて，地域適応検討委員会が組織された．日本臓器移植ネットワークにおいては，膵移植希望者の登録ファイル，レシピエント選択アルゴリズムなどのコンピュータシステムがすでに構築されており，各診療施設から申請された患者の適応上記委員会で検討され，承認の後，日本臓器移植ネットワークへの登録が開始されている．今後脳死下の膵摘出によって膵血栓の頻度が減少し，またHLA適合度の高いレシピエントの選択によって拒絶の頻度が減少することが期待される．

文献

1) The Diabetes Control and Complications Trial Research Group: The effect of intensive treatment of diabetes on the development and progression of long-term complications in insulin-dependent diabetes mellitus. N Engl J Med 329: 977-986, 1993.
2) The Diabetes Control and Complications Trial Research Group: Hypoglycemia in the Diabetes Control and Complications Trial. Diabetes 46: 271-286, 1997.
3) International Islet Transplant Registry: Newsletter 8: 10, 1999.
4) Sutherland DER, Cecka M, Gruessner AC: Report from the International Pancreas Transplant Registry-1998. Transplant Proc 31: 597-601, 1999.
5) Sutherland DER, Gruessner RWG, Najarian JS, et al: Solitary pancreas transplants: a new era. Transplant Proc 30: 280-291, 1999.
6) 馬場園哲也，寺岡 慧，朝長 修ほか：膵移植後のインスリン依存型糖尿病患者における膵内分泌機能．糖尿病 35：909-917, 1992

［馬場園 哲也／寺 岡 慧／岩本 安彦］

X 遺伝子治療を含めた将来の治療

はじめに

1型糖尿病という病気をこの世からなくすことはできるだろうか．いったん発症してしまった1型糖尿病を根治することができるだろうか．1型糖尿病を根治できないまでも，合併症を発症させないようにできるだろうか．

1型糖尿病患児を持ったご両親の思いは主に上記の3つに集約されるのではないか．

1番目は1型糖尿病の一次予防であり，2番目は膵機能の完全治療，3番目は三次予防である．

1) 一 次 予 防

一次予防とは，1型糖尿病を発症させるのにトリガーとなるものをすべて排除すること，あるいは1型糖尿病の発症を抑制させるような因子の正常発現であろう．しかしながら，表56に掲げたように今日の研究の結果をみるといずれにも賛否両論がある．

表56　1型糖尿病の一次予防

1. 食　　事：牛乳（BSA, β-lactgloblin, β-casein）ニトロソウレア含有食物など
   - 疫学研究では生後数ヵ月のボトル栄養児に1型糖尿病が1.5倍発症しやすい
   - T細胞応答などの基礎的研究または食事内容をかえた臨床研究では食べ物との因果関係は否定的
   - β-caseinとGlut-2に5個アミノ酸配列の相同性がある
2. 感　　染
   - 生まれた年のウイルス・細菌感染症は1型糖尿病発症抑制
   - マウスのLCMV誘発自己免疫糖尿病はアデノウイルスE3移入によって発症を予防
   - 生下時のワクチン接種は1型糖尿病発症を抑制

LCMV, lyayrhocytic choriomeningitis virus

コクサッキーウイルスをはじめとするウイルス感染は1型糖尿病発症に先行して起こって，一般的に1型糖尿病発症の誘因と考えられている[1]．コクサッキーウイルスB4のある部分の蛋白とglutamic acid decarboxylase(GAD)との蛋白相同性が報告され[2]，分子擬態(molecular mimicry)が1型糖尿病を引き起こすのではないかと考えられてきた．最近，HorwitzたちはNODマウスの研究から，1型糖尿病はコクサッキーウイルスとの分子擬態によって自己免疫性応答が誘導されるのではなく，バイスタンダー（近傍）T細胞の活性化によって誘導されることを発表した[3]．

しかし，必ずしもそうではないという意見[4]もある．生後1年以内のウイルス感染が逆に1型糖尿病発症に抑制的に働くこともある．実験的には，lymphocytic choriomeningitisウイルスによって誘発される自己免疫性糖尿病は，アデノウイルスE3遺伝子の移入によって発現される蛋白がクラスIMHC分子の細胞内移動を抑制することが明らかとなった[5]．ワクチン接種も同様である．15歳以下のワクチン接種が1型糖尿病発症を抑制するのではないかとも考えられている[6]．NODマウスは無菌室で飼育するより一般飼育で飼うと糖尿病発症が減少することが知られているが，同様のことがヒト1型糖尿病でもありうるかもしれない．昔より清潔になっただけ，1型糖尿病が発症しやすいのかもしれない．

2）膵β細胞機能の根治治療

表57, 58に掲げた因子が，残存した膵β細胞を再生増殖させるといわれている．今，この方面の研究が進み出したので，この本が上梓されるころにはもっと画期的なことが発表されていることが期待される．

自己免疫機序やフリーラジカルで破壊された膵β細胞の再生は，膵切除の残存膵の再生と同じ機構かどうか不明である．1988年岡本らは膵切除の残存膵から再生してきたラ氏島から，新しい再生に関する遺伝子Regenerating (reg) geneを発見した[7]．再生してきた膵の大きさとreg蛋白量は相関したという．自己免疫性に破壊された膵ラ氏島の再生にも，reg蛋白が関係しているらしい．岡本グループはreg蛋白とともにimmunomodulatorであるLinomide (quinoline-3-conboxamide)を投与すると，糖尿病を発症した後のNODマウスの糖尿病が改善し，β細胞数の増加が認められたと報告した[8]．

表57 膵β細胞の増殖を促進しうる因子

インスリン
インスリン様成長因子(IGF)-I, -II
placental lactogen (PL)
成長ホルモン
表皮増殖因子（EGF）（とくにベータセルリン）
線維芽細胞増殖因子（FGF）
血小板由来増殖因子（PDGF）
TGF-α
ガストリン
cholecystokinin（CCK）
Reg 蛋白
Islet neogenesis associated protein
グルコース

（安田和基ら，1998[9]）より改変）

表58 膵β細胞発生・分化に関わる転写因子

PDX-1 （1PF1, STF-1, IDX-1 または XIHbox 8）
Pax ファミリー蛋白
Isl-1
Neuro D/Beta 2
Nkx 2.2
Nkx 6.1
brain-4
p48/PTF-1
HES-1
アクチビン A

（梶本佳考ら，1998[10]）より改変）

3） 1型糖尿病に対する遺伝子治療

ヒト1型糖尿病に対する遺伝子治療は，

a．インスリン遺伝子を発現させた体細胞の導入

b．膵β細胞破壊を抑制するサイトカインを分泌する遺伝子を発現させた体細胞の導入

c．膵β細胞増殖因子を発現させた体細胞の導入

d．他のグルコース応答性インスリン分泌機構に関する遺伝子の単離と移入

に主に分類できる[11]．

NODマウスを用いたトランスジェニックマウスでは導入した遺伝子が糖尿病を抑制する報告は多数あるが，体細胞への導入によってグルコース応答性まで完成されるには，まだ研究が必要のようである．

文　献

1) 富田晃司，花房俊昭．ウイルス感染とインスリン依存型糖尿病（I型糖尿病）．日本臨牀 55（増刊）：656-662, 1997.
2) Atkinson M, et al : Cwllular immunity to a determinant to glutamate decarboxylase and coxsackie virus in insulin-dependent diabetes. J Clin Invest 94 : 2125-2129, 1994.
3) Horwitz MS, Bradley LM, et al : Diabetes induced by coxsackie virus ; Iniciation by bystandar damage and no molecular mimicry. Nature Medicine 4 : 8781-8785, 1998.
4) Gibbon C, Smith T, et al : Early infection and subsequent insulin dependent diabetes. Arch Dis in childhood 77 : 384-385, 1997.
5) Herrath MG, Efrat S, et al : Expression of adenoviral E3 trangenes in β cells prevents autoimmune diabetes. Pro Natl Aca Sci USA 99 : 9808-9813, 1997.
6) Classen JB, Classen DC : Vaccine modulate IDDM. Diabetologia 39 : 500-502, 1996.
7) Terazono K, et al : A novel gene activated in regenerating islets. J Biol Chem 263 :

2111-2114, 1988.
8) Gross DJ, et al : Treatment of advanced disease in NOD mice by immunonmodulation and expansion of B-cell mass : a combined approach. Exp Clin Endocrinol Diabetes 105 : 72-73, 1997.
9) 安田和基, 門脇　孝：膵 β 細胞形成の機序．内分泌糖尿病科 6(6)：526-533, 1998.
10) 梶本佳考, 藤谷与士夫：膵 β 細胞発生・分化に関わる転写因子．内分泌・糖尿病科 6(6)：495-504, 1998.
11) 森谷真紀, 板倉光夫：糖尿病の遺伝子治療．日本臨牀（増刊号）糖尿病 2：739-745, 1997.

［内潟　安子］

XI 日本糖尿病協会・サマーキャンプ・糖尿病の医療費

1）日本糖尿病協会の歴史，組織

　日本糖尿病協会（Japan Association for Diabetes Care and Education）は1961年（昭和36年）9月29日に任意団体として設立されたが，その後1987年（昭和62年）厚生省所轄の社団法人として認められ現在に至っている．日本糖尿病学会の指導のもとに，糖尿病の治療および予防に関する知識の普及を図り，合わせて会員の福祉の増進を目的とした．現在全国を7ブロックに分け，地方連絡協議会を設置している．各連絡協議会の下に各都道府県の支部があり，日本糖尿病学会と同じような仕組みになっている．

　日本糖尿病協会の構成員は糖尿病患者とその家族を中心に，医師，看護婦，栄養士臨床検査技師，薬剤師，健康運動指導士などの医療スタッフからなっている．現在会員数は約7万余名であるが，新たに始まる日本糖尿病療養指導士認定制度により，さらに会員数の増加が見込まれている．

2）日本糖尿病協会小児糖尿病対策委員会

　子どもの糖尿病の協会活動としては，糖尿病小児のサマーキャンプが各地で広がりをみせるなか，昭和48年3月に熊本県で「熊本小児糖尿病を守る会」が結成された．全国の関係者に全国組織の結成が呼びかけられ，1974年（昭和49年）5月に「日本小児糖尿病を守る会」として発足した．主に全国で開催されているサマーキャンプ指導者の育成，サマーキャンプの繋がりを強めるための研修会，医療費の助成の促進などの活動が行われていた．当時の日本糖尿病協会橋本関蔵理事長の尽力により，日本小児糖尿病を守る会は発展的に解消し，昭和54年4月1日より日本糖尿病協会と合併し，小児糖尿病対策委員会とし

表59 全国ヤングの会

名称	郵便番号	住所	連絡先（指導医）	TEL	FAX
北海道ヤングの会	004-0052 060-0011	札幌市厚別区中央2条6丁目2-1 札幌中央区北11条西13丁目1-1	札幌社会保険総合病院内科　小野百合 市立札幌病院小児科　福島直樹	011-893-3000 011-726-2211	011-893-4001
青森ヤングスターズ	030-0821	青森県青森市勝田1丁目14-20	青森市民病院第1内科　増田光男	0177-34-2171	
東北ヤングの会	993-0002	山形県長井市今泉城町2-1	長井市立総合病院内科　松橋昭夫	0238-84-2161	0238-84-7371
群馬県ヤングの会「あすかの会」	371-8511	群馬県前橋市昭和町3-39-15	群馬大学医学部附属病院臨床検査医学　小浜智子	027-220-8576	027-220-8576
埼玉ヤングの会 "EAST CLUB"	336-0002	浦和市北浦和4-3-9	埼玉中央病院内科　丸山太郎	048-832-4951	048-825-0322
千葉つぼみ・ヤングの会	266-0007	千葉市緑区辺田町579-1	千葉県こども病院内分泌科　宮本茂樹	043-292-2111	043-292-3815
チャレンジの会	173-8610	東京都板橋区大谷口上町30-1	日本大学医学部附属病院ホームケア相談室 日本大学医学部第3内科　林　洋一	03-3972-8111	
ヤングの会	162-8666	東京都新宿区河田町8-1	東京女子医科大学糖尿病センター　内潟安子	03-3353-8111	
葵会	105-0001	東京都港区虎ノ門2-2-2	虎の門病院内分泌代謝科　村勢敏郎、小林哲郎	03-3588-1111	
愛宕ヤングサークル「こんにちは会」	105-0003	東京都港区西新橋3-25-8	東京慈恵医科大学内科学講座第3内「愛宕会」 東京慈恵医科大学内科学講座第3　丸山道彦	03-3433-1111 （内）3249	
ウイング	108-0073	東京都港区三田1-4-17	東京都済生会中央病院糖尿病外来内「あかつね会」 東京都済生会中央病院内科　細川和広	03-3451-8211	
わかめの会	228-8555	神奈川県相模原市北里1-15-1	北里大学病院内分泌代謝内科　的場清和	042-778-8424	
新潟ヤングの会	951-0891	新潟県新潟市上木戸5-2-1	木戸病院内科　津田晶子	025-273-2151	025-273-8360
信州ヤングの会	386-0022	長野県上田市緑が丘1-27-21	国立長野病院小児科　森　哲夫	0268-22-1890	0268-24-6603
やまびこの会	409-3821	山梨県中巨摩郡玉穂町下河東110	山梨医科大学小児科　雨宮　伸	0552-73-1111	0552-73-6745
静岡ふじいばら会	422-8021	静岡県静岡市小鹿1-1-1	静岡済生会総合病院　石渡健一	054-285-6171	054-285-5179
黒部市民病院ヤングの会 "TRY"	938-0031	富山県黒部市三日市1108-1	黒部市民病院　家城恭彦	0765-54-2211	0765-54-1022
グリコの会	933-8555	富山県高岡市永楽町5-10	厚生連高岡病院第1内科　宮腰久嗣	0766-21-3930	
中部つぼみの会 ヤングの会 愛知・岐阜	465-0024	名古屋市名東区本郷2-63 ウイングス1F	川村小児科医院　川村正彦	052-777-0776	
中部つぼみの会 ヤングの会 三重	514-0125	三重県津市大里窪田町357	国立療養所三重病院小児科　宮原雅澄	0592-32-2531	0592-32-5994
つばさの会	920-0208	石川県金沢市蚊爪町イ136	高松内科医院　高松弘明	0762-38-2211	
京都ヤングの会	612-0861	京都市伏見区深草向畑町1	国立京都病院糖尿病センター　大石まり子	075-614-9161	075-643-4325
京都つぼみの会　シニア部	612-0022	京都市伏見区深草綿森43	京都つぼみの会　木下武夫	075-642-4609	
あゆみの会	632-0015	奈良県天理市三島町200	天理よろづ相談所病院内分泌内科　山本壽一	0743-63-5611	0743-62-5576
近畿ヤングの会	543-0001	大垣市天王寺区上本町6-3-31-505	ナベヤクリニック　鍋谷　登	06-6773-3774	

XI．日本糖尿病協会・サマーキャンプ・糖尿病の医療費

名称	郵便番号	住所	連絡先（指導医）	TEL	FAX
兵庫糖尿病ヤングの会 "Isotope KOBE"	653-0876 651-1242	神戸市長田区花山町2-11-32 神戸市北区山田町上谷上字登り尾3	適寿リハビリテーション病院栄養科　芝山伸男 兵庫県立光風病院内科　菅野雅彦	078-612-5533 078-581-1013	
ヤングキャラボケ	690-0886	松江市母衣町200	松江赤十字病院内科　武田　伴	0852-24-2111	0852-27-8310
四国ヤングの会	791-0295	愛媛県温泉郡重信町志津川	愛媛大学医学部小児科　貴田嘉一	089-960-5320	089-964-9131
ひまわり会	814-0133	福岡市城南区七隈7-45-1	福岡大学附属病院第1内科　浅野　喬	092-801-1011	092-865-5656
福岡ヤングの会「Ｉの会」	815-0082	福岡市南区大楠3-1-1	福岡赤十字病院内科　南　昌江	092-521-1211	
大分ヤング IN バード	879-5503	大分郡狭間町医大ケ丘1-1-1	大分医科大学内科第1　野口隆博	0975-49-4411	
フェニックスIDの会	880-0041	宮崎市池内町数太木1749-1	古賀総合病院内科　栗林忠信	0985-39-8888	

XI．日本糖尿病協会・サマーキャンプ・糖尿病の医療費

表60 '99小児糖尿病全国サマーキャンプ一覧

地区	都道府県	サマーキャンプ名称	郵便番号	住所	連絡先	TEL	FAX
北海道・東北	北海道	北海道つぼみの会			北海道つぼみの会事務局		
	宮城県	東北小児糖尿病サマーキャンプ	981-3203	仙台市泉区高森1-1-234五十嵐小児科内	第25回東北小児糖尿病サマーキャンプ事務局	022-377-4832	022-377-3090
関東	茨城県	茨城小児糖尿病サマーキャンプ	311-4145	水戸市双葉台3-3-1茨城県立こども病院内	茨城小児糖尿病の会事務局	029-254-1151 (内)115	029-254-2382
	群馬県	群馬小児糖尿病の会(群馬ひまわり会)サマーキャンプ	372-0024	伊勢崎市下植木町980-62	ひまわり会事務局 糸井光枝	0282-86-1111 (内)2766	
	栃木県	栃木つぼみの会サマーキャンプ	321-0293	下都賀郡壬生町大字北小林880獨協医科大学小児科内	第2回栃木小児糖尿病サマーキャンプ実行委員会事務局		
	埼玉県	埼玉小児糖尿病サマーキャンプ	350-1108	川越市伊勢原町4-9-21	埼玉つぼみの会 松田きみ江	0492-34-0330	0492-34-0330
	千葉県	千葉つぼみの会ファミリーキャンプ	274-0824	船橋市前原西3-29-11	千葉つぼみの会事務局 北浦 洋	047-475-7096	047-475-7096
	東京都	つぼみの会 東京なかよし会	113-8655	東京都文京区本郷7-3-1東京大学医学部附属病院小児科内	つぼみの会事務局 税所純敬	03-0609-7883	
	東京都	わかまつ会	113-8519	東京都文京区湯島1-5-45	東京医科大学小児科	03-5803-5674	
	神奈川県	相模原つぼみの会 SUMMER CAMP '99	229-0036	相模原市富士見6-3-3-503	鵜飼紀夫	042-755-3654	042-755-3654
	神奈川県	神奈川小児糖尿病サマーキャンプ	236-0004	横浜市金沢区福浦3-9	横浜市立大学医学部附属病院小児科 菊池信行	045-787-2670	045-784-3615
中部	山梨県	やまびこの会	409-3898	中巨摩郡玉穂町大河東1110山梨医科大学医学部小児科内	やまびこの会	0552-73-1111	0552-73-6745
	長野県	信州ぶらんこの会サマーキャンプ	390-8621	松本市旭3-1-1	信州大学医学部小児科	0263-35-4600	0263-36-6158
	新潟県	新潟小児糖尿病サマーキャンプ	951-2004	新潟市平島1-6-5	ペガサスの会事務局 橋本謹也	025-231-5588	025-231-2577
	静岡県	静岡県つぼみの会わくわくファミリージャンボリー	425-0063	焼津市本中根712	静岡県つぼみの会 増田浩二	054-624-2630 (19:00〜21:00)	
	静岡県	浜松つぼみの会サマーキャンプ	431-3192	浜松市半田町3600	浜松医科大学小児科 那須田 馨	053-435-2312	053-435-2311
	愛知県	東海地区小児糖尿病サマーキャンプ(中部つぼみの会)	498-8502	海部郡弥富町大字前ヶ須新田字南本田396 愛知県厚生連海南病院内	第26回東海地区小児糖尿病サマーキャンプ事務局	0567-65-2511	
	富山県	富山小児・ヤング合同DMサマーキャンプ'99	938-8502	黒部市三日市1108-1黒部市民病院地域医療保健室	富山小児・ヤング合同糖尿病委員会事務局	0765-54-2211 (内)2801	
	石川県	北陸小児糖尿病サマーキャンプつぼみの会	920-6942	金沢市小立野5-11-80金沢大学医学部保健学科看護学専攻内	北陸小児糖尿病キャンプ事務局 稲垣美智子	076-265-2543	076-234-4363
	福井県	福井県小児糖尿病サマーキャンプ	910-1193	吉田郡松岡町下合月23-3福井医科大学小児科	福井県小児糖尿病サマーキャンプ事務局	776-61-3111	
近畿・中国	奈良県	奈良あゆみの会サマーキャンプ	630-8453	奈良市西九条町3-2-11	あゆみの会 辻ノ内恵子	0742-62-1567	
	京都府	京都つぼみの会サマーキャンプ	612-0022	京都市伏見区深草錦森町43	つぼみの会 木下武夫	075-642-4609	
	大阪府	大阪くるみの会小児糖尿病サマーキャンプ	569-0803	大阪市高槻市大学町2-7	大阪医科大学小児科 高谷竜三	0726-83-1221	0726-84-5798

XI．日本糖尿病協会・サマーキャンプ・糖尿病の医療費

地区	都道府県	サマーキャンプ名称	郵便番号	住所	連絡先	TEL	FAX
近畿・中国	大阪府	近畿つぼみの会	596-0052	岸和田市並松町23-3	近畿つぼみの会　梶野千草	0724-37-0500	06-6636-8737
	大阪府	大阪杉の子会スキーキャンプ	545-8586	大阪市阿倍野区旭町1-5-7	大阪市立大学医学部小児科学教室	06-6645-3816	
	和歌山県	和歌山つぼみの会サマーキャンプ	640-8156	和歌山市七番丁27 和歌山県立医科大学第1内科内	和歌山つぼみの会サマーキャンプ実行委員		0734-45-9436
	兵庫県	兵庫県小児糖尿病サマーキャンプ	651-0072	神戸市中央区脇浜1-4-47	日糖協兵庫県支部	086-222-8811	
	岡山県	岡山小児糖尿病サマーキャンプ	700-0941	岡山市青江2-1-1 岡山赤十字病院社会事業部内	岡山小児糖尿病協会		
	広島県	広島もみじの会サマーキャンプ	734-8551	広島市南区霞1-2-3 広島大学小児科内	広島もみじの会事務局	082-257-5555	
	島根県	小児糖尿病大山サマーキャンプ	690-0886	松江市母衣町200	松江赤十字病院内科 武田 倬	0852-24-2111	0852-27-8310
四国・九州	香川県	セとフ子の会	760-0017	高松市番町6-4-16 香川県立中央病院保健指導部門	セとフ子の会事務局	087-835-2222(内)317	
	徳島県	徳島小児糖尿病サマーキャンプ	770-8503	徳島県立蔵本町3-18-15	徳島大学医学部小児科 横田一郎	0886-31-3111	0886-31-8697
	高知県	高知県小児糖尿病サマーキャンプ	783-8505	南国市岡豊町小蓮 高知医科大学小児科内	高知小児糖尿病つぼみの会 岡田泰助	0888-80-2355	0888-80-2356
	愛媛県	ブルーランドサマーキャンプ	791-0295	温泉郡重信町志津川	愛媛大学医学部小児科 伊藤卓夫	089-964-5111	089-964-9131
	福岡県	ヤングホークスキャンプ会	815-8555	福岡市南区大楠3-1-1	福岡赤十字病院内科 仲村吉弘	092-521-1211	
	大分県	大分ヤングウィングスサマーキャンプ	879-5503	大分郡挾間町医大ケ丘1-1 大分医科大学第1内科	ヤングウィングサマーキャンプ事務局 樋口俊光・瀬口正志	0975-49-4411	
	福岡県	筑後・佐賀小児糖尿病サマーキャンプ（ブルースカイキャンプ）	830-0011	久留米市旭町67	久留米大学病院第4内科	0942-31-7563	
	佐賀県	バルーンキッズサマーキャンプ	849-8501	佐賀市鍋島5-1-1 佐賀医科大学小児科内	DMニュース佐賀事務局（旧佐賀小児糖友会・ヤンケの会）	0952-31-6511	
	長崎県	長崎ことのうみの会	850-0066	長崎市大坂町669-1	ことのうみの会　鳥居洋二	095-865-2337	095-865-2337
	熊本県	熊本小児糖尿病サマーキャンプ	862-0976	熊本市九品寺6-2-3	熊本つぼみの会サマーキャンプ事務局	096-363-0011	096-364-2654
	宮崎県	ヤングフェニックス・サマーキャンプ	880-0014	宮崎市鶴島3-145-2	ヤングフェニックス会事務局		
	鹿児島県	鹿児島小児糖尿病サマーキャンプ	890-0075	鹿児島市桜ケ丘8-35-1 鹿児島大学医学部付属病院第1内科内	鹿児島つぼみの会事務局	099-275-5318	
	沖縄県	沖縄県小児糖尿病ハッピーサマーキャンプ	902-0066	那覇市字大道127　大道中央病院内	（社）日糖協沖縄県支部	098-886-6955	

て新たに発足した．初代対策委員長は五十嵐誠氏で，ついで小室寛氏，現在3代目松浦信夫委員長のもとで活動を続けている．

3）わが国の小児糖尿病サマーキャンプ

昭和38年丸山らにより日本で最初のサマーキャンプが開催された．以後年々開催地が広がり，平成11年度は全国44ヵ所でサマーキャンプが開催されている（表59）．このキャンプには日本糖尿病協会小児糖尿病対策委員会から経済的な補助が行われている．

キャンプの回数が増えるに伴い，キャンプ間の交流，キャンプOB，OGらの指導者としての育成を目的に，昭和57年に鹿児島県で最初の全国ジャンボリーが開催された．昭和58年にほぼ同じ目的で，東京において全国ヤングトップセミナーが開催され，以後交互に開催されている．毎年，日本糖尿病学会総会が開催された県支部が責任を持ってその世話をすることが決まり，平成11年には第11回小児若年糖尿病全国ジャンボリーが横浜市で開催された．

4）ヤング糖尿病キャンプ

サマーキャンプの歴史とともに，キャンプを卒業したヤング（多くは高校生以上を指す）が各地で増えてきている．高校生以後に発症した患者を会わせて，各地でヤングの会が結成され，独自のキャンプを行っている．全国の主なヤングの会を表60に示した．平成11年より，このヤングの会のキャンプにも助成金を支給することが決まった．

5）国際キャンプ

糖尿病小児のサマーキャンプはアメリカ・カナダ，ヨーロッパ諸国で古くから開催されてきている．とくにヨーロッパにおいては，国を越えた国際キャンプが開かれていた．オーストラリアを含めた西太平洋諸国の国々においてもキャンプが行われてきたが，1989年貴田嘉一らにより，愛媛県において第1回国際糖尿病キャンプが開催された．主な参加国はオーストラリア，ニュージーランド，アメリカ（ハワイ）の他，タイ，中国など8ヵ国であったが，2回目のキャンプでは12ヵ国に増えている．以後2～3年ごとに開催され，西太平洋州の子ども達の交流，糖尿病医療の向上などに成果をあげてきている．

6）糖尿病の医療費

　子どもの糖尿病の医療費は以下のような医療費助成制度があり，18歳（一部の地域では20歳）まで，自己負担はないことになっている．もし，医療費が請求され，支払いながら医療を受けている子どもがいれば，病院のソーシャルワーカーに相談することを勧める．

（1）乳幼児医療助成

　3歳（一部の地域では1～5歳）まではこの制度で助成される．健康保険適応の自己負担分（3割分）が助成の対象となる．この助成が有効な期間はこの助成で医療費の助成を受ける．入院，外来とも助成の対象になる．

（2）小児慢性特定疾患治療研究事業（小児慢性疾患）医療費助成

　乳幼児医療助成が切れたときに，この助成を申請して助成を受ける．多くの地域はすべての小児糖尿病が適応になっているが，一部の地域では1型糖尿病(IDDM)のみ適応になり，インスリン注射をしていない2型糖尿病ないし耐糖能障害は適応外の所もある．入院，外来ともに適応になり，同じく保険適応の自己負担分の医療費が助成となる．

　通院している医療機関がその市町村の委託契約医療機関でないと，一時的に支払いをして市町村から還付を受けることになる．病院にお願いして市町村と委託契約の手続きをしてもらうと便利である．

（3）その他の助成

　何らかの重症合併症を持ち，心身障害が認定され，心身障害者手帳1～2級を持つものは自己負担分の助成を受けることができる．また，何らかの理由で一人親家庭になった児童も，一人親家庭医療費助成の対象になる．

　（2）（3）ともに適応になる場合，どちらの助成を受けるかは病院のソーシャルワーカーないし市町村の係員に相談する．

（4）糖尿病診療の保険適応の範囲

　インスリン治療を受けている糖尿病者は基本的には，その治療に必要な機材を含めてすべて保険適応になる．再診料，検査代，自己注射，自己血糖測定測定指導料などが含まれる．

a．インスリン注射に関わるもの

　インスリン製剤，注射器，インスリン注射用のペン，消毒用アルコール綿など．

b．自己血糖測定測定に関わるもの

　簡易自己血糖測定器，採血用の機材，針，血糖測定用の試験紙，消

毒綿などが含まれる．血糖測定用試験紙の枚数は主治医が指示した回数に必要な枚数であり，指示された以上に測定する場合は自己負担で測定する．

　持続皮下インスリン注入療法（CSII）に用いる注入用ポンプ，無針性の注射器（ジェットインジェクター）など次々に新しい機器が開発されてきている．これらは高価であり，病院が無償で供与することが困難なことが多い．新しい治療法の進歩に保健医療制度が追いついていないのが実状である．自分で購入して最新の治療を行うかどうかは，主治医，患者自身と十分に相談して決めなければならない問題である．

〔松浦　信夫〕

索　引

和文索引

▶ア◀

α-グルコシダーゼ阻害薬　121
アクチビン A　203
アシドーシス
　遷延　80
　補正　77
アミリン遺伝子　39
アンギオテンシン変換酵素阻害薬　145, 149
　咳　149
　妊婦　149
暁現象　92, 167
悪性網膜症　183

▶イ◀

1ヵ月の血糖の動き　169
1型糖尿病　1, 15, 17, 75, 106, 152, 157, 195
　思春期症例の特徴　106
　自己免疫性——　17
　若年発症——　152
　腎症発症改善　152
　特発性——　17
　発症率　15
1週間血糖値の動き　169
1日血糖の動き　167
インスリン　203
　速効型——　157
　注射部位　86
　分泌　18
　レンテ——　157
インスリン依存型糖尿病　1, 2
インスリン遺伝子　7, 70
インスリン遺伝子異常　35
インスリン感受性　65
インスリン抗体　55
インスリン作用　18
インスリン治療　166
インスリン自己抗体　55
インスリン自己注射　87
インスリン自己免疫症候群　43
インスリン受容体異常症
　タイプA　40, 67
　タイプB　41, 71

タイプC　41
インスリン製剤
　効果発現形式による分類　84
　単位による分類　85
　注射器の種類　85
インスリン注射
　仕方　85
　種々のパターン　88
　生活にあった投与方法・量　148
　生理　148
インスリン抵抗性　20, 41, 65
　tumor necrosis factor-α による——　28
　女性ホルモン　148
　糖毒性による——　29
　遊離脂肪酸（FFA）による——　27
インスリン抵抗性改善薬　121, 130
インスリン抵抗性症候群　26
インスリン抵抗性糖尿病　127
インスリン投与量の段階的管理法　92
インスリン非依存型糖尿病　1
インスリン浮腫　81
インスリン負荷試験　66
インスリン分泌能　59
インスリン分泌不全　21
　糖毒性による——　29
インスリン様成長因子（IGF）203
インスリン療法　81, 90, 123
　ポンプ療法　90
　持続皮下注射療法（CSII）　90
インスリン量
　年齢による変化　91
インポテンツ　150
異常インスリン血症　35, 68
胃アトニー　151
胃腸運動障害　150
遺伝子治療　201
遺伝的素因　53
医療相談　158
一次予防　201

▶ウ◀

ウイルスと牛乳　53
運動種目別30分のエネルギー追加量　100
運動処方　119
運動療法　98

▶エ◀

エネルギー指示量　115
エネルギー所要量　93
エンテロウイルス　8
栄養所要量　94
　設定　93

▶オ◀

応急補充食品の糖質量　104
横紋筋融解症　81

▶カ◀

ガストリン　203
カリウムの補正　77
カルニチン　16
家族性高プロインスリン血症　35
過粘張症候群　192
片親ダイソミー　43
　父親性——　43
　母親性——　43
環境因子　53
眼底精査
　蛍光眼底検査　138

▶キ◀

牛乳　201
巨大児　190
境界型人格障害
　医療者との治療関係　166
強化インスリン注射療法　87, 195
　原則3回法　89
　原則4回法　87
教育
　患者家族への——　159
　思春期の患者と家族への

―― 159
筋緊張性ジストロフィー 45

▶ク◀
クラスII抗原遺伝子 3
グルカゴン負荷試験 61
グルコース 203
グルコース・クランプ法 67
グルコース負荷試験の方法 62
グルタミン：フルクトース-6-リン酸アミドトランスフェラーゼ（GFAT） 29
グルタミン酸脱炭酸酵素（GAD） 7
クレアチニンホスフォキナーゼ（CPK） 150

▶ケ◀
ケトアシドーシス 16, 76, 157
ケトン体 16
経口ブドウ糖負荷試験 59
経口血糖降下薬 129
経口負荷試験 32
蛍光眼底検査 138, 139
　副作用 138
計画妊娠 180
結婚と妊娠 179
血小板由来増殖因子（PDGF） 203
血糖コントロール 137, 157
血糖管理目標 108
血糖降下曲線のk値 66
血糖自己測定の普及 175
血糖自己測定指導加算 175
血糖値
　1週間――の動き 169
　1日――の動き 167
　性周期との関係 164
　予測 171
健康保険 175
牽引性網膜剝離 139

▶コ◀
コクサッキーウイルス 7, 202
呼吸窮迫症候群 191
呼吸障害 191
光凝固療法 137, 139, 183
口渇 31
恒常血糖値法 67
抗ABBOS抗体 10
抗GAD65抗体 54
抗GAD抗体 12, 54
抗インスリン抗体（IAA） 13
高ビリルビン血症 192
高プロインスリン血症 68

高圧療法
　アンギオテンシン変換酵素阻害薬 149
　長時間作用型カルシウム拮抗薬 149
高脂血症 129
合成ヒトIGF-1 128
合併症保護 135
国民栄養所要量 163
黒色表皮腫 31, 40, 41
昏睡 76

▶サ◀
3243変異 39
3大栄養素の配分 93
最大酸素摂取量（VO2max） 98
在宅療法 81
さかえ（日本糖尿病協会発行） 160
サマーキャンプ 157
三次予防 201

▶シ◀
シクロスポリン 43
ジョスリン糖尿病センター 160
思春期症例 163
　患者と家族への教育 159
　血糖日内変動 107
　成人例との対比 107
　特徴 107
死産 189
糸球体高血圧 149
脂肪萎縮性糖尿病 129
脂肪酸acyl-CoA 16
持続皮下注射療法（CSII） 90
自我の確立 161
自己インスリン変動法 91
自己抗体 53
自己評価 161
自己免疫 53
自己免疫性1型糖尿病 17
社会問題 173
若年発症1型糖尿病
　2型糖尿病との合併症予後 152
若年発症2型糖尿病 153
主要組織適合抗原（MHC）遺伝子 3
受容体キナーゼ活性 40
修正Na 76
小児糖尿病 1
小児糖尿病サマーキャンプ 210
小児糖尿病対策委員会 205
小児糖尿病判定基準 64
小児慢性特定疾患治療研究事

業 211
小手術 106
硝子体手術 137, 139
硝子体出血 135
静注ブドウ糖負荷試験 60
静脈内糖負荷試験（IVGTT） 15
食思不振症 166
食事療法 92
　外食，パーティー，給食 96
　食物繊維 96
食品交換表 93
食品分類表 95
食物繊維 96
心筋症 192
心血管系障害 150
心不全 192
心理的アプローチ 124
新生血管 135
新生児一過性多呼吸症 191
新生児仮死 190
浸透圧 76
神経障害 198
神経性過食症 166
進学・就職 173
腎移植後膵移植 196
腎機能低下速度 145
腎症合併妊娠 184
腎庇護食 148
腎不全を進める危険因子 146

▶ス◀
ステノ糖尿病センター 160
スルフォニル尿素系薬剤（SU薬） 122
膵機能の完全治療 201
膵腎同時移植 196
膵単独移植 196
膵島移植 195

▶セ◀
性ホルモン 163
性周期
　血糖値の関係 164
成長ホルモン 163, 203
責任インスリン 88, 169
摂食障害 165
先天奇形 189
先天性風疹症候群 10
線維芽細胞増殖因子（FGF） 203
前増殖網膜症 137
全国ジャンボリー 210
全国ヤングトップセミナー 210

▶ソ◀

ソフトドリンク症候群　31
ソモジー (somogyi) 効果
　　92, 167
増殖網膜症　136, 137
　　血圧上昇　138
　　血糖コントロール　137
臓器移植法　199
速効型インスリン　157

▶タ◀

多飲　31
多血症　191
多食　31
多尿・夜間尿　30
多嚢胞性卵巣　40
体重減少　31
胎児発育障害　190
代謝異常　191
脱水補正　77
単純網膜症　136

▶チ◀

チロシンキナーゼ活性　41
治療の評価・判定　106
治療中断　125
超速効性インスリン　84
超低カロリー食　117
長期予後　152
長時間作用型カルシウム拮抗
　　薬　149
　　糸球体高血圧　149

▶テ◀

低K血症　80
低カルシウム血症　191
低マグネシウム血症　191
低血糖　80, 191
　　重症度の目安と処置　102
　　対応　101
　　予防　96
低出生体重児　190
転写調節因子　36

▶テ◀

ディスポーサル注射器　158
ティラーメード　176

▶ト◀

ドロップアウト　125
糖質量
　　応急補充食品の――　104
糖毒性　28
糖毒性によるインスリン分泌
　　不全　29

糖尿病
　　1型糖尿病　1, 15, 17, 75,
　　　106, 152, 157, 195
　　2型糖尿病　1, 18, 24, 26,
　　　30, 109, 111, 117, 120,
　　　125, 152, 153
　　一時的部分寛解　90
　　脂肪萎縮性――　129
　　診断手順　62
　　判定基準　62
糖尿病昏睡　16
糖尿病性ケトアシドーシス
　　75
　　管理のアルゴニズム　78
　　治療目標　77
糖尿病性胃腸麻痺　151
糖尿病性壊疽　150
糖尿病性自律神経障害　150
糖尿病性神経障害　150
　　発症の予防　151
糖尿病性腎症　139, 184, 198
　　2型糖尿病　152
　　アンギオテンシン変換酵素
　　　阻害薬　145
　　血糖コントロール　144
　　高血圧　140
　　診断　141, 143
　　腎不全の原腎疾患　140
　　動脈硬化性血管疾患　140
　　臨床的診断　143
　　臨床病期　142
　　臨床病期分類　141
　　累積進展率　144
糖尿病性腎症の発症機序
　　140, 141
　　environmental factor
　　　140
　　gene-environmental inter-
　　　action　140
　　遺伝子の関与　140
糖尿病性腎症の病期
　　顕性アルブミン尿期　142
　　腎機能低下　142
　　正常アルブミン尿期　142
　　透析　142
　　微量アルブミン尿期　142
糖尿病性腎不全　140
糖尿病性網膜症　135
　　妊娠時の――　182
糖尿病妊婦
　　児の奇形　181
　　児の長期予後　187
糖尿病認定医制度　175
糖輸送担体　36
透析　139, 145
　　医療費　140
　　糖尿病関与の著増　140
透析に至るまでの期間　146
透析間体重増加　150
特発性1型糖尿病　17
突然死　150

▶ナ◀

内因性レトロウイルス　10
内臓脂肪症候群　26

▶ニ◀

2型糖尿病　1, 18, 24, 26, 30,
　　109, 111, 117, 120, 125,
　　152, 153
　　遺伝　18
　　運動療法　117
　　疫学　24
　　環境因子　18
　　治療　109
　　失明　152
　　若年発症――　153
　　食事療法　111
　　糖尿病性末期腎不全　152
　　評価・判定　125
　　病態生理　26
　　薬物療法　120
　　臨床症状　30
ニトロサミン　11
日本小児糖尿病を守る会
　　205
日本臓器移植ネットワーク
　　199
日本糖尿病協会　205
乳幼児医療助成　211
尿アルブミン
　　TGF-β　141
　　アンギオテンシノーゲン
　　　141
　　細胞外器質蛋白　141
　　糸球体硬化　141
　　ヘパラン硫酸　141
尿中CPR　60
尿崩症(DI), 糖尿病(DM), 視
　　神経萎縮 (OA), 感音性
　　難聴(D) (DIDMAD症候
　　群)　43
妊娠の許可条件　184

▶ノ◀

脳死　199
脳浮腫　80

▶ハ◀

発症感受性遺伝子　3
発症危険率　5

▶ヒ◀

ビグアナイド系薬剤　123
非HLA抗原遺伝子　7
表皮増殖因子 (EGF)　203
頻回採血ブドウ糖静注負荷試
　　験 (FSIGT)　22

▶フ◀
ブドウ糖負荷試験（OGTT） 15
ブリットル型 171
付加消費熱量 101
福田分類 136, 137
複合ヘテロ接合体 41
分子擬態 10, 202
分娩・産褥 187
分娩外傷 190

▶ホ◀
ボトル栄養 201
ホルモン感受性リパーゼ 16
ポンプ療法 90
補食量の目安 99
母系遺伝糖尿病 39
母体・児の合併症 180
母体糖尿病児 188

▶マ◀
マルチプルリスクファクター症候群 26
末期腎不全 145

▶ミ◀
ミトコンドリア遺伝子 39
ミトコンドリア脳筋症 39
ミニマル・モデル法 66

▶ム◀
無自覚低血糖 150
無力性膀胱 150

▶メ◀
免疫抑制剤 198

▶モ◀
毛細血管瘤 135
網膜症 135
　血圧 138
　性差 138

▶ユ◀
有痛性神経障害 150, 151
遊離脂肪酸によるインスリン抵抗性 27

▶ヨ◀
妖精症 41

▶リ◀
リス・プロ（Lispro） 84
流産 189

▶レ◀
レディメード 176
レンテインスリン 157

▶ワ◀
ワクチン接種 201
膵移植 195
膵島 p69 蛋白 10
膵島細胞質抗体（ICA） 13, 56

欧文索引

▶A◀
α-glucosidase 阻害剤 168
acanthosis nigricans 40
ACE-I 146
acety-CoA 1
acetyl-CoA carboxylase 16
algorithm 169
Angelmann 症候群 43
anorexia nervosa 166

▶B◀
β-casein 201
β-casein A1 10
β-casein A2 11
β-casein B 10
β-casomophin-7 10
Bergman's minimal model 22
brain-4 203
bulimia nervosa 166

▶C◀
carnitine-palmitoyl-transferase 1 (CAT 1) 16
cholecystokinin (CCK) 203
congenital generalized lipodystrophy 44
CPK 150
CSII 90
CTLA4 遺伝子 7
C ペプチド 198

▶D◀
dawn phenomenon 92
DCCT (diabetes control and complications trail) 106, 107
deadly quartet 26
DERI (diabetes epidemiology research international) 157
diabetogenic heterodimers 5
DIDMAD 症候群 43
DKA
　インスリン投与量の調整 79
　ブドウ糖投与 79
　輸液時のブドウ糖持続投与量の目安 80

dominant negative 38
Down 症候群 43
DR 抗原 β 鎖遺伝子 5
DQ 抗原 β 鎖遺伝子 5

▶G◀
GAD (glutamic acid decarboxylase) 202
GDM (gestational diabetes mellitus) 188
GFAT 29
glucokinase (GK) 遺伝子 36
glucokinase 遺伝子 37
glucose-脂肪酸サイクル 129
glucotoxity 28
Glut-2 201

▶H◀
HbA1C 158, 164
HES-1 203
HFD (heavy-for-dates infant) 185
HLA-DQ 抗原 α, β 鎖遺伝子 5

HLA 抗原遺伝子　3
HNF-1α 遺伝子　36, 37
HNF-1β 遺伝子　36
HNF-4α 遺伝子異常　36
HOMA (homeostasis model assessment) 法　65
honey moon period　90
honey moon 期　166
hyper insulinemic euglycemic clamp 法　67
hyperglycemic clamp 法　67

▶ I ◀

IA (insulin antibody)　55
IA-2 (ICA512) 抗体　13, 58
IAA (insulin auto-antibody)　13, 55
ICA (islet cell antibody)　13, 56
ICA512　58
idd-1　3
IDDM　1, 2
IDDMK1,222　10
IDM (infant of diabetic mother)　188
IGF　203
insulin promotor factor (IPF) -1　36
insulinogenic index　65
IPF-1 遺伝子異常　38
IRI/CPR モル比　36
Isl-1　203
islet neogenesis associated protein 203
IVGTT　15, 60

▶ J ◀

JNC-VI 報告　148

▶ L ◀

leprechaunism　41
loss-of-function 変異　38

▶ M ◀

malonyl-CoA　1
MODY 1　36
MODY 2　36, 37
MODY 3　37
MODY 4　38
MODY 5 (HNF-1β 遺伝子異常)　38
molecular mimicry　10, 202
myotonic dystrophy　45

▶ N ◀

Neuro D/Beta 2　203
NIDDM　1
Nkx 2.2　203
Nkx 6.1　203
NOD マウス　3, 10, 202

▶ O ◀

OGTT (oral glucose tolerance test)　15, 59

▶ P ◀

P2-C 蛋白　7
p48/PTF-1　203
Pax ファミリータンパク　203
PDGF　203
PDX-1 (1PF-1, STF-1, IDX-1 または XIHbox 8)　203
placental lactogen (PL)　203
plasma glucose disappearance rate　66
polycystic ovary　40
post-treatment neuropathy　152
　精神的な支援　151
Prader-Willi 症候群　43
pre-gestational diabetes mellitus　188

▶ Q ◀

quality of life　195

▶ R ◀

Rabson-Mendenhall 症候群　42
RDS　191
reg gene　202
Reg タンパク　203

▶ S ◀

Scott 分類　137
sick day　102, 103, 170
　フローチャート　103
Skyler の algorithm sliding scale 法　169
slowly progressing IDDM (SPIDDM)　17
SMBG　165, 170
SSPG (steady state plasma glucose) 法　67
Stiffman 症候群　43, 54
SU 薬　122
syndrome X　26

▶ T ◀

tumor necrosis factor-α (TNF-α)　28, 203
　インスリン抵抗性　28
Turner 症候群　43
T 細胞応答　201

▶ V ◀

VLCD (very low calorie diet)　117
VNTR (variable number of tendn repets)　7
VO_2 max　98

▶ W ◀

Wolfram 症候群　43

今日の治療
小児糖尿病の臨床　ISBN4-8159-1584-9 C3347

平成12年5月20日　初版発行　　　　　　　〈検印省略〉

編著者 ──── 松浦　信夫
発行人 ──── 永井　忠雄
印刷所 ──── 株式会社太洋社
発行所 ──── 株式会社　永井書店
〒553-0003　大阪市福島区福島 8 丁目21番15号
電話大阪(06)6452-1881(代表)／Fax(06)6452-1882
東京店
〒101-0062　東京都千代田区神田駿河台 2 − 4
（明治書房ビル）

Printed in Japan　　　　　　　　Ⓒ　MATSUURA Nobuo, 2000

R ＜日本複写権センター委託出版物・特別扱い＞
本書の無断複写は著作権法上での例外を除き，禁じられています．
本書は日本複写権センターの特別委託出版物です．本書を複写される場合は，その都度事前に日本複写権センター（電話03-3401-2382）の許諾を得てください．